Les secrets de l'énergie

Le programme du bien-être ultime

Alla Svirinskaya

Traduit de l'anglais
par Danielle Champagne

AdA Inc.

Éditeur : François Doucet
Traduction : Danielle Champagne
Révision linguistique : Isabelle Marcoux, Féminin Pluriel
Révision : Nancy Coulombe
Conception de la couverture : Leanne Siu
Photo de la couverture : Tom Leighton
Graphisme : Nancy Lizotte
ISBN-10 : 2-89565-422-0
ISBN-13 : 978-2-89565-422-3
Première impression : 2007
Dépôt légal : 2007
Bibliothèque et Archives nationales du Québec
Bibliothèque Nationale du Canada

Éditions AdA Inc.
1385, boul. Lionel-Boulet
Varennes, Québec, Canada, J3X 1P7
Téléphone : 450-929-0296
Télécopieur : 450-929-0220
www.ada-inc.com
info@ada-inc.com
Diffusion

Canada :	Éditions AdA Inc.
France :	D.G. Diffusion ZI de Bogues 31750 Escalquens Cedex-France Téléphone : 05.61.00.09.99
Suisse :	Transat - 23.42.77.40
Belgique :	D.G. Diffusion - 05.61.00.09.99

Imprimé au Canada
Participation de la SODEC.
Nous reconnaissons l'aide financière du gouvernement du Canada par l'entremise du Programme d'aide au développement de l'industrie de l'édition (PADIÉ) pour nos activités d'édition.
Gouvernement du Québec - Programme de crédit d'impôt pour l'édition de livres - Gestion SODEC.

Catalogage avant publication de Bibliothèque et Archives Canada

Svirinskaya, Alla

Les Secrets de l'énergie
Traduction de : Energy secrets

ISBN 978-2-89565-422-3
1. Santé. 2. Rajeunissement. 3. Alimentation .4. Force vitale. I. Titre.

RA776.S9414 2007 613 C2006-940790-8

DÉDICACE

À mes parents, Galina et Roman, avec mon admiration et mon amour les plus profonds.

TABLE DES MATIÈRES

AVANT-PROPOS

J'ai proposé de rédiger cet avant-propos pour le livre d'Alla Svirinskaya parce que j'ai envie d'appuyer son travail thérapeutique exceptionnel. J'espère attirer votre attention à la fois sur ses connaissances et son extraordinaire héritage russe.

Je crois qu'Alla a été l'une des premières personnes à présenter de telles traditions en Occident. Je souhaite que ses idées et ses méthodes servent à toutes les personnes qui cherchent à améliorer leur santé et leur bien-être.

Alla m'a énormément aidée en me guidant sur tous les aspects de mon bien-être physique et émotionnel. Chaque fois que je vais la voir, elle refait mon plein d'énergie, ce qui me permet alors de répondre aux multiples exigences et défis de ma vie bien remplie. Elle me donne des conseils sensés et pratiques qui, j'en suis certaine, seraient utiles à quiconque se demande comment trouver le temps de se concentrer sur sa santé au cœur d'une vie mouvementée.

Pour moi, Alla est une personne très positive et inspirante. J'espère que ce livre sera aussi profitable à tous ceux qui n'auront peut-être pas la chance de travailler avec elle directement.

Je suis convaincue qu'Alla est une praticienne remarquable et je considère que j'ai beaucoup de chance de la connaître.

Sarah

Sarah, duchesse d'York

REMERCIEMENTS

À ma chère maman : je suis choyée de t'avoir dans ma vie. C'est un honneur d'être ta fille et ton élève. Tout ce que je suis, je te le dois. Tes mains et ton cœur sont extraordinaires dans leur empressement à prodiguer de l'aide et à canaliser l'amour vers tous ceux qui t'entourent.

À mon cher papa : merci pour notre lien spécial. L'humour et les rires que nous partageons sont un baume dans ma vie. Je t'admire, car tu es resté fidèle envers toi-même et tu n'as jamais compromis ton intégrité.

À ma charmante sœur Ritochka : merci simplement d'être ce que tu es. Tu es mon petit rayon de soleil.

Et, bien sûr, à mon mignon petit ange, ma fille Raphaela : merci d'avoir été si patiente et si tranquille pendant que j'écrivais ce livre. J'espère qu'un jour tu partageras ma passion pour la guérison. Je t'aime comme jamais je n'ai cru qu'il était possible d'aimer. Tu as fait de moi une meilleure personne et une meilleure thérapeute. Merci d'être venue dans mon monde.

Un gros merci à tous les membres de ma famille : vous avez tous apporté beaucoup de lumière dans mon âme.

J'ai l'immense chance d'avoir rencontré certaines personnes spéciales envers qui je suis reconnaissante et à qui je transmets tout mon amour.

À ma chère amie, Sarah, merci pour ton soutien et tes encouragements. Je suis reconnaissante et honorée.

À mes charmantes amies russes, Nina Koroleva, Lena Ayzenberg et Irina Rudneva, pour notre amitié, le plaisir et les souvenirs merveilleux. Vous me manquez, les filles ! À Kati Stclair, qui est toujours là pour moi, pour ta nature exceptionnelle, ta sagesse et ton amour. À Andrew Wilson, une personne bien spéciale dans ma vie. À Rita Roberts, pour ton attention et ta chaleur. Je serai toujours reconnaissante envers toutes les personnes qui ont cru en moi, m'ont soutenue et témoigné beaucoup de gentillesse au début de mon aventure occidentale. Je me souviens de vous tous.

À mon agent, Jonny Pegg, qui m'a généreusement offert son temps et son aide, merci d'être sur la même longueur d'onde que moi.

À tous chez Hay House, merci d'avoir été les anges gardiens de mon livre. Votre façon de travailler ainsi que votre style unique alliant spiritualité, intégrité et pragmatisme m'impressionnent énormément.

À Dennis Engel et son équipe, pour leur merveilleuse énergie créative et pour avoir créé mon site Web.

À Jane Alexander, pour toutes tes contributions.

À Olivia Lichtenstein, jamais je ne pourrai te remercier assez de m'avoir aidée à mettre ce livre au monde. J'estime grandement le soutien constant que tu accordes à ma pratique thérapeutique.

Je veux également exprimer ma gratitude et mon respect aux générations de guérisseurs russes dont j'inclus fièrement les techniques dans mon livre. Je suis désolée de ne pas connaître tous vos noms, mais je suis certaine que vos enseignements existent sous différentes formes, grâce à votre travail. Je suis honorée de posséder et de transmettre votre connaissance.

Enfin, un gros merci à la Vie, qui m'offre un voyage aussi intéressant !

MON HISTOIRE

Je suis née et j'ai grandi à Moscou dans les années 1970, à l'époque de la Russie communiste. J'ai donc été élevée dans un pays très promatérialiste et anti-religion, en fait anti-tout ce qui, de près ou de loin, est métaphysique.

Ma famille est un curieux mélange de scientifique et de non conventionnel. Ma mère a travaillé en chimiothérapie avec des patients atteints de cancer et elle est aussi guérisseuse. Maintenant retraité, mon père était un scientifique détenant un doctorat en ingénierie. Ma sœur, qui a 11 ans de plus que moi, est aussi guérisseuse et elle vit en Serbie.

L'art de la guérison fait partie de notre famille depuis au moins cinq générations. Cela semble toujours venir du côté des femmes, et, au fil des générations, nous avons utilisé différentes variantes de cette pratique. Je n'ai pas connu ma grand-mère, mais on m'a raconté qu'elle utilisait de nombreuses herbes et recourait au chant russe typique appelé zagovor. Ma mère a une méthode différente qui s'appuie sur la conscience de l'aura, les chakras, etc. Toutes mes connaissances m'ont été transmises par ma mère et ma sœur.

À l'époque de ma jeunesse, il était à peu près impossible de penser à pratiquer ouvertement l'art de la guérison. Ma mère aurait aimé pouvoir pratiquer librement à sa clinique, mais c'était impossible. Toutefois, de manière étrange, cela m'a été profitable. Les patients que ma mère rencontrait à la clinique qui étaient intéressés par la médecine non conventionnelle devaient venir se faire soigner chez nous. Ainsi, toute petite, j'ai eu la chance d'observer ce qui se passait. J'ai vu comment ma mère traitait ses patients, comment elle interagissait avec eux. J'ai grandi dans la pratique de la guérison.

À partir de mon plus jeune âge, j'ai commencé à poser des questions : « Maman, pourquoi ai-je cette sensation dans les mains ? » « Maman, pourquoi est-ce que je ressens les choses ainsi ? » Bien sûr, ma mère savait, mais elle ne voulait pas me pousser à devenir guérisseuse. Elle voulait voir émerger mon talent naturel, en avoir certaines preuves et me guider. Elle a donc commencé par me laisser l'observer pendant qu'elle travaillait. Elle expliquait les auras et les chakras, et c'est ainsi que j'ai été initiée à ces sujets en même temps qu'à l'alphabet !

Puis, quand j'ai été plus vieille, elle m'invitait à ressentir l'énergie de ses patients. Elle me montrait comment les différentes fréquences indiquaient la manière dont circulait l'énergie. Les organes en bonne santé résonnaient à certaines fréquences, tandis que la maladie modifiait la longueur d'onde des vibrations. Dès l'enfance, j'ai dû mémoriser les fréquences et les sensations qu'elles provoquaient sur le corps. Quand ma mère travaillait avec un patient, elle disait : « Alla, viens ici. Place ta main au-dessus de l'estomac. Retiens ce que tu sens dans ta main. Un estomac en bonne santé doit émettre ces sensations. » Puis, elle m'appelait pour voir un autre patient atteint d'une tumeur ou d'un autre problème et elle me demandait de sentir avec ma main. Elle me disait ensuite : « Rappelle-toi cette sensation. Elle révèle une maladie. » Je décelais les vibrations du corps avec mes doigts, tout comme une personne aveugle lit le braille. C'est strictement un code. En raison de cette formation, je suis capable de reconnaître ces fréquences chez mes patients.

J'ai aussi appris dès mon plus jeune âge qu'il fallait prendre soin de soi, que si nous voulions demeurer un pur canal d'énergie, nous devions nous préoccuper de notre santé physique. Ma mère et ma sœur se soumettaient toutes les deux au jeûne régulièrement. Elles m'ont enseigné tôt à prendre soin de mon côlon, de mon foie et de mes reins. J'ai appris à m'occuper de moi à tous points de vue.

J'ai grandi dans un foyer très ouvert. À cette époque, il était impossible de se rencontrer pour parler de guérison et de sujets spirituels en public. Ainsi, de nombreux guérisseurs et parapsychologues exceptionnels venaient chez nous. Notre cuisine était remplie de gens qui buvaient du thé, mangeaient et discutaient. Ils partageaient leurs idées et leurs expériences. Je me sentais privilégiée de me retrouver dans un tel milieu, de rencontrer ces personnes et d'assimiler leurs connaissances. Nous n'avions pas la chance de lire des livres spirituels, puisqu'ils étaient bannis ; l'information se transmettait donc secrètement, sur des bouts de papier.

D'être entourée de ce type de personnes a été bénéfique à mon développement spirituel. Je pense que cela m'a donné beaucoup de force, d'une certaine façon : j'ai appris à rester fidèle à ma voie, même en temps de difficulté.

Durant cette période, l'enseignement spirituel était illégal, en Russie. Tout se faisait et se transmettait clandestinement. Ma formation de guérisseuse et mon apprentissage des connaissances ésotériques devaient rester secrets.

J'ai suivi les traces de ma mère et je me suis inscrite à l'école de médecine, à Moscou. C'était à l'époque de la perestroïka, mais une forte résistance prévalait encore, concernant le concept de guérison et toute forme de médecine douce. Toutefois, un changement s'amorçait lentement. Les gens étaient tellement désenchantés du communisme. Soudain, toutes leurs idoles avaient disparu. Perdus, ils ont commencé à se tourner vers Dieu et leur côté spirituel afin de trouver du réconfort. Et enfin, l'ancienne tradition russe de guérison a ressurgi. J'ai donc pu étudier plus ouvertement à d'autres types d'écoles et j'ai beaucoup voyagé, durant mes études en médecine. Ainsi, j'ai fréquenté l'Open University for Complementary Medicine, au Sri Lanka, pour apprendre l'acupuncture. J'ai combiné une formation parallèle à mes études plus conventionnelles. Au plus profond de moi, j'ai toujours su que j'allais suivre ma voie de guérisseuse.

Grâce à la chute du parti communiste, ma mère et moi avons pu pour la première fois pratiquer ouvertement l'art de la guérison. Ma mère a donc quitté la clinique où elle travaillait et, avec quelques collègues, a fondé l'un des premiers centres de guérison de Moscou. C'est à ce moment que j'ai décidé de mettre fin à ma formation en médecine.

Cependant, ces années d'études médicales ont été incroyablement utiles, puisqu'elles m'ont fourni un bon bagage en médecine conventionnelle ; j'ai compris comment le corps y était perçu et j'ai découvert ce qu'elle avait à offrir pour traiter la maladie. Je crois que cela m'a donné un point de vue plus équilibré sur les problèmes des gens.

Je recommande à mes patients de consulter en médecine conventionnelle, quand je crois que c'est la solution la plus appropriée. Je les dirige aussi vers d'autres praticiens en médecine douce, si je sens que cela peut les aider. Mon approche est holistique. Je crois au travail complémentaire de tous les types de médecine — conventionnelle, diététique, psychothérapeutique ou parallèle.

Je suis arrivée en Grande-Bretagne au début des années 1990. À cette époque, il était très difficile d'établir une pratique de guérisseur au Royaume-Uni. Même si d'autres disciplines, par exemple l'ostéothérapie, étaient de plus en plus acceptées, les gens demeuraient beaucoup plus méfiants à l'égard des guérisseurs. Ils émettaient des commentaires sceptiques sur mes capacités en tant que guérisseuse ou « l'énergie » en général. Je ne pouvais leur répondre qu'en leur suggérant de se renseigner d'abord sur ce sujet avant de se faire une opinion. Selon moi, il était injuste de rejeter une chose simplement à partir d'idées préconçues.

The Life Centre a été le premier centre à m'ouvrir ses portes. Initialement, la fondatrice (et ex-propriétaire), Louise White, avait craint d'embaucher une guérisseuse, mais grâce à sa vision et à son esprit ouvert, j'ai pu l'initier au pouvoir de la guérison. Elle a compris les bienfaits énormes de l'équilibre de l'énergie et, 10 ans plus tard, elle vient encore me voir régulièrement. Il me fait plaisir d'annoncer qu'elle sera bientôt ma collègue en tant que guérisseuse, puisqu'elle suit présentement une formation à la National Federation of Spiritual Healers.

Même si, au Royaume-Uni, les gens pouvaient légalement étudier des matières ésotériques, ils étaient encore conditionnés à ne pas les accepter. Ainsi, même si l'art de la guérison était permis au sens politique, les gens n'avaient pas l'esprit ouvert en raison de leurs idées préconçues au sujet de cette pratique. Cette situation m'était familière. Une fois de plus, je pense que mes expériences précoces m'ont aidée. Toutes ces personnes en Russie qui avaient maintenu leurs croyances malgré une forte opposition m'ont inspirée et encouragée. Elles m'ont aidée à rester forte.

À mes débuts, les gens venaient me consulter secrètement ; ils n'en parlaient même pas à leur partenaire. Les journalistes qui voulaient écrire sur mon travail se trouvaient face à leurs éditeurs, qui craignaient les commentaires négatifs des publicitaires et des lecteurs. J'étais déjà très occupée, en raison des recommandations de bouche à oreille, lorsque est paru le premier article sur l'influence de mes traitements sur les gens dans le magazine Harpers & Queen. Cela a été mon premier appui public. J'ai demandé à Fiona Macpherson, l'éditrice, si elle n'était pas inquiète des réactions négatives, et elle m'a simplement répondu : « L'art de la guérison est réel, et les résultats sont très tangibles. Le public doit en être informé. » Je lui serai toujours reconnaissante, ainsi qu'à la charmante journaliste Kate Bernard, de m'avoir appuyée et de m'avoir aidée à changer la perception qu'avait le public de moi-même et de mon travail. Je dirige maintenant ma propre pratique de guérison à Londres. Je préfère travailler seule, dans un environnement tranquille et modeste.

Je suis consciente d'avoir reçu un don merveilleux. J'ai aussi un côté très pragmatique qui me vient de mon père. C'est un homme très terre à terre qui respecte aussi nos dons de guérison. Ma famille n'est pas religieuse. De nos jours, en Russie, la plupart des pratiques de guérison sont liées à la religion ; vous devez donc prier, être baptisé et confirmé. Ce n'est pas notre cas. Nous sommes des gens très spirituels, mais ma pratique n'est pas inspirée par une croyance religieuse.

Comment je procède, pour guérir ? Je canalise l'énergie pure que je reçois. Je ne traite pas les gens avec mon énergie. C'est très important de le comprendre. Ce n'est pas mon énergie. En utilisant votre propre énergie, non seulement vous tuez-vous pour aider les autres (en perdant votre énergie vitale), mais vous courez aussi le risque de transmettre votre « bagage » avec vos soins. Vous n'aidez pas vraiment, puisque cette énergie n'est pas pure. Dans ma formation, j'ai appris à me relier à une source d'énergie supérieure et à la canaliser en moi.

Mon style de guérison a beaucoup changé, depuis le début des années 1990, et il évolue constamment. À mesure que vous vous formez comme guérisseur, vous créez votre propre style. Quand j'ai commencé, j'ai copié la méthode de travail de ma mère. Maintenant, même si ma pratique se fonde sur ce que j'ai appris de ma mère et de ma sœur, j'ai développé ma propre façon de faire. Nous avons élaboré nos méthodes personnelles, mais nous partageons nos succès. Ma sœur m'écrit ou me téléphone pour me parler d'une technique qui a bien fonctionné pour elle et ma mère me donne encore des conseils. C'est un processus stimulant.

Quand je guéris mes patients, il ne s'agit pas d'un processus passif. Ils ont aussi un rôle à jouer. Ils doivent se responsabiliser, assumer leur corps et leurs émotions. Guérir, c'est aussi apprendre les limites, la protection ; non seulement se protéger soi-même (même si cela est vital), mais aussi respecter l'espace des autres. Voilà ce que j'enseigne à mes patients. J'insiste aussi sur le fait que la clé de la guérison réside dans la modération en toute chose : votre façon de vous alimenter, de communiquer avec les autres, de dépenser votre énergie ou votre temps. L'excès est à proscrire. J'enseigne aux gens à reconnaître leurs propres limites et celles des autres.

Ma mère m'a appris que le perfectionnement n'a pas de limites. Grâce à elle, je sais que la vie est un processus créatif : nous ne devrions jamais cesser d'apprendre ;

nous devrions constamment faire de nouvelles choses. Il faut être aux commandes et vouloir se perfectionner toujours davantage. C'est ainsi qu'on devient vraiment une personne créative.

J'ai eu l'idée d'écrire ce livre quand j'étais enceinte. J'ai pris un an de congé parce que mes méthodes ne conviennent pas à la grossesse. J'ai donné des conférences sur l'énergie et ses effets sur nous, et les gens me demandaient continuellement si j'avais écrit ou si j'allais écrire un livre. Ils voulaient en connaître davantage sur ma culture, nos traditions et nos techniques de guérison. De plus, je me suis rendu compte que la tradition russe de guérison était peu connue en Occident. Dans les librairies occidentales, vous trouverez des centaines d'ouvrages sur le yoga et l'ayurvédisme, mais aucun sur la tradition de guérison d'Europe de l'Est. J'en ai été consternée et je pensais que cette situation devait être corrigée. En Russie, nous avons d'étonnants guérisseurs très réputés pour leurs méthodes qui ont contribué à améliorer la vie de milliers de Russes et qui, pourtant, ne sont pas connus ailleurs dans le monde.

Dans ce livre, j'ai voulu faire connaître certaines de leurs techniques, en vue d'aider les Occidentaux.

En deuxième lieu, durant mon congé, beaucoup de mes clients avaient encore besoin de mes conseils. J'ai donc conçu des programmes qu'ils pouvaient suivre par eux-mêmes à la maison. À partir de mes expériences comme guérisseuse, je savais exactement quels moyens seraient efficaces et lesquels ne le seraient pas. Je suis heureuse de pouvoir affirmer que les résultats ont été excellents. Mon approche est très explicite, même quand je traite d'énergie ou de sujets métaphysiques, et les gens ont très bien réagi à mes méthodes terre à terre.

Avec ce livre, mon but est de partager avec vous mes connaissances, mes secrets et mes idées. Auparavant, seuls mes clients pouvaient en bénéficier. Je souhaite maintenant diffuser plus largement ce savoir pour qu'il profite au plus grand nombre de personnes possible. Prenez-le comme une sorte de guérison à distance.

INTRODUCTION

Mon désir le plus profond et le plus passionné est de voir tous les êtres humains profiter de leur vie au maximum. En tant que guérisseuse de la cinquième génération, j'ai hérité d'un savoir constitué de techniques approfondies pouvant favoriser un équilibre physique, mental et émotionnel optimal. Mais en une journée, je ne peux humainement rencontrer qu'un certain nombre de patients. J'ai écrit ce livre pour rendre accessibles à tous ces puissants secrets de l'énergie ; je voulais partager mon programme de santé globale. Les techniques décrites dans ce livre sont celles que j'enseigne à mes patients. Elles sont très efficaces et donnent de superbes résultats — si vous les suivez attentivement.

Le mot « secrets » est intentionnel, car je pense qu'on peut dire que la plupart des méthodes de ce livre n'ont jamais été diffusées en Occident. Par contre, d'autres concepts issus d'autres cultures, par exemple les auras et les chakras, vous seront peut-être familiers.

L'approche russe de la connaissance : absorber et adapter

Pour vous aider à comprendre ma façon de travailler, j'aimerais vous entretenir un peu de la mentalité du peuple russe. Chaque pays, chaque région, a sa propre manière de penser, une culture et des traditions différentes. Chaque nation a ce qu'on appelle « une conscience collective » — une façon de concevoir et d'aborder la vie. En Russie, de façon générale, notre mode de pensée et notre philosophie sont éclectiques et holistiques.

En Occident, les gens ont eu tendance (par le passé) à vivre à l'endroit où ils étaient nés, à n'explorer qu'une petite partie de leur pays natal, à créer une stabilité et des traditions fermes. Les Russes sont différents. Notre peuple a toujours été nomade. Nous, les Russes, sommes constamment en train de faire nos valises pour aller ailleurs. Historiquement, nous avons une culture nomade. Cela a toujours été le cas. Puisque notre pays est si grand, nous passons continuellement d'une région à une autre. Presque chaque nouvelle génération s'est installée dans un lieu nouveau ; nous sommes en déplacement constant. Nouveau territoire, nouveau climat politique ; toujours changer, toujours se rendre aux carrefours.

La route est un symbole puissant de la vie russe. Dans le folklore russe, tout se produit sur la route. Nous n'avons donc pas de difficulté à accepter et à intégrer des idées et des concepts d'autres pays, tels que l'Inde et la Chine. Il nous est naturel de puiser des connaissances et de les intégrer, généralement en les adaptant à notre propre usage. De plus, il est important de souligner qu'au début du 13e siècle, nous avons été envahis par les Mongols et les Tartares et avons vécu sous leur domination. Inévitablement, nous avons été exposés à leurs doctrines, dont nous nous sommes instruits.

L'âme russe a donc acquis une perspective multiculturelle et consolidé sa capacité d'accepter, d'absorber, de transformer, puis d'enseigner cette nouvelle information adaptée. Nous puisons partout autour de nous. Par exemple, la poupée matryoshka vient originellement du Japon ! Nos églises et nos temples, qui semblent si typiquement russes avec leur basilique en dôme, viennent en réalité de l'ancienne Byzance.

Ainsi, un grand nombre de concepts que j'aborde dans ce livre proviennent de l'Est ainsi que de la Russie. Parfois, les deux sont entremêlés. Par exemple, le peuple slave a utilisé le mot « yar » pour décrire la force vitale.

Il s'agit du même concept que le qi chez les Chinois et le prana indien. Même si dans la tradition russe, il n'existe pas de mots spécifiques pour les chakras, nous acceptons l'idée que certaines émotions sont liées à différentes parties du corps. C'est un concept universel.

Qu'est-ce qu'une bonne santé ?

Une bonne santé constitue l'un des trésors les plus importants de notre vie. Pourtant, combien d'entre nous apprécions vraiment notre santé ? Très peu, à moins, bien sûr, de l'avoir perdue ou d'éprouver des problèmes. Je suis toujours étonnée de constater à quel point nous, les humains, manquons de respect envers notre corps. Les humains ont créé l'électricité, l'avion et les satellites.

Nous avons découvert les secrets de l'atome et du code génétique.

La créativité du cerveau humain n'a apparemment pas de limites. Il semble que nous ayons réussi à tout changer – à l'exception de nous-mêmes. Malgré toute notre connaissance, notre civilisation et notre technologie, nous ne savons pas encore comment nous contrôler nous-mêmes. De façon similaire, nous n'avons pas trouvé comment vivre dans la paix et l'harmonie les uns avec les autres, avec la nature et le monde qui nous entoure. Nous ne savons tout simplement pas comment être en bonne santé.

Notre civilisation s'est uniquement concentrée sur la maîtrise de l'environnement extérieur, sur les moyens de soumettre la nature. En conséquence, les problèmes écologiques se sont grandement accrus. Notre charge toxique est maintenant énorme et augmente constamment. Nous polluons non seulement notre monde mais aussi notre corps. Le progrès technique nous a apporté un grand confort, mais simultanément des maladies écologiques. Notre évolution spirituelle s'est ralentie, notre intuition s'est atténuée et l'acuité de nos sens s'est amoindrie. Nous nous sommes éloignés de la nature et avons fait fi des lois du développement harmonieux. Et maintenant, nous en payons le prix. Bon nombre de maladies modernes sont la conséquence de l'équilibre rompu entre nous et notre environnement. Nous sommes coupés de notre monde, des autres, de notre soi intrinsèque. Une véritable évolution saine doit s'amorcer à partir de la force personnelle et d'une solide croyance en nos possibilités et ressources illimitées. Je suis d'accord avec l'auteur Léon Tolstoï, renommé en Russie non seulement comme grand écrivain, mais aussi pour sa sagesse. Voici comment il a réprimandé l'humanité :

« Il est étonnant de voir les gens fumer, boire, manger avec excès, faire la paresse, passer des nuits blanches, tout en s'attendant à ce que leur médecin les garde en bonne santé. »

Ces mots sont particulièrement vrais, maintenant que nous connaissons une époque de crise écologique et spirituelle. Nous sommes devenus paresseux. Nous nous attendons à ce que les médecins et les guérisseurs nous « retapent » sans effort de notre part. Toutefois, ni le meilleur médecin ni le plus talentueux des guérisseurs ne peuvent vous soigner, à moins que vous ne choisissiez de participer à votre guérison. Vous devez décider de vous engager activement à découvrir vos propres ressources spirituelles. Ce n'est pas toujours simple.

Cela peut même être assez ardu ou exigeant, parce que, souvent, il vous faut repenser entièrement votre mode de vie et procéder à des changements profonds dans vos habitudes. De nos jours, bien des gens vivent dans l'excès. Nous avons tous besoin de manger, de boire et de dormir, mais il est essentiel d'apprendre la modération, d'éviter de nous adonner à quoi que ce soit avec excès.

Dans notre culture, nous croyons qu'il existe une pilule pour chaque mal. Nous avons des pilules pour atténuer chaque symptôme que notre corps nous envoie. Nous avons des pilules pour engourdir toute émotion négative qui nécessite notre attention. Oui, les pilules peuvent aider à prévenir la maladie, parfois même à la guérir.

Cependant, la vraie thérapie, la vraie guérison, découle d'une médecine préventive — qui devrait être notre mode de vie. Nous ne comprenons pas que notre guérison réside en nous. Nous sommes tellement convaincus du pouvoir médical que nous ne comprenons pas que, dans bien des cas, notre intuition peut être bien plus efficace. En programmant notre esprit, notre soi intrinsèque peut nous donner le pouvoir de devenir notre propre médecin, notre propre guérisseur, notre propre créateur. Ce n'est qu'en activant et en honorant vos propres pouvoirs de guérison intérieurs que vous y parviendrez.

Nous sommes aussi capables, si nous ne faisons pas attention, de programmer la détresse, la maladie, l'impuissance. Un célèbre médecin russe, Dr Nikolay Amosov, a déjà dit :

« Il y a des gens qui cultivent leurs propres maladies, y prenant plaisir et les entretenant. Ils attirent leurs amis et leur famille dans leur monde de souffrance. C'est leur mode de vie : ils se plaignent constamment de leur destin ; ils ne vivent pas, mais survivent. Mais nous devons vivre. Nous devons trouver notre propre mode de vie. Les gens doivent-ils rester esclaves de leur corps pitoyable et de leurs tentations ? »

En Russie, « guérir » se dit « iscelenie », de la même racine que le mot « tout ». Les anciens guérisseurs russes, comme ceux des cultures séculaires chinoises et indiennes, mettaient leur foi dans le pur génie de leur intuition, associée à l'héritage d'une expérience datant de milliers d'années. Comme eux, je pense que le but de l'existence est la découverte d'une attitude correcte et harmonieuse envers la vie et la nature. Le bonheur arrive lorsque les gens trouvent leur place dans la vie et communiquent harmonieusement avec leur environnement. Il est triste de constater que tant de gens poursuivent une vie fantôme. Ils vivent dans la peur et la colère, poussés, comme l'a dit Dr Amosov, par leurs tentations.

L'évolution spirituelle – le nouvel âge ?

Il existe actuellement une foule d'ouvrages traitant de l'évolution spirituelle. L'ensemble du mouvement nouvel âge nous incite à adopter un mode de vie plus spirituel. Pourtant, il est impossible de parler d'évolution spirituelle tant que nous ne nous sommes pas entièrement purifiés et libérés de notre style de vie déséquilibré. Pensez-y. Comment un musicien, aussi génial soit-il, peut-il s'exprimer pleinement avec un instrument désaccordé ? Il en est de même pour notre corps. Tant que notre corps n'est pas en ordre, il ne peut servir d'instrument à notre esprit.

Selon moi, un système de guérison ne peut guérir le corps et le maintenir en bonne forme que lorsque la thérapie joue tant sur le plan physique qu'énergétique. Les deux sont liés et forment un tout indissociable. C'est pourquoi il est essentiel que tout processus thérapeutique associe les essences physique, émotionnelle et psychique de notre être.

En fait, il faut même aller plus loin. Pour être vraiment en bonne santé, vous devez guérir votre âme.

Sans être trop volubile sur cette question, soulignons toutefois qu'il nous faut travailler en vue de notre développement spirituel. Une bonne santé n'est pas uniquement un but à atteindre ; c'est une partie vitale du processus. Il est très difficile de guérir une maladie physique sans adopter une attitude plus positive à l'égard de la vie. En lisant ce livre, vous apprendrez pourquoi il est si important de savoir maîtriser vos émotions négatives de colère, de jalousie, de haine et d'envie. Tout le monde n'est pas prêt sur le plan psychologique à considérer la santé dans sa complexité, mais je soupçonne que si ce livre vous a attiré, c'est que vous l'êtes probablement. « Quand l'élève est prêt, le professeur apparaît. » Je crois que l'information nous est donnée seulement quand nous sommes prêts à l'accepter. Dans ce livre, je vous offre mon approche vers une santé globale : physique, psychologique et spirituelle.

L'état d'harmonie intérieure est fragile et subit des influences internes et externes. Il vous faut identifier ces influences et apprendre à les dominer. Dans le monde moderne, il nous est difficile d'accepter de nouvelles façons d'être, tellement nous sommes conditionnés par la société dans laquelle nous vivons et, particulièrement depuis les cent dernières années, à atteindre nos objectifs économiques. Nous subissons énormément de pression pour sacrifier notre développement personnel à l'autel du succès matériel. Dans de telles conditions, les emplois, les maisons et l'acquisition de biens matériels dominent notre vie de manière malsaine.

Les gouvernements trouvent peut-être plus facile de contrôler et de gérer un monde stimulé par le matérialisme plutôt que d'encourager les individus à s'épanouir et à connaître leurs véritables besoins et désirs. Au bout du compte, de plus en plus de gens arrivent à la conclusion qu'une vision du monde purement matérialiste ne mène à rien. Nous désirons tous une expérience de vie plus riche et plus satisfaisante, sans toutefois en reconnaître l'essence « énergie ». En conséquence, nous nous retrouvons dans une prison que nous avons nous-mêmes bâtie et, tandis que nous nous efforçons de reprendre le contrôle de notre vie, nous courons de cellule en cellule dans une fausse quête de liberté. Tant que nous ne reconnaîtrons pas l'importance de l'énergie en nous et dans le monde, nous ne parviendrons pas à trouver — sans parler d'ouvrir — la porte de la vraie liberté.

Ce livre vous permettra de vous créer une vie différente, de comprendre les forces qui peuvent avoir une influence sur vous et d'en être conscient. Partout dans le monde, il existe des livres remplis d'histoires de guérisons miraculeuses. Comme vous le savez déjà, je viens d'une famille de guérisseuses. Depuis des générations, nous avons aidé des personnes. Je « lis » l'énergie de mes patients et les aide à la canaliser plus sainement.

Dans ce livre, vous trouverez un programme complet, un guide qui vous aidera à prendre votre santé et votre bien-être en main. Cela vous amènera à trouver un équilibre sur les plans physique, psychique et émotionnel. Nous aborderons aussi des sujets tels que l'harmonie avec votre milieu, votre famille, votre maisonnée et vos amis.

À l'opposé de nombreux ouvrages traitant de santé et de guérison, celui-ci ne commence pas par un nettoyage du corps physique. En premier lieu, je vous expliquerai l'importance de votre corps énergétique — les nombreuses couches subtiles d'énergie qui entourent votre corps et y circulent. Au début, cela vous paraîtra peut-être étrange et même dérangeant. Cependant, je vous invite à me suivre, à garder l'esprit ouvert et à croire que les techniques que je vous enseignerai auront un effet immense sur votre vie.

Comment utiliser ce livre

Comme je l'ai déjà dit, je suis une personne très pragmatique. Je prends soin de mettre chaque technique à l'épreuve et j'utilise celles qui sont efficaces, de façon constante.

Chaque technique, rituel, méditation, procédé, que vous trouverez ici fonctionne.

Si vous visez des résultats optimaux, si vous souhaitez vraiment guérir et changer votre vie, vous devez vous engager dans le processus proposé. Votre engagement doit être à 100 pour cent. Autrement, vous n'y arriverez tout simplement pas. Je suis une praticienne dotée d'un sens pratique. Je n'ai pas seulement lu quelques livres et suivi quelques cours. Je me sers de ces techniques tous les jours et je sais ce qui marche et ce qui ne marche pas. Vous ne pouvez tirer le maximum en ne vous engageant qu'à moitié. Par exemple, si vous voulez vous mettre en forme, il n'est pas suffisant d'aller au gym juste une fois par semaine. Cela ne fonctionnera pas. Il vous faudra une éternité pour voir les résultats, parce que vous ne suivez pas le programme correctement. La même chose s'applique ici : pas de demimesures !

De plus, il est impossible de jouir d'un esprit sain, d'une bonne énergie psychique et émotionnelle, si votre corps est intoxiqué. De la même façon, vous ne pouvez entreprendre un nouveau départ dans la vie ou un programme de mieux-être si votre maison et votre environnement sont pollués et encombrés.

Je sais que j'exige beaucoup de vous. Ce livre contient énormément de renseignements. Je vous conseille de commencer par le début et de progresser avec minutie. Évitez de seulement survoler les exercices et de sauter des sections. Il s'agit d'un programme entier, et l'effet ne sera pas le même si vous le suivez au gré de votre fantaisie. Vous devez vraiment vous engager. Je suis consciente que la plupart de mes lecteurs ont une vie bien remplie ; j'ai donc offert de nombreuses options, dont certaines plus faciles. Gardez l'esprit ouvert, quand vous effectuez les exercices. En fait, si vous avez envie de sauter un exercice ou si vous vous dites : « Pas question », prêtez-y une attention particulière. Nous reculons souvent devant ce dont nous avons le plus besoin ; cet exercice est peut-être bien celui-là même qu'il vous faut. Toutefois, puisque je tente constamment de vous amener à mieux comprendre votre intuition, je vous invite à examiner vos réactions viscérales. Si vous ressentez un malaise, prenez le temps de vérifier : vous devez peut-être travailler ce sentiment d'inconfort ou peut-être votre intuition vous signifie-t-elle que le moment n'est pas opportun pour l'explorer.

Je vous conseille aussi de ne pas omettre les sections « théoriques » au début du livre. Il est important de comprendre le fonctionnement de l'énergie. De plus, même s'il peut être tentant de passer immédiatement à la détoxication du corps, procédez d'abord à l'assainissement de la maison et, surtout, suivez la semaine préparatoire, sinon votre corps sera surchargé. Les méthodes dépuratives sont très puissantes et vous devez suivre les exercices de préparation avant de vous lancer. Une fois votre maison purifiée et votre corps détoxiqué, je vous promets que je serai moins stricte et moins normative. À ce stade, votre intuition se sera raffinée et vous serez plus en mesure de faire de bons choix.

! *Je vous suggère de consulter votre médecin, avant d'entreprendre ce programme ou de mettre en pratique l'une ou l'autre des techniques proposées. Si vous êtes en bonne santé, tout devrait bien aller, mais il est toujours préférable de vous en assurer. Si vous avez un problème de santé ou si vous prenez des médicaments, il est absolument essentiel de prendre l'avis de votre médecin ou spécialiste. Certains procédés et thérapies exigent des précautions particulières (ou doivent être évités), si vous avez des troubles de santé spécifiques. Quand c'était possible, j'ai inclus d'autres options. Si vous avez le moindre doute, n'hésitez pas à consulter votre médecin.*

Les femmes enceintes et les personnes de moins de 18 ans ne devraient pas suivre ce programme

Partie Un

COMPRENDRE L'ÉNERGIE

Chapitre Un

L'IMPORTANCE DE L'ÉNERGIE

Le processus de guérison que nous allons entreprendre dans ce livre nécessite une bonne compréhension de l'énergie et de ses effets sur nous. Vous connaissez probablement déjà un peu l'énergie dans la vie quotidienne. La plupart d'entre nous savent (vu la multitude de livres et d'articles de magazines sur les régimes alimentaires) que nous faisons provision d'énergie sous la forme de calories et que nous la dépensons en vivant, en respirant, en faisant de l'exercice. Peut-être avez-vous déjà vaguement entendu parler du chi, l'énergie vitale, dans le feng shui ou l'acupuncture. Toutefois, pour nos besoins, notre compréhension de l'énergie devra être plus développée.

Einstein a décrit la matière comme une forme d'énergie. Tout est constitué de molécules, et les molécules sont faites d'atomes en état de changement continuel. Leur mouvement produit de l'énergie. Ainsi, tout — un humain, un chien, un arbre, une table, un caillou — libère de l'énergie. Tout dans notre monde vibre d'énergie.

Ainsi, si même les objets statiques dégagent de l'énergie, imaginez celle des créatures animées. Pensez à l'énergie que nous émettons, nous, les êtres humains. L'énergie est le commencement et la fin de toute vie, la clé de l'existence. Imaginez un instant que votre corps est un taxi. Si vous voulez qu'il vous amène quelque part, ou qu'il fasse quelque chose, vous devez dire au chauffeur où aller. Imaginez maintenant que le chauffeur est votre énergie. Si vous parlez à l'auto, vous n'irez nulle part ; vous devez vous adresser au chauffeur.

Voilà pourquoi, dans la vie, nous ne réussissons pas à être en bonne santé ou à être heureux (ou les deux !) : la plupart d'entre nous ne s'adressent pas à la bonne partie d'eux-mêmes. Nous ignorons tout simplement qui est le maître !

L'idée que vous êtes un être d'énergie vous est peut-être nouvelle et vous pensez probablement que vous n'avez jamais fait l'expérience de votre champ énergétique. Vous n'êtes pas seul. En fait, la majorité d'entre nous n'avons pas les outils pour reconnaître notre champ d'énergie. Nous n'avons pas appris à le sentir et à le comprendre. Notre culture est très matérialiste ; elle ne reconnaît que l'aspect physique et pas beaucoup plus, certainement pas l'énergie. Celle-ci ne fait pas partie de notre mode de vie. Nous avons été conditionnés à ne pas la comprendre, et le pouvoir du conditionnement est beaucoup plus fort que nous le croyons. Je vais vous donner un exemple, pour clarifier ce point. Il s'agit d'une expérience plutôt déplaisante, mais qui démontre bien ce que je veux dire.

Deux chats ont été mis depuis leur naissance dans un environnement où ils ne pouvaient voir que des lignes verticales. Lorsqu'ils ont été relâchés dans un milieu normal, ils étaient physiquement incapables de reconnaître les lignes horizontales et se heurtaient constamment contre tout ce qui se trouvait dans le sens horizontal.

Comme ces chats, il est bien possible que la réalité que nous reconnaissons actuellement en soit une sans lignes horizontales. Peut-être bien que nous ne percevons que la moitié de l'image et qu'ainsi, nous sommes continuellement étonnés, en pansant nos blessures, d'avoir succombé à la maladie ou subi une calamité.

Ne vous découragez pas si cette matière est nouvelle pour vous. Ce n'est pas grave non plus si vous êtes conscient de l'énergie, sans savoir où elle se situe ni comment elle vous affecte. Je vais vous montrer, étape par étape, à découvrir l'énergie et à travailler avec elle. En apprenant à trouver votre énergie et à communiquer avec elle, avec celle des autres et celle du monde qui vous entoure, vous commencerez à reprendre le contrôle de votre vie. Vous cesserez d'être ballotté ici et là et vous deviendrez maître de votre destinée.

Certaines de mes idées vous sembleront exagérées et même absurdes. Mais je vous demande de les expérimenter comme vous essaieriez un chapeau neuf. Peut-être découvrirez-vous qu'il s'agit du chapeau que vous avez cherché toute votre vie ! Nous avons tous entendu parler des enfants de la jungle. De vrais petits Tarzan. Les scientifiques qui les ont étudiés ont conclu qu'un enfant qui passait les huit à dix premières années de sa vie avec un animal en adoptait tous les modèles de comportement.

Nous sommes tous des produits de notre société et nous nous comportons selon ses règles. Nous intégrons les illusions de ce monde et croyons que certaines choses sont capitales pour notre existence.

Pourtant, nous ne devrions pas nous contenter de simplement exister en tant que créatures bipèdes, en négligeant notre énergie et notre âme. Nous sommes capables de vivre une vie beaucoup plus riche.

Je suis certaine que vous avez déjà un certain sens de votre intuition, que vous avez déjà senti votre énergie à l'œuvre. Combien de fois dans votre vie avez-vous attribué vos réactions à votre sixième sens ? Combien de fois avez-vous rencontré des personnes qui ont semblé drainer votre énergie ou vous stimuler ? Que voulons-nous dire, quand nous affirmons qu'il existe « une chimie entre nous » ? Que se passe-t-il, quand nous entrons dans une pièce et que nous disons que « l'air est à couper au couteau » ? Voilà précisément l'énergie dont je parle. C'est l'énergie que vous devez connaître. D'abord, vous apprendrez à la reconnaître, puis à la maîtriser.

Pourquoi est-ce si important ? Une bonne santé s'appuie avant tout sur une énergie saine. Quand votre énergie est saine, non seulement votre corps sera en bonne santé, mais votre vie aussi. Vous saurez qui vous êtes et ce que vous êtes, ce que vous attendez de la vie et le bon moyen pour vous de l'obtenir. Nous sommes tous uniques, et vos moyens différeront sans doute de ceux des autres.

L'approche conventionnelle

La médecine officielle est une science de la maladie, un moyen de guérir la maladie. Elle ne concerne pas le bien-être ou la santé. Si vous parlez de maladie à votre médecin, il vous révèlera tout sur elle, de même que comment la soigner. Mais si vous lui demandez comment préserver votre santé, il est probable que vous ne receviez pas beaucoup d'aide. La médecine conventionnelle traite les patients avec des comprimés, des injections et des chirurgies, s'attaquant souvent aux symptômes et non aux causes. Elle n'aborde pas chaque patient individuellement ; celui-ci est presque perdu dans le diagnostic général – vous n'êtes plus « Suzanne Lacroix », vous devenez « une migraine » ou « un cas de rhumatisme ». L'approche de la médecine holistique est différente. Elle admet que notre personnalité, notre individualité, doit prévaloir sur notre état. La médecine holistique aide les gens qui sont malades à ne pas se définir par leur maladie. Voilà un élément essentiel de la guérison. La médecine conventionnelle ne s'intéresse qu'au corps physique. En apprenant à travailler avec l'énergie, souvent vous pouvez mettre fin à la maladie sur le plan énergétique. Vous pouvez prévenir la maladie et les malaises.

Il est évident que la médecine officielle aide beaucoup de gens. Toutefois, il arrive que vous ne ressentiez pas les symptômes d'une maladie. Cela ne signifie pas nécessairement que vous êtes en bonne santé. Nous nous habituons à être « passablement bien » et nous oublions que nous pourrions nous sentir tellement mieux. Ne vous contentez pas de survivre ; apprenez à vivre pleinement votre vie. Je crois que nous détenons tous un grand pouvoir guérisseur pour nous-mêmes. Comprenez-moi bien, je ne suis aucunement contre les médecins et je ne vous suggère surtout pas de délaisser le vôtre. Loin de là. En fait, j'envoie souvent mes patients consulter des médecins, des spécialistes et des thérapeutes. Nous travaillons donc conjointement.

Finalement...

Il est temps de nous mettre au travail. Selon moi, la façon la plus facile de comprendre les principes de l'énergie qui alimente notre vie et notre être consiste à adopter et à adapter les croyances de base de la philosophie orientale. Celles-ci affirment que l'être humain est constitué d'un corps physique et de sept corps d'énergie subtils. Notre corps physique baigne dans nos sept corps subtils tel un fœtus dans le liquide amniotique. Comme le fœtus, nous sommes alimentés par ces sept corps subtils et nous nous développons. Le concept d'aura vous est peut-être familier. Si oui, tant mieux ; c'est un bon point de départ. Mais vous ne savez peut-être pas que l'aura n'est pas un seul corps spirituel, mais la combinaison des sept corps. Chacun de ces corps est distinct et a des fonctions clairement définies. Ils sont reliés et interdépendants, et notre bonne santé dépend de la bonne santé de chacun d'eux.

Dans le prochain chapitre, nous les étudierons.

Chapitre Deux

NOS NOMBREUX CORPS :
L'ANATOMIE DE L'AURA

J'imagine que vous avez été surpris, quand je vous ai révélé que vous n'aviez pas qu'un seul corps, mais bien sept ! En ne nous concentrant que sur un seul corps, nous passons à côté de la plus grande partie de notre existence. Retrouvons donc l'équilibre.

Notre corps physique est le plus évident et le plus facilement reconnaissable que nous ayons. L'anatomie nous révèle de quoi il est composé : de la chair, des muscles, des os, et ainsi de suite. Nous pouvons le voir, le toucher et le sentir. Il se nourrit d'aliments. Cependant, personne ne nous renseigne sur la structure complexe de l'être humain, les centres et les réseaux d'énergie qui y circulent. Personne ne nous parle des couches invisibles mais vitales qui entourent le corps physique. Leur présence a été détectée grâce

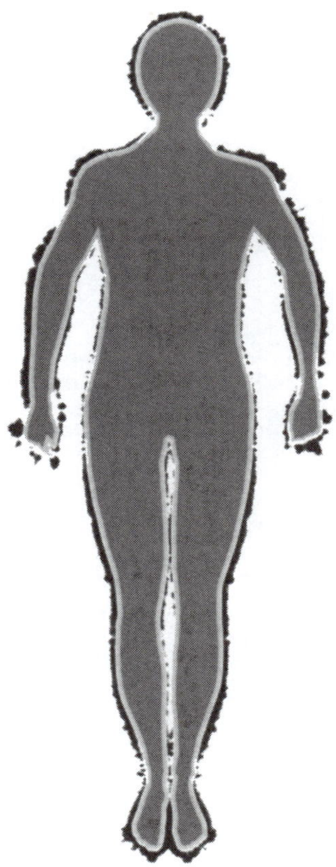

à la photographie Kirlian, un procédé à très haute vitesse qui capte les auras, l'énergie qui entoure toute chose, telle que représentée sur la page précédente.

L'aura est également visible pour une personne exercée, et c'est avec elle que je travaille, quand je traite mes patients. Toutefois, je veux qu'il soit clair que je ne regarde pas l'aura, quand je travaille avec une personne.

Je ne me concentre pas sur la vision de l'aura. Je capte plutôt la fréquence de son énergie. Cela m'est naturel en raison de ma formation initiale. Mais ne vous inquiétez pas. Il n'est pas nécessaire de pouvoir « lire » les fréquences d'énergie comme un guérisseur. Je vous enseignerai plus tard comment déceler les problèmes dans votre aura et comment guérir ces cassures dans nos corps énergétiques non physiques.

La plupart d'entre nous comprennent la structure du corps physique, puisque c'est essentiel pour en prendre soin. Par contre, nous avons tendance à méconnaître notre aura. C'est une grave erreur, puisque les diverses couches de l'aura jouent un rôle très important dans notre bien-être général. Afin de bien prendre soin de nous-mêmes, il nous faut connaître l'anatomie de l'aura, aussi bien que celle du corps physique.

La maladie du corps physique est une manifestation d'un mauvais fonctionnement ou d'une rupture dans l'une des strates de l'aura.

Il est essentiel que vous saisissiez ce point capital, qui est la base du soi-disant effet de magie de la guérison. Quand un médecin ou un guérisseur est capable de retirer la maladie de l'aura, celle-ci disparaît également du corps physique.

En ne travaillant qu'avec le corps physique quand la racine du problème réside dans l'énergie, la « guérison » ne sera que temporaire. Une personne en bonne santé se définit comme quelqu'un dont le corps physique et l'aura sont sains. Même si une seule couche de l'aura est endommagée, ce dommage peut se répercuter à différents niveaux de votre être. Par exemple, si vous souffrez d'une maladie physique, cela aura souvent des conséquences sur vos vibrations énergétiques au niveau émotionnel, et vice-versa. Voilà pourquoi une saine aura est cruciale pour notre santé.

Notre aura n'existe pas indépendamment de la nature ; elle est créée par la collision de deux champs d'énergie. L'un voyage du sol vers le haut, tandis que l'autre se déverse sur nous à partir de l'Univers. Ces forces magnétiques opposées, canalisées dans notre corps physique, font naître l'aura.

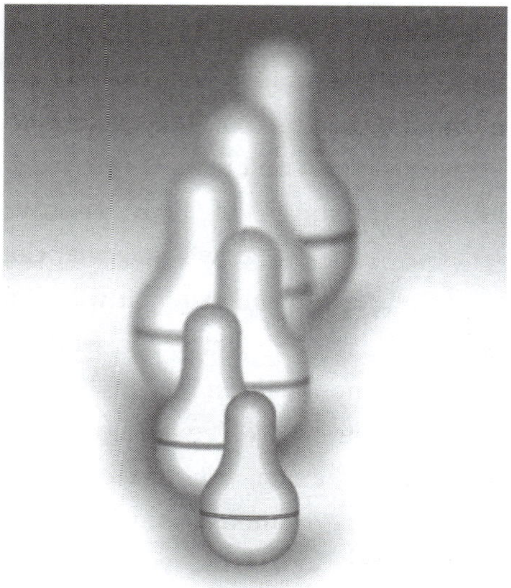

Notre aura a une structure spécifique et se compose de sept strates. Imaginez la fameuse poupée russe matryoshka : l'aura est pareille. Notre corps physique est la plus petite poupée autour de laquelle se trouvent les enveloppes de notre aura, chacune plus grande que la précédente. Cependant, contrairement à la poupée, chaque corps s'interpénètre.

Commençons par examiner en détail les trois premiers corps, ceux qui sont les plus près de notre corps physique. Ce sont ces corps que nous tenterons de guérir et d'équilibrer avec mon programme.

Le corps éthérique

Le corps éthérique est une réplique exacte du corps physique. Il s'infiltre dans votre corps physique et en adopte les contours. Il est toutefois plus grand que le corps physique, le dépassant de 3 à 5 cm. Il est constitué du liquide volatil incolore appelé éther.

Le corps éthérique joue le rôle de lien entre le monde physique et les types de matières non physiques plus sensibles. C'est l'énergie captée par la photographie Kirlian, qui a été identifiée dans les années 1950. Si vous placez une chose animée dans un champ électromagnétique et que vous prenez une photo, le corps éthérique sera capté sous la forme d'un contour flou. La couleur du corps éthérique varie. Celui d'une personne sensible sera bleuâtre ; celui d'un individu athlétique tirera sur le gris. Les couleurs plus foncés indiquent généralement une maladie ou des émotions intenses.

Le corps éthérique est la matrice d'énergie du corps physique : chaque organe, chaque structure, a son équivalent dans le corps éthérique. C'est précisément à ce niveau qu'existent les canaux énergétiques, appelés « méridiens ». L'acupuncture travaille principalement avec ces canaux d'énergie. Le corps éthérique est donc le jumeau du corps physique sur le plan de l'énergie ; c'est pourquoi il est un bon révélateur de la santé physique. Tout changement dans le corps physique se reflète dans le corps éthérique, et vice-versa.

En Russie, une coutume funéraire a duré des centaines d'années. Après la mort d'une personne, les gens se réunissaient non seulement pour les funérailles, mais aussi le neuvième jour suivant le décès. À ce rassemblement, on se remémorait les bons côtés de cette personne, on célébrait sa vie et on donnait à son âme l'énergie nécessaire pour quitter le monde. Une recherche menée récemment en Russie dans le cadre de laquelle un cadavre a été photographié avec le procédé Kirlian a confirmé de façon intéressante que notre jumeau éthérique se dissipait neuf jours après la mort.

Le corps astral : le corps des émotions

Ce deuxième corps s'étend de 5 à 10 cm au-delà du corps physique. Il a un contour nettement défini qui reflète ce dernier, mais l'intérieur est en mouvement constant. On peut se représenter le corps astral comme une lampe à lave : différents amas de matière s'agglutinant ensemble puis se séparant continuellement. Chez une personne saine sur le plan émotionnel, ce mouvement s'effectue doucement et sans effort. Par contre, chez une personne qui vit des émotions négatives ou une agression, l'énergie sera bloquée à ce niveau.

La couleur de cette énergie change, elle aussi. Si vous êtes en bonne santé, elle devrait être pâle ; sinon, elle sera plutôt d'un gris brunâtre et sombre. S'il vous est difficile d'abandonner vos émotions négatives, votre énergie stagnera et vous entravera. Elle finira même par devenir un état permanent. Tenez-vous-le pour dit : les émotions négatives deviennent facilement des habitudes ! Les émotions comme l'envie, l'agressivité, le désespoir, la colère, le ressentiment et les relations discordantes avec vos proches et avec vous-même peuvent favoriser la stagnation ou le blocage de l'énergie émotionnelle. Les blocages en soi ont un effet négatif sur la santé. Nous employons des expressions telles que « malade d'inquiétude », « fou de rage », « l'angoisse qui tord l'estomac ». Prenez garde, car ce ne sont pas que des figures de style.

Pourquoi sommes-nous attirés vers certaines personnes plutôt que d'autres ? C'est leur corps astral qui soit nous entraîne, soit nous repousse. Plus nous sommes en harmonie, mieux nous comprenons nos émotions et ce qui provoque la stagnation de cette énergie, plus précise sera notre intuition.

Le corps psychique

Voici la troisième strate de l'aura, le corps de la pensée, de la connaissance et de l'expérience.

Ce corps est très développé chez les personnes qui utilisent régulièrement leur intellect. Il se prolonge à une distance variant de 10 à 20 cm au-delà du corps physique et lui aussi en reproduit le contour. Ce corps est d'un jaune très clair et s'étend du haut de la tête vers le bas. Quand une personne est intensivement engagée dans une activité mentale, cette énergie devient en expansion et sa couleur s'éclaircit. Ne qualifions-nous pas les gens intelligents de « brillants » ? À ce niveau aussi, des amas d'énergie peuvent stagner. Un esprit ouvert laisse circuler l'énergie et est réceptif aux idées nouvelles. Un esprit fermé et négatif empêche l'énergie de circuler et provoque la stagnation. Nos pensées, nos idées, nos souvenirs portent tous une certaine quantité d'énergie qui forme ce corps.

Certains souvenirs ont un lien très fort avec votre énergie émotionnelle (au niveau astral). Par exemple, si vous avez été agressé durant l'enfance, le souvenir de votre agresseur produira une coloration émotionnelle très prononcée. Par contre, le souvenir d'un événement banal fera disparaître rapidement cette teinte émotionnelle. Cela affectera votre niveau mental, mais pas autant qu'un souvenir combinant votre énergie astrale et mentale. Une énergie mentale liée à une énergie astrale négative peut drainer votre énergie globale pendant des années et influer sur votre bien-être physique.

J'aimerais vous amener à vous rendre compte que chacune de vos expériences laisse une trace dans votre réseau d'énergie. Votre attitude envers les événements et votre capacité à vous libérer des expériences négatives révèlent la santé générale et le bien-être de votre énergie mentale. Nous vivons tous différentes expériences souvent difficiles, pénibles ou désagréables. Vous devez prendre garde pour qu'elles ne laissent pas de sales traces dans votre énergie mentale. Votre attitude est de la plus haute importance.

Le corps psychique et les deux autres dont nous avons parlé (éthérique et astral) naissent et meurent avec vous. Les quatre autres corps énergétiques sont davantage ésotériques, et nous ne travaillerons pas avec eux dans le cadre de ce livre. Toutefois, vous avez peut-être envie de les connaître. Je vais donc vous les présenter succinctement.

Le corps karmique

C'est le corps immortel — celui qui, censément, demeure d'une vie à l'autre. Il contient l'énergie que vous recevez de toutes vos actions ou intentions. La plupart des gens ont entendu parler du concept de karma — vous récoltez ce que vous semez.

Le karma est la base de la philosophie hindoue de la réincarnation.

Les voyants affirment être capables de voir ce corps comme une sorte de nuage qui s'étend de 20 à 30 cm au-delà du corps physique. Sa couleur est celle du quartz rose. En raison de sa proximité des corps astral et mental, il a une forte influence sur notre système de croyances, nos pensées, nos émotions et nos actions. Ce corps ne meurt pas avec nous : il quitte le corps physique et renaît avec un autre corps. Il s'agit de toute évidence d'un domaine contesté qui prête à la discussion. Quant à moi, je le trouve utile et j'en vois les fruits dans mon travail. Peut-être ce concept vous est-il difficilement saisissable, pour l'instant. Gardez simplement l'esprit ouvert.

Le corps intuitif

Ce corps s'apparente à un réceptacle pour tous les autres corps, et sa forme est définie à partir de l'extérieur. Il a l'apparence d'un ovale bleu foncé, à environ 50 à 60 cm du corps physique. À l'intérieur de l'ovale, un espace définit le contour des autres corps. À ce niveau, considéré comme la matrice de notre unicité, de notre identité intrinsèque, l'aura devient beaucoup plus abstraite. C'est également à ce niveau que nous pouvons créer par nos mots et nos pensées.

Le corps divin

Ce corps ressemble à un soleil dessiné par un enfant, de la chaleur émanant de sa circonférence. Les personnes très spirituelles et les adeptes de la méditation accèdent à l'énergie de ce niveau et ressentent l'extase. Cette énergie est une incandescence. C'est le halo que l'on voit sur les représentations des saints, du Christ et des anges. C'est le niveau de l'amour inconditionnel – de nos émotions élevées à un degré spirituel.

Le corps Kether

Certains voyants appellent ce corps « l'âme » ou « le corps causal ». C'est la « peau » extérieure de l'aura, qui renferme toutes les autres couches. Ce corps est doté d'une pellicule protectrice d'une épaisseur d'environ 1 à 2 cm. Même s'il s'agit de la couche la plus fine de l'aura, c'est aussi la plus forte et la plus résiliente. Elle doit être dense, résistante et élastique afin de pouvoir s'étirer sans se casser. Elle protège l'aura des forces et des influences extérieures et elle est reliée à une puissance supérieure. C'est comme l'unité de disque dur de votre vie. C'est votre matrice spirituelle, par laquelle vous vous fondez à l'esprit.

Chapitre Trois

LES CHAKRAS ET LES MÉRIDIENS :
LES CENTRES ET LES CANAUX D'ÉNERGIE DE L'AURA

Maintenant, nous allons examiner de plus près notre aura et son fonctionnement. Je sais que cela fait beaucoup de théorie, mais c'est vraiment important. Si vous voulez prendre votre santé et votre bien-être en main, il est essentiel de comprendre votre système d'énergie. Considérez que cette partie du livre est comme le manuel d'instructions de votre auto ou de votre ordinateur.

L'aura humaine comporte des zones qui servent de réserves d'énergie. Elles emmagasinent l'énergie qu'elles transmettent à nos organes. En sanskrit, elles sont nommées « chakras », et puisque ce terme est assez bien connu, je l'utiliserai tout au long de ce livre. Toutefois, il est important de souligner que le concept de centres d'énergie n'est pas exclusif à la philosophie indienne. Le mot « chakra » se traduit par « roue ». Les voyants perçoivent les chakras tournant telles des roues ; je les imagine davantage comme des tornades.

Comme je l'ai dit précédemment, l'aura est produite par l'interaction de deux champs de force : cosmique (allant de haut en bas) et terrestre (s'élevant vers le haut). Ces forces voyagent à l'intérieur de notre corps et se croisent à des points précis, là où se trouvent les chakras.

Les chakras

Le rôle des chakras consiste à transformer l'énergie reçue des deux forces ainsi que celle de notre environnement (notre alimentation, nos relations, etc.) en des formes d'énergie que le corps peut utiliser. Chaque chakra de notre aura est fortement lié au corps physique et gouverne certains processus physiologiques. C'est pourquoi lorsqu'un de nos chakras est endommagé, on peut immédiatement déceler une souffrance dans un organe correspondant.

Notre santé dépend du bon fonctionnement de nos chakras. Un chakra qui fonctionne bien peut se comparer à une minitornade lumineuse. S'il est endommagé, il perd son éclat. Tout le monde possède sept chakras principaux situés à des points précis, le long de la colonne vertébrale. N'oubliez pas qu'ils existent à un niveau subtil ; impossible de les voir en procédant à une dissection !

À mesure que tourne chacune de ces spirales d'énergie, dans le sens des aiguilles d'une montre, elles exercent une influence sur nous par l'intermédiaire des corps éthérique, astral, émotionnel et mental. Chaque chakra crée une vibration, dont la fréquence correspond à une couleur et à un son particuliers. Je vais maintenant vous expliquer un peu mieux ce qu'est vraiment la couleur.

La couleur influe sur notre corps de manières bien spécifiques. Elle est l'expression de la force vitale génératrice de lumière, l'énergie qui nous soutient. Ce que nous percevons comme une couleur particulière est en réalité des longueurs d'ondes d'une énergie active en mouvement. Chaque longueur d'onde a ses propres caractéristiques qui agissent sur nous. Les couleurs qui nous entourent sont en interaction constante avec notre corps ainsi qu'avec nos sentiments et émotions.

La couleur a un effet sur nous sur le plan des vibrations, tout comme la musique. Je crois que nous sommes tous d'accord pour dire que certains genres de musique nous touchent de différentes façons. Imaginez-vous dans un gymnase. Vous avancez péniblement sur le tapis roulant quand, soudain, les haut-parleurs émettent un rock puissant et entraînant. Voilà que vous accélérez et que vous ressentez un regain d'énergie. Il en est de même avec la couleur. Chaque chakra de notre corps attire l'énergie d'un rayon ou d'une couleur spécifiques. Quand un chakra manque d'énergie, il survient une pénurie de sa couleur correspondante ; quand il déborde d'énergie, il y en a un surplus. Par exemple, trop de rouge dans l'aura mène à la colère et il nous devient alors difficile d'intégrer les aspects positifs de cette couleur. Au moment d'entreprendre le programme de détoxication, je vous donnerai des exercices d'énergie pour équilibrer chaque couleur dans les chakras — par conséquent, dans le corps.

Le chakra-racine (muladhara) : le centre du coccyx

Situé à la base de la colonne, entre l'anus et les organes génitaux, il est aussi appelé

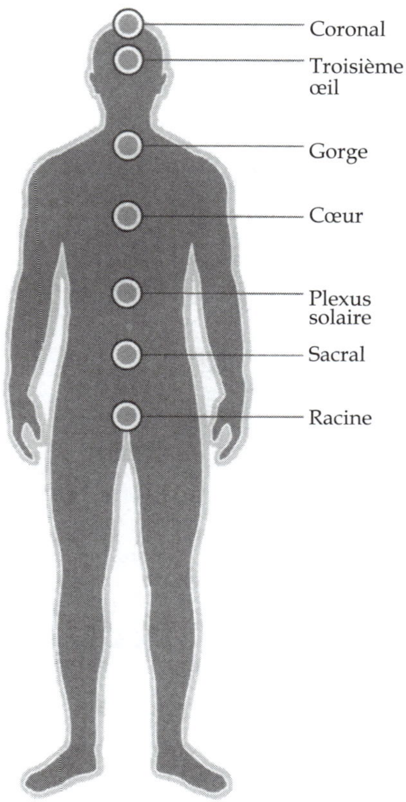

Les chakras

« chakra de la base ». D'après certaines sources anciennes, chez les femmes, il serait situé sur la paroi postérieure de l'utérus et chez les hommes, dans la prostate.

Ce chakra est considéré comme notre noyau, notre fondation, essentiel à notre survie. Il a pour fonction de nous donner de l'énergie et de la stabilité.

Quand notre vie va mal, quand notre bien-être est menacé, ce chakra est activé. Il est aussi l'un des principaux réservoirs d'énergie. Sur le plan physique, il est lié aux organes de la reproduction, à l'anus et aux jambes. Quand ce chakra est déséquilibré, nous risquons de souffrir d'hémorroïdes, d'inflammation de la prostate ou des ovaires et de problèmes circulatoires au niveau des jambes.

Ce premier chakra nourrit notre capacité physiologique de survie, notre confiance et notre stabilité — tout ce qui est nécessaire pour se sentir un être humain « bien enraciné ». Il est le canal de l'énergie que nous absorbons de la Terre.

Il est de couleur rougeâtre et représenté par la note de musique do, un son grave.

Le chakra sacral *(svadhisthana)*

Ce chakra se trouve au centre de la partie inférieure de l'abdomen, à mi-chemin entre le pubis et le nombril. Selon la philosophie ancienne, il gouverne la vitalité intérieure. Sa fonction consiste à absorber et à emmagasiner l'énergie vitale (aussi appelée « qi » ou « prana »), à partir de la nourriture. Il est associé à notre fonction sexuelle et à notre potentiel créatif. En Inde, on croit que l'activation de ce chakra apporte la santé et la longévité. C'est également un centre important pour notre système immunitaire. Dans les arts martiaux, on accorde beaucoup d'attention à ce chakra. Par exemple, l'énergie requise pour fendre du bois à main nue provient de cette source. Ce centre fournit aussi l'énergie qui contrôle les glandes surrénales, les reins et la vessie et est lié aux ovaires chez les femmes.

Un déséquilibre de ce chakra peut entraîner des troubles d'impuissance, de frigidité, ou une sexualité exacerbée, des maladies du rein et de la vessie, et l'infertilité. Quand ce chakra fonctionne bien, il entretient des énergies telles que la patience et l'endurance ; autrement, il provoque l'anxiété, la frustration et la peur. C'est le centre de la possession, de l'attachement, du non-attachement, de votre emprise sur le monde. Si vous souhaitez vous maîtriser vous-même, vous devrez apprendre à contrôler ce chakra. C'est également ce chakra qui régit la mise au monde, que ce soit celle d'un enfant, d'une idée, d'un poème ou de toute autre forme de création. L'énergie sexuelle et créative vient de ce chakra.

La couleur de ce chakra est orange ; sa note de musique, ré.

Le chakra du plexus solaire *(manipura)*

Ce chakra est situé dans la région du plexus solaire, au-dessus du nombril et sous les côtes. Il est responsable de notre vitalité et l'un des chakras les plus importants, puisqu'il gouverne notre énergie visible, notre habileté à réagir avec vigueur et à accomplir des choses. C'est par ce chakra que nous communiquons avec le monde extérieur, et quand nous sommes peu sûrs de nous, nous replions les bras pour le protéger. Anciennement, les gens croyaient que la stimulation de ce chakra fournissait des pouvoirs surnaturels et la capacité d'endurer des températures extrêmes.

Quand ce chakra est bien équilibré, nous débordons d'énergie. Il alimente le foie, la rate et le système digestif. Mal réglé, il peut donner lieu à des ulcères, des calculs biliaires et une mauvaise digestion. C'est lui qui régit les caractéristiques telles que l'esprit de décision, la pensée et l'action indépendantes, l'énergie personnelle, la volonté et l'individualité. Quand il est déséquilibré, vous êtes susceptible de vous sentir irritable, peu sûr de vous, avide et coupable.

Le jaune est la couleur de ce chakra et sa note musicale est mi.

Le chakra du cœur *(anahata)*

Ce chakra se trouve au milieu de la poitrine, à égale distance des mamelons. C'est le centre émotionnel et spirituel du corps. Lorsque vous entrez en lien avec vos êtres chers, c'est le chakra que vous utilisez. Il est aussi fortement associé à vos parents. Dans de nombreuses cultures, on croit que c'est ici que vit l'âme et, effectivement, quand nous évoquons celle-ci, bien souvent nous plaçons notre main sur ce chakra.

Les expressions comme « J'ai le cœur brisé » font référence à ce chakra. En Inde et au Tibet, on croit que l'essence du soi, de l'individualité, réside dans ce quatrième chakra.

C'est pourquoi dans de nombreuses religions, la pratique spirituelle et la méditation sur l'amour le plus élevé sont liées à ce chakra. De plus, on croit que ce chakra éveille notre beauté intérieure, embellit notre corps et active notre faculté de perception extrasensorielle.

Le quatrième chakra régule et maintient notre biorythme. Il est rattaché au cœur, aux poumons et au système respiratoire. Dans le cas d'un mauvais fonctionnement, il peut provoquer une maladie cardiaque, de l'hypertension et des troubles respiratoires. Bien réglé, il produit des qualités comme l'amour, la compassion, la bonté et l'efficacité. En état de déséquilibre, il nous amène à devenir insensibles et passifs et à nous replier sur nous. Nous nous sentons vides et malheureux.

Le vert est la couleur de ce chakra et fa est sa note musicale.

Le chakra de la gorge *(vishuddha)*

Le cinquième chakra donne la faculté d'accéder au passé et au futur. Anciennement au Japon, on croyait que ce chakra gouvernait les rêves. C'est le centre de l'esthétique. Ce chakra est très sensible aux changements émotifs, par exemple aux réactions à l'art. Il tourne quand nous parlons de beauté, d'esthétique et d'éthique. C'est un univers d'appréciation de la beauté. Quand vous admirez un ballet et que vous êtes touché, vous regardez à travers le prisme de ce chakra. Parfois, quand vous êtes ému, par exemple quand vous écoutez une musique merveilleuse, vous sentez une chaleur et une joie qui se propagent dans votre corps et vous avez même l'impression qu'elles vous prennent à la gorge. La toux nerveuse qui se manifeste avant une présentation importante est une tentative de notre part d'activer ce chakra et de libérer l'énergie de cette région. Les personnes chez qui ce chakra est dominant sont souvent des artistes ou travaillent dans l'univers de la création. Ou encore, pour ces gens, la beauté de la vie, de l'âme et de l'esprit est capitale.

Ce chakra est également le siège de l'expression verbale et de la communication avec le monde extérieur. Les organes touchés sont la glande thyroïde, les vertèbres du cou, la mâchoire inférieure et la trachée. Son mauvais fonctionnement provoque l'inflammation de la gorge, les maladies de la thyroïde, une propension à attraper des grippes et des rhumes et des malaises dans le cou. À l'état normal, il facilite la communication et l'expression, augmente le potentiel créatif et l'inspiration.

Quand ce chakra est déréglé, nous avons tendance à entretenir des idées et des comportements obsessifs. Nous devenons trop attachés à des modèles de comportement fixes et beaucoup moins expressifs. La culpabilité est liée à ce chakra.

Ce chakra est de couleur bleu pâle et sa note de musique est sol.

Le chakra du troisième œil *(ajna)*

Ce chakra est au centre du front, entre les sourcils — un endroit souvent appelé « troisième œil ».

En Chine, ce chakra est considéré comme le centre de la sagesse et, en tant que tel, comme le plus important. C'est le chakra de la méditation. Il concerne la volonté et les facultés paranormales, ainsi que l'intuition et la stratégie. Les gens dont le chakra du troisième œil est sain sont de bons tacticiens. Ils savent toujours comment se sortir du pétrin. Les bons chefs utilisent ce chakra. Historiquement, le troisième œil était surtout sollicité chez les magiciens, les chamans et les voyants. Vous avez certainement déjà entendu parler du célèbre mantra « Om », qui est en lien avec ce chakra.

Le sixième chakra est lié de près à la glande pituitaire, au cerveau et au cou. À l'état normal, il active l'intellect, les capacités psychologiques, l'imagination et l'habileté à représenter les choses clairement. S'il est déséquilibré, la personne aura de la difficulté à se concentrer, son esprit stagnera et elle pourrait être sujette à la schizophrénie. Le déséquilibre produit aussi des maux de tête et un mauvais lien entre l'esprit conscient et inconscient.

L'indigo est la couleur de ce chakra et la est sa note musicale.

Le chakra coronal (sahasrara)

Ce chakra réside au sommet de la tête. Selon la littérature ésotérique, il existe au-dessus de la tête et non sur ou dans celle-ci. Il est responsable du lien avec le soi le plus élevé d'un individu. Lorsque le chakra coronal s'ouvre, vous pouvez accéder à l'état d'éveil. Ce chakra est activé quand vous vivez ces rares moments extraordinaires durant lesquels vous ne vous sentez plus confiné dans le temps et l'espace. De nombreuses cultures anciennes imaginaient que c'était à cet endroit que l'âme quittait le corps. Au Tibet, quand une personne mourait, on enlevait les cheveux du sommet de la tête pour faciliter la passage de l'âme.

De nos jours, on considère encore dans bien des religions qu'il est important de se couvrir la tête afin de protéger la partie de nous qui communique avec Dieu.

Ce centre est stimulé lorsque nous discutons de problèmes et se met au neutre quand nous commençons à parler tactiques.

Quand nous nous mettons à réfléchir à la façon de régler un problème, c'est le sixième chakra qui s'active. Le septième chakra fait le tri entre ce qui est important et ce qui est secondaire. Il réagit très bien à la récitation de mantras.

En Inde, un septième chakra bien développé est associé à l'illumination, à l'amour cosmique ou suprême et à la capacité d'absorber l'énergie de l'Univers. Ce sont les moments où vous vous sentez en harmonie avec le monde, en sécurité, où vous semblez vous fondre dans l'Univers. Quand ce chakra est en déséquilibre, vous vous sentez coupé du monde, votre esprit est agité et vous avez l'impression que votre tête est une ruche remplie d'abeilles. Les drogues hallucinogènes comme l'ecstasy et le LSD ont un effet sur ce chakra et en détruisent l'équilibre, pouvant déclencher un épisode de manie, des crises de panique et la psychose. Quand il fonctionne mal, ce chakra peut aussi provoquer de l'hypertension crânienne et des tumeurs au cerveau.

Ce chakra est de couleur violette et correspond à la note de musique si.

Les nadis (méridiens)

L'énergie circule dans le corps par des canaux appelés « nadis » dans la tradition de l'ayurvédisme et « méridiens » dans la médecine chinoise. Les praticiens de l'ayurvédisme et les acupuncteurs travaillent avec ces canaux énergétiques. Les trois principaux canaux sont qualifiés de méridiens/nadis divins ou magiques. Je vais vous les présenter brièvement.

- *Ida* est situé du côté gauche du corps ; c'est le canal du passé. Il part du coccyx à gauche de la colonne et remonte jusqu'au côté droit du cerveau en passant par le troisième œil.. L'énergie de ce canal est associée au féminin et porte des pulsions maternelles. Les gens qui vivent dans le passé et qui ont tendance à dire : « C'était mieux dans le bon vieux temps » utilisent surtout l'énergie de ce canal. Il est fortement lié à la Lune et souvent appelé « canal lunaire ». Si ce canal domine chez vous, vous serez porté à respirer davantage par la narine gauche, qui sera alors plus ouverte que la droite.

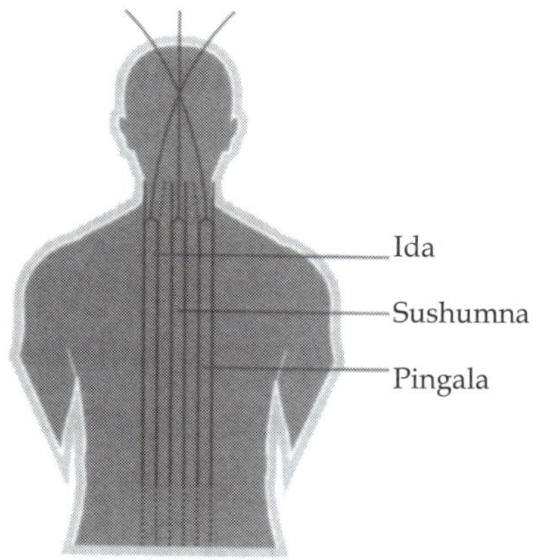

Les nadis

- *Pingala* est du côté droit du corps ; c'est le canal du futur. Il part du nombril, croise le troisième œil pour aboutir au côté gauche du cerveau. Les personnes prédisposées à utiliser l'énergie de ce canal parlent souvent de l'avenir et s'y réfugient. Il est associé à l'énergie masculine et lié au soleil. C'est le canal solaire. Si ce canal domine chez vous, vous aurez tendance à respirer davantage par la narine droite.

De nombreuses personnes tendent à accepter l'énergie de manière prédominante de l'un ou l'autre de ces canaux. Malheureusement, quand c'est le cas, elles perdent facilement le fil de la réalité, de ce qui se passe dans le présent. Nous connaissons tous des personnes qui vivent dans le passé, qui se raccrochent à ce qui a eu lieu, qui sont prises dans la nostalgie. Il existe aussi des individus qui projettent constamment leur énergie dans l'avenir, qui espèrent toujours mieux, qui gaspillent presque leur vie dans l'espoir.

- *Sushumna* est le troisième canal. À partir du plexus solaire, il traverse directement le troisième œil et se rend au chakra coronal. C'est le canal le plus équilibré. Les personnes qui puisent principalement cette énergie vivent dans le présent, le ici et maintenant. Elles respirent uniformément, avec les deux narines. Il va sans dire qu'il s'agit d'un mode de vie plus sain et plus heureux.

Tous les canaux peuvent être pollués. Ils sont très affectés par l'énergie de nos émotions, de nos pensées, des aliments que nous consommons.

J'espère que vous comprenez maintenant à quel point nous, les humains, sommes des créatures complexes et multicouches (littéralement !). Ce livre aidera à équilibrer non seulement votre corps physique mais aussi tous ces autres corps. Nous trouverons des moyens de faire tourner sainement vos chakras, favorisant ainsi un sentiment merveilleux de vitalité, de paix et de bien-être dans tout votre corps. Nous verrons comment nous assurer que vos canaux énergétiques sont bien dégagés, transmettant une saine énergie à chaque partie de votre corps, à votre esprit et à vos émotions. Nous nous efforcerons de recentrer votre attention sur le présent pour vous libérer du passé et vous éviter de passer votre vie à formuler des souhaits pour l'avenir.

Partie Deux

LES SECRETS DE L'ÉNERGIE POUR LA MAISON

Chapitre Quatre

LE NETTOYAGE PHYSIQUE DE LA MAISON

À ce stade, j'espère vous avoir convaincu de l'existence et de l'énorme importance de l'énergie vitale. Nous commencerons bientôt à travailler sur des moyens d'épurer notre énergie et notre corps. Toutefois, avant d'entreprendre ce processus, nous devons nous assurer de travailler dans un environnement pur. Je suis sûre que vous comprenez maintenant que nous ne vivons pas dans une sorte d'isolement splendide : les gens et le monde qui nous entourent, et en particulier le lieu que nous habitons, exercent une influence sur nous.

Avant de commencer tout programme d'assainissement, il est essentiel de nettoyer l'espace où vous vivez. Il est impossible de prendre soin de votre énergie intérieure si les énergies environnantes sont stagnantes et toxiques.

D'après mon expérience de guérisseuse, je sais que, parfois, juste en changeant l'énergie de votre environnement, vous pouvez déclencher un processus de guérison très profond. Donc, avant de nous concentrer sur notre propre énergie, je vous recommande fortement d'assainir d'abord l'énergie de votre maison. Nous devons nous sentir en sécurité à la maison et être entourés de bonnes vibrations, ou à tout le moins de vibrations neutres, afin de pouvoir nous ouvrir à un niveau profondément personnel.

Au fil des années, nous apportons de nombreuses énergies diverses dans notre maison. Espérons qu'il s'agit de bonnes énergies, comme celles qui sont créées lorsque nous passons d'agréables moments, que nous partageons de l'amour, que nous faisons naître un puissant sentiment de paix en méditant. Toutefois, inévitablement, nous apportons aussi bien souvent l'énergie de nos conflits, des restes de mauvaise humeur, l'énergie coléreuse et rancunière des disputes.

De plus, notre foyer renferme des restants de l'énergie des occupants précédents. Quand vous aménagez dans une maison, vous héritez de leur empreinte énergétique – de l'information (sous forme d'énergie) sur tous les événements qui s'y sont produits durant la période qu'ils y ont passée. Presque inévitablement, et malheureusement, ces événements ne sont pas toujours positifs. Si peu de gens sont conscients que l'énergie s'imprègne dans un lieu que pratiquement personne ne pense à épurer sa maison avant que d'autres viennent l'habiter. Nous emménageons donc souvent dans des endroits malsains sur le plan énergétique. Si vous ne vous sentez pas à l'aise chez vous, anxieux, coincé ou agité, il est probable que vous réagissiez aux anciennes énergies de la maison.

Nous ne pouvons blâmer les autres, puisqu'en Occident, la plupart des gens ne sont pas familiarisés avec l'assainissement de l'espace. La majorité des maisons sont encombrées de l'énergie stagnante de leur propriétaire. Si votre maison est remplie d'énergie du passé, vous serez constamment ramené à des états antérieurs. Vous aurez peut-être oublié une dispute, mais son empreinte énergétique restera et vous en ressentirez les effets pendant des jours, des mois et même des années.

Le désordre physique a également une influence sur notre habitation. Si votre maison est encombrée de matériel, il est pratiquement impossible de ne pas vous sentir vidé sur les plans émotionnel et énergétique. En thésaurisant le passé (ce qu'est généralement le fouillis), vous vous empêchez de profiter de la vie au présent.

Vous croyez peut-être être dépourvu de facultés de voyant, mais la plupart d'entre nous captent très bien l'empreinte énergétique des maisons. Vous êtes-vous déjà senti mal à l'aise, sans raison particulière, en entrant quelque part ? De la même façon, nous savons tous quelle sensation nous éprouvons dans une maison où les énergies sont équilibrées. En Russie, nous appelons de tels endroits « naturels ». Le mot n'est pas tout à fait exact pour rendre ce sentiment de « Ah ! », l'impression de rentrer chez soi. Je voudrais que l'énergie de votre maison reste toujours « naturelle » pour vous, qu'elle vous aide activement dans votre évolution spirituelle.

L'élimination sélective

Évidemment, avant d'épurer l'énergie de la maison, nous devons d'abord y remettre de l'ordre. Il est impossible de créer une saine énergie positive dans une maison où règnent le fouillis, la saleté et la poussière. Le désordre a une influence négative sur notre psyché et draine l'énergie vitale des humains.

Faites le tour de votre maison et voyez quelles sont les choses qui vous servent encore et celles dont vous pouvez vous débarrasser. Soyez aussi catégorique que possible devant toute accumulation de matériel. Jetez ce qui n'est plus utile ; donnez généreusement à des organismes de charité ou générez un surplus d'argent en organisant une vente-débarras. Dressez une liste des objets à réparer et voyez à ce qu'ils le soient. Il est parfois difficile de se séparer de certains objets. Je vous comprends. Mais rappelez-vous que vous libérez les énergies du passé afin de faire place à du nouveau, à des expériences inédites, à une énergie toute fraîche dans votre vie.

Après cette séance d'élimination sélective, votre maison doit être réorganisée. Mettez-y de l'ordre et préparez-vous à la prochaine étape.

Le nettoyage

Après y avoir remis de l'ordre, vous devez nettoyer votre maison à fond. Passez d'abord l'aspirateur sur les planchers, puis lavez-les (là où c'est possible).

Préparez l'eau que vous utiliserez pour ce lavage de la façon proposée ci-après, afin de dissiper toute énergie négative de votre foyer.

- Ajoutez 1,25 ml d'ammoniaque et 15 g de gros sel marin cristallin dans un seau rempli d'eau. Vous pouvez aussi ajouter à l'eau quelques gouttes d'huile essentielle de genévrier, de sauge, de bois de santal ou de menthe poivrée. Ces huiles nettoient l'énergie – en plus de sentir superbement bon.
- Ouvrez les fenêtres pour permettre à l'énergie négative de sortir.
- Nettoyez à fond. Attardez-vous aux coins : l'énergie stagnante s'y accumule, comme la poussière.
- Jetez toujours l'eau usée dans la toilette.

Si possible, nettoyez aussi les murs avec cette même préparation. Lavez minutieusement les murs peints. Décrassez les fenêtres pour qu'elles laissent entrer le plus de clarté possible. Pour terminer, lavez tous les miroirs. Avec les fenêtres et les miroirs, assurez-vous de toujours procéder dans le sens des aiguilles d'une montre afin de stimuler l'énergie positive.

Chapitre Cinq

L'ÉPURATION DE L'ÉNERGIE DE LA MAISON

Une fois que votre maison est nettoyée sur le plan physique, il est temps d'en épurer l'énergie. Je recommande toujours d'entreprendre cette épuration énergétique de votre espace durant la période qui va de la pleine lune à la nouvelle lune. Assurez-vous de disposer de beaucoup de temps. Ce n'est pas une tâche à expédier rapidement. Vous devez aussi procéder quand vous vous sentez bien. Les femmes ne devraient pas entreprendre cet assainissement de l'espace quand elles ont leurs règles ou qu'elles sont enceintes, car dans ces cas, l'énergie est concentrée ailleurs. Débranchez le téléphone pour ne pas être dérangé. Prenez des arrangements pour que quelqu'un d'autre s'occupe des enfants — ils sont très sensibles aux changements d'énergie. Assurez-vous que toute la nourriture et les boissons sont rangées dans des armoires ou dans des contenants bien fermés. L'épuration de l'espace remue l'énergie stagnante et vous ne voulez surtout pas que vos aliments absorbent cette négativité. Éteignez les ventilateurs et le système d'air climatisé ; ils dérangent l'énergie et la rendent plus difficile à purifier.

Si vous avez des animaux, vérifiez bien leurs lieux de prédilection pour se reposer et dormir, avant de vous mettre à l'œuvre. En Russie, personne n'entre dans un nouveau foyer avant le chat. Les chats ont une faculté bien à eux de sentir l'énergie négative et de s'en nourrir. Les Russes observent attentivement l'endroit où le chat ira s'étendre en premier et jamais ils n'y installeront leur lit ou leur canapé. Les chiens, eux, sont attirés là où l'énergie positive est accumulée. Donc, le coin favori de votre chien sera un bon endroit où placer votre lit, votre fauteuil préféré ou votre bureau — en fait, pour installer toute pièce où vous prévoyez passer beaucoup de temps.

Accordez une attention particulière aux coins favoris des chats, lors de votre assainissement.

Avant de passer à l'action, préparez-vous en prenant une douche énergétique.

La douche énergétique

Le sel absorbe et neutralise l'énergie négative que vous portez peut-être dans votre aura ce jour-là.

- Préparez un mélange salin en versant un peu d'huile d'amande dans une poignée de sel marin — juste assez pour faire une pâte épaisse. Ajoutez deux ou trois gouttes d'huile essentielle de bois de santal, de sauge ou de genévrier.

! Évitez l'huile de sauge, durant la grossesse.

- Debout, dans la douche, étendez le mélange sur tout votre corps. (Vous pouvez éviter la tête et le visage.)
- Rincez-vous sous la douche (Réglez l'eau à la température de votre choix.) Demandez sincèrement et en toute confiance à l'eau de vous libérer de toute énergie négative accumulée durant la journée. L'eau qui rince le sel de votre corps doit absolument couler sur le dessus de votre tête.

Les préparatifs

Après cette douche, vous vous sentirez probablement plus léger et plus apte à ressentir l'énergie de votre foyer. Portez des vêtements frais, propres et confortables. Enlevez vos bijoux et votre montre. Idéalement, vous devriez travailler pieds nus.

Commencez à partir de la porte de la façade. Procédez toujours de bas en haut. N'oubliez pas de laisser au moins une fenêtre ouverte pour que l'énergie négative libérée puisse sortir.

En Russie, nous utilisons plusieurs méthodes, pour l'assainissement de la maison. Choisissez celle qui vous inspire le plus. Ou encore, essayez-les toutes et découvrez celle qui vous plaît davantage. Il est certain que l'une d'elles vous semblera automatiquement plus naturelle.

L'épuration avec des chandelles

En Russie, il est courant de recourir à l'énergie du feu pour nettoyer. Les chandelles sont le moyen le plus simple d'utiliser le pouvoir de la flamme.

Le champ d'énergie humain est magnétique de par sa nature. L'énergie du feu entre très facilement en contact avec notre champ électromagnétique et le purifie.

Aucune entité énergétique ne peut survivre dans le feu, mais, pour l'instant, ne vous souciez pas trop de cet aspect, que j'aborderai en détail plus tard.

Dans les églises orthodoxes russes, il y a toujours des rangées de chandelles, devant les icônes. Les gens viennent à l'église avec tous leurs malheurs et leurs tragédies. En allumant des chandelles, ils allègent leur humeur, puisque celles-ci absorbent leur énergie négative. On croit aussi que le feu des chandelles donne aux esprits qui n'arrivent pas à quitter le monde des vivants l'énergie nécessaire pour retourner à la lumière. N'utilisez que des chandelles à la cire d'abeille et jetez-les, quand vous avez terminé.

! *Assurez-vous de placer les chandelles à des endroits où elles ne posent aucun risque.*

En Russie, il existe plusieurs moyens d'épurer l'espace avec des chandelles. Je vais maintenant vous les présenter.

Divers moyens d'épuration avec des chandelles

La première méthode est la simplicité même. Il s'agit simplement d'allumer des chandelles dans toutes les pièces. Afin d'obtenir le meilleur effet, assurez-vous de toujours voir la dernière chandelle que vous venez d'allumer avant d'en allumer une autre. Ce n'est pas toujours possible, mais essayez de créer une chaîne de lumière ininterrompue.

Dans la deuxième méthode, il s'agit de circuler dans la pièce en tenant une chandelle. Tenez-la dans votre main droite et, l'épaule gauche légèrement devant, marchez autour du périmètre de la pièce dans le sens des aiguilles d'une montre. Commencez au dormant de porte et terminez à ce même point. Les flèches de l'illustration ci-dessous vous indiquent comment déplacer la chandelle.

Une autre méthode traditionnelle russe combine chandelles et miroirs. Les guérisseurs de tradition russe croient que toutes

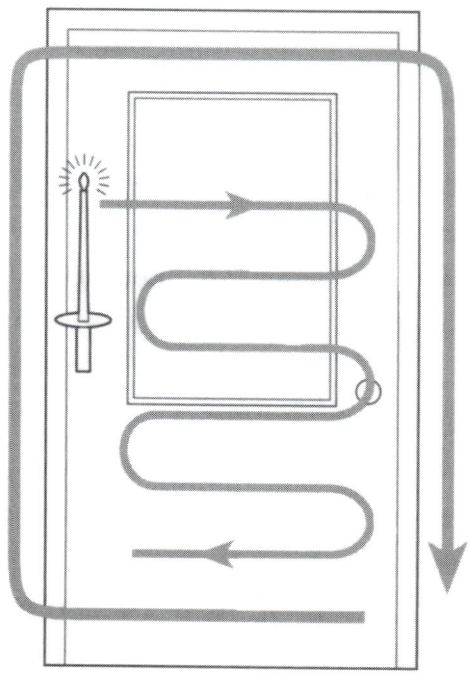

les formes d'énergie négative sont attirées à l'intérieur d'un couloir créé par deux miroirs et disparaissent ainsi à tout jamais. Suivez les consignes suivantes dans chaque pièce à purifier.

- Placez deux miroirs face à face, à intervalle d'environ 60 centimètres.
- Posez une chandelle allumée entre les miroirs. Elle se reflètera dans les deux miroirs, créant l'illusion d'un couloir de chandelles.
- Quittez la pièce pendant une heure. Assurez-vous auparavant que la chandelle est bien stable.
- Lavez méticuleusement les miroirs à l'eau.

L'épuration avec des cloches

Dans l'ancien temps, il était reconnu que le carillonnement d'une cloche influait sur l'énergie d'un environnement et pouvait favoriser son épuration. Au cours des épisodes tragiques de l'histoire russe, il était courant de faire sonner des cloches. Par exemple, elles ont résonné à l'époque des grandes épidémies – d'une part, en tant que mesure pratique pour avertir les gens du danger et, d'autre part, en tant que procédure ésotérique pour tenter de disperser l'énergie de la maladie.

Dans les provinces voisines, au son du carillon, on faisait sonner aussi des cloches avant même que la maladie ne s'y soit propagée. Les cloches sonnaient en permanence. De façon étonnante, dans certains cas, ces endroits étaient épargnés par l'épidémie.

Seulement à Moscou, il y avait 6 500 clochers, au 17e siècle. À l'époque d'Ivan le Grand, le Kremlin était doté de 32 cloches. Certaines d'entre elles étaient énormes. L'une des plus célèbres se nomme la cloche du tsar. Cette cloche monumentale pèse environ 200 tonnes métriques. Pourquoi de si grosses cloches ? Eh bien, parce que la Russie est un grand pays et que d'aussi grands territoires nécessitent des cloches au son puissant. L'un des premiers gestes des communistes a été d'enlever les cloches des églises et des monastères – ils ont ainsi éliminé le moyen le plus puissant d'épurer l'énergie dans ce pays. Maintenant que la Russie est en voie de retrouver ses racines et ses traditions, les carillons redeviennent un élément intégrant de la vie russe.

Les amateurs de musique seront peut-être intéressés de savoir que certains compositeurs russes, par exemple Mussorgsky, Rimsky-Korsakov, Rachmaninov et Scriabin, ont incorporé dans leurs créations musicales la fusion mystique des carillons.

Comment des cloches peuvent-elles purifier l'environnement, qu'il s'agisse d'une maison ou d'une collectivité plus grande ? Eh bien, le son est une vibration d'énergie. Pendant que sonne le carillon, l'énergie de l'environnement change. Le son purifie toutes les molécules de l'espace environnant ; c'est un agent de détoxication. C'est dans la nature des vibrations rythmiques puissantes, d'entraîner les vibrations rythmiques moins fortes. (Autrement dit, les plus fortes amènent les plus faibles à se synchroniser avec elles.) Ainsi, avec le son, vous pouvez purifier l'énergie de tout édifice, que ce soit votre maison ou votre lieu de travail.

Toutefois, il y a certaines règles à observer. Quand vous créez le son, votre intention est très importante. La combinaison de votre intention et du son produit un résultat précis. Il n'existe pas de modèle que tout le monde peut suivre. Vous devrez expérimenter afin de découvrir les sons les plus efficaces pour vous.

Il n'est pas essentiel d'utiliser des cloches russes. Vous préférerez peut-être celles d'autres cultures, par exemple les cloches indiennes, tibétaines, mongoles ou balinaises. Cela vaut la peine d'en essayer plusieurs et de laisser votre intuition choisir celles dont le son vous est le plus agréable.

Un moyen d'épuration avec des cloches

Il vous faudra deux cloches : l'une au son plus grave et l'autre au son plus aigu.

- En premier, utilisez la cloche au son grave. Plus la pièce est grande, plus le ton doit être grave.
- En commençant sur le seuil de l'entrée avant, faites résonner la cloche une fois, puis écoutez le son. Est-il clair ou étouffé ?
- Longez le périmètre de la pièce, près du mur (laissez suffisamment d'espace pour balancer la cloche sans frapper le mur). Tenez la cloche au niveau de votre cœur (au centre de votre poitrine).
- Continuez de faire sonner la cloche en marchant lentement. Le son doit être continu — au moment où il s'atténue, balancez la cloche à nouveau pour créer un enchaînement sonore.
- Soyez à l'écoute des variantes dans le son. Si vous percevez un changement, surtout s'il devient plus sourd, continuez de faire sonner la cloche à cet endroit jusqu'à ce qu'il devienne plus clair.
- Une fois de retour à votre point de départ, effectuez un mouvement en huit dans les airs avec la cloche, en la faisant toujours résonner.
  Cela propagera de façon continue l'énergie du son créé dans la pièce. L'effet sera ainsi plus durable.
- Lorsque vous avez la satisfaction d'avoir obtenu un son clair partout dans la

pièce, recommencez avec la cloche au son plus aigu.

Si vous ne réussissez pas à trouver des cloches, rien ne vous empêche de faire jouer la musique de l'un des compositeurs mentionnés précédemment – ou une autre pièce musicale avec des rythmes de cloches. Montez le volume et utilisez aussi l'une des méthodes avec des chandelles pour épurer la pièce.

D'autres moyens d'épuration

L'épuration avec de l'oliban

L'oliban s'utilise en Russie comme moyen d'épuration de l'énergie depuis de nombreux siècles. C'est une méthode très répandue. Sa forte odeur sucrée vous est probablement familière si vous êtes déjà entré dans une église russe orthodoxe ou catholique, car il s'agit du principal ingrédient de l'encens qui y brûle généralement. L'oliban n'est pas seulement extrêmement purifiant, mais il favorise également l'évolution spirituelle. Évidemment, c'est aussi le célèbre cadeau offert par l'un des rois mages à l'Enfant-Jésus. La plupart des boutiques nouvel âge vendent de l'oliban ainsi que le charbon servant à le faire brûler. Voici comment vous en servir.

- Placez un morceau de charbon sur une petite plaque de verre.
- Allumez le charbon en le tenant au-dessus d'une chandelle ou d'un briquet. Il émettra des étincelles pendant quelques secondes. Attendez que tout le morceau soit devenu gris.
- Posez quelques granules d'oliban sur le charbon. Laissez-le brûler quelques minutes pour que la fumée se répande dans la pièce. Vous devrez peut-être ajouter de l'oliban de temps à autre.
- Circulez dans la pièce en tenant la plaque de verre. (Prenez garde, car elle peut devenir très chaude.) Suivez la même méthode qu'avec une chandelle.
- N'oubliez pas de vous attarder aux coins. Laissez la fumée flotter partout dans la pièce.
- Quand vous avez terminé, jetez le contenu de la plaque dans la toilette.

L'épuration avec du sel de mer

Voici une autre méthode employée anciennement par les guérisseurs russes, à la suite du grand ménage du printemps.

- Déposez un peu de sel de mer dans chaque coin d'une pièce.
- Répandez également une ligne de sel sur le seuil. Laissez-la pendant 24 heures.
- Prenez un balai (en Russie, dans chaque maison, il y a un balai prévu pour cet usage) et commencez à balayer le sel tout en récitant les paroles suivantes :

« Avec ce balai, je repousse toute la saleté et les entités de ma maison. »

- Finalement, jetez le sel dans la toilette.

L'épuration par la méditation

Bien sûr, il est aussi possible de procéder à l'épuration uniquement par le pouvoir de l'esprit. Cette méthode peut être très efficace, mais vous ne devez certainement pas l'utiliser en remplacement d'un nettoyage physique en profondeur ! Cette méditation extrêmement purifiante est très utile dans les endroits où il est difficile de vous servir d'accessoires comme des chandelles, des cloches ou du sel, à votre bureau ou dans une chambre d'hôtel, par exemple.

La méditation purifiante sur la boule rouge

- Visualisez une boule rouge (semblable à la lueur incandescente du charbon qui brûle) au sol, dans un coin de votre pièce.
- Imaginez que la boule va et vient en roulant, qu'elle se soulève peu à peu et se déplace autour du périmètre de la pièce dans le sens des aiguilles d'une montre.
- Chaque fois que la boule revient à son point de départ, elle s'élève un peu plus et refait le tour de la pièce.
- Quand la boule parvient finalement au plafond, imaginez que la fenêtre s'ouvre. Lorsque la boule a accompli son circuit final, elle se rend à la fenêtre et s'envole. Visualisez cette image très intensément.

Stabiliser l'énergie de votre maison

Une fois l'énergie de votre maison purifiée selon le moyen de votre choix, il vous faudra la stabiliser, la « fixer », autrement dit.

Vous aurez besoin d'un vaporisateur. Vous pouvez vous servir du modèle pour asperger les plantes, vendu dans les centres de jardinage.

- Remplissez le vaporisateur d'eau de source pure. Ajoutez quelques gouttes d'huile essentielle de lavande.
- Vaporisez cette eau dans la pièce. La lavande sert à alléger les vibrations et à stabiliser l'énergie de la pièce.

Terminez en vous purifiant vous-même. Quand vous avez épuré votre espace et que vous vous êtes débarrassé des résidus (chandelles, sel, etc.), prenez soit un bain ou une douche. Utilisez du sel marin dans la baignoire ou dans votre gant de bain afin d'éliminer toute énergie négative qui aurait pu s'accrocher à vous. N'oubliez pas de laver aussi vos cheveux.

Chapitre Six

LES CHAMPS ÉLECTROMAGNÉTIQUES DANS VOTRE MAISON

Un autre type de pollution nuisible à votre énergie sévit dans de nombreux domiciles. Il s'agit du champ électromagnétique artificiel (EMF) généré par le matériel électrique. Ce matériel inclut les lignes et les câbles de transport d'énergie, ainsi que les appareils courants que l'on retrouve dans les maisons et les bureaux tels que les télévisions et les ordinateurs, même les téléphones cellulaires, les fours à micro-ondes et les radios. Nous sommes envahis par les EMF, qui font subir beaucoup de stress à notre champ énergétique. Des études ont établi que le corps humain émettait des vibrations électromagnétiques à une fréquence pouvait atteindre 300 MHz. Nous sommes constamment entourés d'appareils d'où irradient des ondes de fréquences très diverses, ce qui crée un stress électromagnétique très puissant influant sur notre énergie et notre santé de manière très négative.

Ces appareils jouent un rôle énorme dans notre quotidien, et il ne serait pas pratique (ni souhaitable) de s'en passer. Nous devons donc apprendre à minimiser leurs effets nocifs. Je vous conseille fortement de prendre l'habitude de débrancher les appareils, quand vous ne les utilisez pas. Les équipements qui produisent de la chaleur ou du froid, en particulier, produisent un EMF très fort.

Comment détecter les EMF dans votre maison ou au bureau

C'est très facile, à l'aide d'une radio portative, et cela permet de vous assurer que l'endroit où vous travaillez, dormez ou méditez n'est pas pollué par les EMF.

- Réglez la radio sur la bande d'ondes AM, sans capter de station en particulier. Vous entendrez un son statique faible.
- Montez le volume.
- Rapprochez-vous d'un appareil, tel un répondeur téléphonique ou un téléviseur, ou d'une prise électrique.
- L'amplification du bruit de friture indique un EMF.

Comment minimiser votre exposition aux EMF

Il faut surtout que le lieu où vous dormez soit le plus possible exempt d'EMF. Nos cellules et notre aura se régénèrent durant le sommeil, et ce travail peut être grandement entravé par la chaleur et les radiations. Voici quelques règles d'or à respecter.

- Ne dormez jamais à proximité d'un appareil de climatisation, d'un réfrigérateur ou d'un chauffe-eau électrique (même si vous en êtes séparé par un mur).
- Si vous devez utiliser une couverture chauffante, assurez-vous de la débrancher avant de vous endormir.
- Installez votre lit loin des radiateurs. Le métal a tendance à concentrer les effets du champ magnétique.
- Évitez de placer près du lit un réveille-matin, un radio-réveil et une théière ou une cafetière électriques. Nous installons souvent de tels appareils sur notre table de chevet, près de notre tête, et ceux-ci émettent un EMF très puissant. La tête est la partie la plus sensible au stress électromagnétique, puisqu'elle renferme les récepteurs d'EMF les plus spécialisés du corps — la rétine des yeux et l'épiphyse. Servez-vous d'un bon vieux réveille-matin à piles ou devant être remonté.
- Résistez à la tentation d'installer un téléviseur ou un ordinateur dans votre chambre à coucher. Cette pièce doit être réservée au sommeil ! Si vous n'avez pas le choix, débranchez l'appareil, avant de vous coucher.

Je vous recommande également de vous soucier des EMF à votre lieu de travail. Le plus possible, essayez de vous asseoir loin des appareils comme les photocopieurs, les télécopieurs, etc. Si vous travaillez à l'ordinateur, assurez-vous d'avoir un écran protecteur.

Vous pouvez aussi vous procurer un cristal de roche translucide (dans une boutique nouvel âge ou spécialisée dans les pierres) ; il sera très efficace pour protéger votre énergie des émissions nocives. Une fois par semaine, faites tremper votre cristal dans de l'eau salée pendant 24 heures et rincez-le à l'eau courante.

Certaines plantes absorbent une partie des effets négatifs des EMF, entre autres les cactus. Par contre, selon le feng shui, ils diffuseraient une énergie (ou chi) négative « caustique ». Personnellement, je crois qu'ils méritent d'être gardés en raison de leurs pouvoirs de suppression des EMF, mais vous pouvez essayer aussi les plantes ci-après nommées.

- La plante araignée *(Chlorophytum comosum)*
- La sansevière trifasciée *(Sansevieria trifasciata)*
- Le pothos doré *(Epipremnum aureum)*
- Les philodendrons

Évidemment, il va sans dire (je l'espère) qu'il ne faut jamais placer un téléphone mobile près de votre tête. Utilisez toujours un écouteur.

Espérons maintenant que vous profitez d'un environnement agréable et sain au travail et à la maison. Je vous encourage à le maintenir ainsi en procédant régulièrement à des séances d'épuration, par exemple à chaque nouvelle saison. De plus, vous devez purifier votre espace si vous y avez vécu une dispute, un choc, une maladie ou un quelconque bouleversement émotionnel.

Partie Trois

LES OUTILS SECRETS DE LA DÉTOXICATION EFFICACE

Chapitre Sept

L'HYDROTHÉRAPIE : LE POUVOIR DU CHAUD ET DU FROID

Il est maintenant temps d'amorcer notre programme de détoxication physique. Ce sera difficile, et je ne m'en excuse pas. Une détoxication d'un week-end semble agréable en théorie, mais cela n'est tout simplement pas efficace. Mon programme de quatre semaines fonctionne à merveille. Il a été essayé et testé auprès d'un très grand nombre de personnes, et les résultats ont été magnifiques. Si vous voulez obtenir ces résultats magnifiques, il vous faudra de la discipline et du temps.

Grâce à ce programme, vous nettoyez votre corps à trois niveaux : le côlon, le foie et les reins. À mesure que nous verrons à purger ces trois organes vitaux, nous assainirons aussi les émotions liées à ces systèmes. Il ne s'agit donc pas simplement d'une détoxication physique — vous nettoierez également vos émotions et votre esprit.

La première semaine consiste en une préparation à la détoxication en profondeur qui suivra. L'objectif principal, ici, est de dégager le mucus. Cela s'apparente à une visite chez l'esthéticienne — vous ne vous attendez pas à ce qu'elle fasse éclater vos comédons avant d'avoir ouvert vos pores avec de la vapeur.

Bien des programmes de ce genre sont inefficaces, car ils passent par-dessus cette première étape essentielle. Ne faites pas la même erreur !

Avant de nous lancer, je vais vous entretenir de quelques outils importants que nous utiliserons durant le programme. Vous en connaissez peut-être déjà quelques-uns, par exemple le brossage corporel, tandis que d'autres, comme l'utilisation de l'argile et le pouvoir du chant, vous sont probablement étrangers. Je pense qu'il est important pour vous de comprendre pourquoi je vous demande d'employer ces techniques. Je vais donc vous en parler, en insistant sur les raisons de leur efficacité.

Commençons par le pouvoir curatif de l'eau.

L'hydrothérapie à l'eau chaude

En Russie, nous prenons notre santé et notre bien-être très au sérieux, mais nous aimons aussi nous amuser ! Les banya — nos merveilleux bains de vapeur — sont un aspect intrinsèque de la vie russe. L'eau (à l'état liquide et de vapeur) a toujours servi comme outil thérapeutique. Les naturopathes actuels vantent encore les vertus de l'hydrothérapie et prescrivent à leurs patients toutes sortes de cures à base d'eau.

Je crois que tout le monde peut bénéficier de l'hydrothérapie à l'eau chaude pratiquée régulièrement et je vous invite à l'essayer. Je propose quelques variantes, vous trouverez donc certainement une méthode qui vous conviendra, même si vous n'habitez pas à proximité d'un établissement où il y a de tels bains, ou saunas.

L'hydrothérapie à l'eau chaude est vraiment tout indiquée, quand il est question de détoxication. Dans la détoxication, l'un des problèmes principaux est de se débarrasser du mucus accumulé dans le corps, puisque celui-ci a tendance à se solidifier et à prendre la forme d'une gelée semblable à de la colle. Il est impossible de l'éliminer sans le réchauffer un peu au préalable. C'est le seul moyen de le ramollir, pour l'éliminer. De plus, Galien, un ancien guérisseur grec, affirmait que l'une des raisons expliquant le vieillissement du corps était la mauvaise transpiration de la peau. Invariablement, il recommandait les bains de vapeur, pour ouvrir les pores et augmenter la transpiration.

En Russie, le type de bain de vapeur appelé « banya » a servi à de tels usages depuis les temps anciens. C'est une façon plaisante et hautement efficace de dégager le mucus. Puisque je sais que la majorité d'entre vous ne pourrez trouver un vrai banya russe, je vais offrir d'autres options. Mais d'abord, selon moi, l'histoire du banya est intéressante et mérite d'être racontée.

Le banya russe

« La médecine, c'est bon, mais le banya est meilleur. »

— Pierre le Grand

Le banya est connu en Russie depuis l'Antiquité. L'ancien historien russe Nestor affirme qu'il existe depuis le premier siècle avant l'ère chrétienne. Dans son livre

Description du voyage d'Adam Olearius en Moscovie, l'érudit allemand Adam Olearius raconte qu'en Russie, toute ville, tout village, possède son banya. Il dit, avec grande admiration :

> « *Les Russes peuvent supporter de la vapeur extrêmement chaude. Ils s'étendent sur des bancs et demandent à d'autres personnes de fouetter et de brosser leur corps avec des fouets réchauffés fabriqués avec des brindilles de chêne. L'hiver, ils sautent dans la neige, s'en enduisent le corps, puis retournent dans le banya. Un tel changement de température brusque renforce leur corps.* »

Entre 1877 et 1911, plus de 30 documents médicaux ont été publiés, sur le pouvoir curatif du banya. Même aujourd'hui, la plupart des gens le considèrent comme une sorte de panacée.

Pierre le Grand ne jurait que par le banya. À l'époque où il vivait en Hollande, cela lui manquait tellement qu'il en a lui-même construit un. Selon lui, c'était le meilleur moyen de rester en bonne santé. Le banya n'était pas seulement une façon de se laver physiquement, il était aussi considéré comme une forme de purification énergétique. Selon la pratique en Russie, les gens se rendaient aux bains, avant d'aller à l'église. Même le tsar devait se soumettre à cette coutume.

Les invités, dès leur arrivée, étaient amenés au banya. Jamais un hôte n'adressait la parole ou ne nourrissait ses invités avant qu'ils se soient nettoyés dans le bain.

Les Russes fréquentaient également les bains après avoir eu des relations sexuelles. Le tsar et la tsarine n'étaient pas exemptés et se rendaient au banya après une nuit de passion. Dans la Russie des temps anciens, une règle très stricte était en vigueur, concernant le mariage. La veille du mariage, le futur marié allait toujours au banya. Le lendemain de la cérémonie, les nouveaux mariés s'y rendaient ensemble. Tout le monde sans exception a suivi ce règlement jusqu'au 18e siècle.

Le célèbre écrivain russe Alexandre Pouchkine a décrit le banya comme « la seconde mère des Russes », puisqu'ils y recherchaient la régénération, la chaleur et un bain.

Mais pourquoi le banya avait-il une si grande importance ? Le peuple russe croyait fermement que le banya éliminait tous leurs péchés. Il a toujours détenu une place centrale dans les maisons russes. D'ailleurs, ce n'était pas un plaisir réservé aux riches. Les ménages les plus pauvres possédaient leur bain personnel, même dans les villages les plus reculés. Dans les villes, les personnes pauvres fréquentaient le banya communautaire. Pour les Russes, le banya offrait un véritable plaisir — le repos du corps et de l'âme.

Il n'y avait pas de règles prescrites d'utilisation du banya, pas de recette universelle. Dans chaque coin du pays, dans chaque famille, la technique en usage pour la cérémonie du banya est personnelle. Il était clair que le banya devait être utilisé selon les besoins individuels de chaque famille. Il existe même un vieux dicton qui le confirme :

> *« Le meilleur banya est celui qui est préparé selon la nature de la personne qui s'apprête à y entrer. »*

La croyance des gens dans les propriétés thérapeutiques du banya n'était pas une simple superstition. Leur sagesse a été confirmée par les travaux de recherche des scientifiques de partout dans le monde. L'un des secrets magiques du banya est sa capacité d'exercer notre système de régulation thermale et d'améliorer la sécrétion des glandes sudoripares. Le récipiendaire du prix Nobel August Crog, dont le travail portait sur la circulation du sang capillaire, a découvert que lorsque nous exposions nos vaisseaux capillaires à la chaleur, nous augmentions l'équilibre énergétique dans nos organes.

D'autres chercheurs se sont aperçus que le banya (utilisé soigneusement et sous surveillance médicale) peut aider à réguler la tension artérielle, ainsi qu'à améliorer la condition des gens affligés du diabète et de problèmes rénaux et métaboliques. De plus, il est très bénéfique aux personnes souffrant de rhumatismes.

Fondamentalement, le banya est un bain à vapeur qui utilise de la chaleur humide. Il contient des pierres brûlantes appelées « kamenka ». Pour produire davantage de vapeur, il suffit de verser de l'eau sur les kamenka.

Lors de son passage dans le banya, le corps humain est soumis à une chaleur intense. C'est d'abord la peau qui est réchauffée. À mesure que le sang afflue à la peau de plus en plus, le métabolisme s'accélère, et c'est à ce moment que s'amorce une transpiration intense et que les toxines sont libérées. Une seule séance peut produire entre 500 et 1 500 grammes de sueur. Le banya russe a aussi comme conséquence de régulariser le mouvement des liquides dans le corps, ce qui, au bout du compte, sert nos objectifs de nettoyage, de renforcement et de rééquilibrage.

De plus, il a pour effet de diminuer grandement la quantité d'acide lactique dans le corps. J'ai appris que les danseurs du célèbre Ballet Bolshoi avaient construit leur propre banya pour relâcher la tension nerveuse et restaurer l'énergie, après les performances.

Le banya russe se distingue par le fait qu'il n'utilise pas seulement de la chaleur (comme les saunas occidentaux), mais aussi de l'eau froide. Vous passez du temps dans la vapeur chaude, puis vous allez directement dans une baignoire ou une douche d'eau froide. Sous le froid, les vaisseaux sanguins rétrécissent et le sang se rend au cœur par les organes internes. De l'eau froide, vous retournez au banya chaud.

Un nouveau flux sanguin s'achemine aux vaisseaux périphériques en partant du cœur. Comme l'a énoncé Igor Boutenko, le président de l'Institut Banya, en Russie, « C'est ce que nous appelons "gymnastique pour les vaisseaux sanguins". » Le bain de vapeur russe se différencie des autres types en ce qu'il comporte des étagères et des bancs de diverses hauteurs. La dernière caractéristique du banya peut paraître horrible, mais c'est absolument divin. Vous y êtes fouetté avec un fouet fabriqué à partir de branches de chêne, de bouleau ou d'eucalyptus, ou encore d'herbes (sauge ou ortie). La peau et les organes sont ainsi stimulés et, en plus, les éléments phytochimiques venant des végétaux pénètrent dans la peau. C'est encore plus merveilleux qu'un massage !

Pour tirer les plus grands bienfaits du banya, vous devez respecter strictement la séquence chaleur/froid/repos. Comme il est difficile de trouver un véritable banya russe en Occident, j'en ai adapté les principes pour usage dans un sauna. Il y a des saunas dans la plupart des centres de culture physique et des établissements de cure. Parfois, les piscines publiques en sont dotées. Dans la section Ressources, à la fin du livre, vous trouverez des adresses de sites Web fournissant de l'information sur le banya russe et ses bienfaits.

! *La vapeur et le sauna sont des cures puissantes ! Je vous conseille de consulter votre médecin, avant de recourir à ces méthodes. En général, les bains de vapeur et les saunas sont contre-indiqués pour les femmes enceintes, les personnes ayant des troubles de tension artérielle ou cardiaques, souffrant d'épilepsie, de diabète et de certains problèmes de peau. Toutefois, il est parfois possible de suivre une cure d'hydrothérapie à l'eau chaude sous surveillance médicale.*

Allez-y progressivement, jusqu'à ce que vous soyez habitué à la chaleur. En Occident, les gens semblent essayer de rester le plus longtemps possible dans le sauna ou le bain de vapeur, mais ce n'est pas la façon russe. De plus, ce n'est pas nécessaire ni efficace.

Conseils liés à l'hydrothérapie (sauna et bain de vapeur)

- Suivez un régime alimentaire végétarien le jour où vous recourez au sauna ou au bain de vapeur. Mangez votre petit-déjeuner auparavant, pour ne pas vous sentir faible. Les heures idéales sont de 9 heures à 11 heures.
- Avant d'entrer dans le sauna ou le bain de vapeur, assurez-vous que votre peau est sèche.
- Recouvrez votre tête avec une serviette pour éviter une chute de tension artérielle. N'allez jamais dans un sauna ou un bain de vapeur si vos cheveux sont mouillés.
- Assurez-vous que vos pieds sont chauds. Si vos pieds sont froids, les bienfaits seront moindres.
- Une fois à l'intérieur, assoyez-vous et détendez-vous. Prenez soin de respirer par le nez. L'air pratiquement stérile est bénéfique pour votre système respiratoire ; de plus, il aide à dégager le mucus des sinus et des poumons. Si cela est permis, versez une petite goutte d'huile essentielle de menthe poivrée (ou autre) sur les pierres. Si c'est interdit, vous pouvez en mettre une goutte sous votre nez ou quelques-unes sur votre serviette.
- Ne restez pas plus de cinq minutes. Quand vous commencez à transpirer, il est temps de sortir.
- Prenez immédiatement une douche fraîche (et non froide). N'utilisez pas de savon. Évitez de mouiller votre tête.
- Séchez-vous vigoureusement.
- Étendez-vous et reposez-vous cinq minutes. Vous devriez passer le même temps à l'intérieur et à l'extérieur du sauna.
- Retournez dans le sauna ou le bain de vapeur. Cette fois, restez-y 10 minutes (sur le banc le plus haut du sauna).
- Refaites les étapes 7 à 9, mais, cette fois, reposez-vous pendant 10 minutes et buvez beaucoup d'eau (par petites gorgées). En Russie, nous buvons beaucoup de thé à la menthe (vous pouvez vous en apporter dans un thermos). À une époque reculée, le jus de radis noir était aussi consommé, pour favoriser une détoxication profonde dans le banya. Un autre excellent mélange à consommer est fait de jus de carotte, de radis noir et de betterave (ajoutez un peu de miel). Si vous ne trouvez pas de radis noir, utilisez du radis ordinaire. Ce jus est très riche en vitamines et en minéraux, et il est important d'en recharger le corps, après avoir beaucoup sué. Note : épluchez les betteraves, coupez-les en deux et faites-les

tremper trois ou quatre heures, avant de les réduire en jus.

- Retournez dans le sauna pendant 10 minutes et reprenez la même procédure une dernière fois. Cependant, cette fois, prenez une douche plus froide et restez-y plus longtemps. Mieux encore, s'il y a un bain d'eau froide, installez-vous dedans. Cette fois, lavez tout votre corps, incluant la tête. Frictionnez-vous avec un gant en luffa.
- Reposez-vous une demi-heure. Dans un monde idéal, c'est le temps de se faire donner un massage.

Des options sans sauna

Tout le monde n'a pas facilement accès à un sauna. Si c'est votre cas, vous pouvez quand même profiter d'un bon nombre de ses bienfaits – particulièrement la libération du mucus contenu dans le corps, une étape infiniment importante de notre programme de détoxication. Quand vous vous préparez en vue d'une détoxication, vous devriez toujours recevoir quotidiennement une forme d'hydrothérapie à l'eau chaude. Si vous ne pouvez aller dans un sauna, vous pouvez alterner entre les méthodes suggérées ci-après. Toutefois, n'oubliez pas qu'avant toute forme d'hydrothérapie à l'eau chaude, vous devez d'abord procéder au brossage corporel.

Le brossage corporel

Le brossage corporel est une technique grandement efficace pour stimuler l'expulsion du mucus et le dégagement d'autres toxines qui obstruent le système lymphatique et ses ganglions. C'est une partie essentielle du programme, mais c'est aussi un outil pour entretenir la santé au quotidien. Prenez l'habitude des brossages corporels réguliers. En plus de profiter à votre système lymphatique, cela améliore votre teint.

Vous aurez besoin d'une brosse à poils naturels pour la peau (disponible en pharmacie). Travaillez toujours sur une peau sèche, avant de prendre un bain ou une douche. Effectuez de longs mouvements de balayage, toujours vers le cœur, en évitant les seins, les aisselles et toutes les parties sensibles. Ne brossez jamais là où la peau est blessée.

- Commencez par brosser la plante d'un pied. Puis remontez le long de cette jambe, à l'avant et à l'arrière, puis terminez par les fesses.
- Recommencez avec l'autre jambe.
- Travaillez vos mains et vos bras en commençant au bout des doigts. Brossez la paume et le dessus de vos mains et remontez jusqu'aux aisselles.
- Brossez vos épaules et le haut de votre dos.

- Brossez votre poitrine, en dirigeant votre mouvement vers le cœur. Les femmes ne doivent pas brosser leurs seins et leurs mamelons.
- Brossez votre cou, de haut en bas.
- Maintenant, brossez votre ventre en faisant des mouvements circulaires dans le sens des aiguilles d'une montre, ce qui aide à stimuler le côlon.
- Brossez jusqu'à ce que vous ressentiez une chaleur sur la peau, sans exagérer. Un brossage d'environ cinq minutes est idéal, mais si vous manquez de temps, une durée moindre convient aussi.
- Après le brossage, enchaînez avec l'hydrothérapie à l'eau chaude (ou si vous n'êtes pas en train de suivre le programme, prenez un bain ou une douche comme d'habitude).
- Après usage, lavez toujours votre brosse dans l'eau chaude et savonneuse.

Le séchage à la serviette et le polissage humide

Voici d'autres options, si vous ne possédez pas de brosse. Il vous faudra une serviette sèche en tissu bouclé. Il s'agit tout simplement de brosser votre peau en effectuant de petits mouvements de friction vigoureux. Comme avec la brosse, vous devez toujours procéder vers le cœur (donc, à partir des doigts aux aisselles, et des orteils à l'aine).

Si vous décidez d'utiliser cette technique avant votre bain ou votre douche, quand votre peau est sèche, vous devrez humecter la serviette. Toutefois, la méthode la plus courante consiste à appliquer une serviette sèche sur la peau mouillée, après le bain ou la douche.

Si vous préférez suivre la méthode des yogis, essayez le « polissage humide ». Il s'agit de frotter votre peau mouillée avec la paume de votre main en partant de la région du ventre, jusqu'à ce que votre corps soit séché et que vous éprouviez une sensation de chaleur.

Le brossage de la peau avec du sel

Le brossage avec du sel stimule la peau et favorise la sudation. C'est une variante merveilleuse du brossage corporel — une version améliorée.

! *Évitez cette technique si vous êtes diabétique ou si vous avez des problèmes cardiaques ou de peau.*

- Mettez 100 g de gros sel marin dans un grand récipient et versez juste assez d'eau pour constituer une pâte plutôt épaisse.
- Dans le bain ou la douche, prenez une bonne poignée de pâte et, en commençant par les pieds, frictionnez vigou-

reusement votre peau en un mouvement circulaire ou de haut en bas.

- Reprenez de la pâte au besoin pour frictionner toute votre jambe. Recommencez avec l'autre jambe.
- Frottez ensuite vos bras, des mains aux épaules.
- Massez le haut de votre dos.
- Terminez par la poitrine et le ventre. Les femmes doivent éviter les seins.
- Quand vous avez couvert tout votre corps, rincez-le à l'eau tiède et séchez-vous avec une serviette.

Différents types d'hydrothérapie à l'eau chaude

Passons maintenant en revue les options qui s'offrent à vous pour l'hydrothérapie si vous n'avez pas accès à un sauna ou à un bain de vapeur (ou si vous voulez faire changement).

Le bain de sel d'Epsom

Cette technique favorise l'élimination des toxines par la peau. Quand vous suivez le programme de détoxication, je vous recommande d'y recourir deux fois par semaine, mais pas des jours consécutifs. Même quand vous ne suivez pas le programme, il est bon de prendre ce bain à l'occasion. Prenez le bain juste avant de vous mettre au lit. Vous transpirerez durant la nuit, mais vous dormirez aussi très profondément.

! *Évitez ce bain si vous avez de l'eczéma ou si votre tension artérielle est élevée. Il est aussi déconseillé si vous avez des problèmes cardiaques, si vous êtes diabétique ou si vous vous sentez faible ou fatigué.*

- Versez 225 à 450 g de sel d'Epsom et 100 g de sel marin dans un bain d'eau chaude.
- Étendez-vous dans la baignoire et restez-y environ 20 minutes, en vous aspergeant d'eau chaude au besoin.
- Sortez de la baignoire, épongez votre corps avec une serviette et allez directement au lit. Vous voudrez peut-être vous envelopper confortablement dans une vieille serviette qui absorbera la sueur.
- Le lendemain matin, rincez votre peau et hydratez-la bien avec une lotion naturelle non parfumée.

Le bain d'aromathérapie

Prenez ce bain à la fin de la journée, juste avant de vous coucher, aussi souvent que vous le désirez.

- Remplissez le bain d'eau plutôt tiède que chaude. Choisissez une huile essentielle. En Russie, nous employons généralement de l'oliban, qui favorise la transpiration. C'est une huile extrêmement purifiante qui fera des merveilles si vous ressentez une tension, de l'anxiété ou du stress. Le bois de cèdre facilite aussi l'élimination des toxines par les membranes muqueuses ; cette huile est très appréciée en Russie. Ces deux huiles ne sont généralement pas irritantes, mais si votre peau est très sensible, vous devriez faire un test au préalable. (Appliquez une goutte sur la partie intérieure de votre bras et attendez une heure pour voir s'il se produit une réaction.)

- Ajoutez entre 5 et 10 gouttes d'huile directement dans l'eau du bain (une fois le robinet fermé) ou vous pouvez dissoudre une poignée de sel d'Epsom dans de l'eau chaude à laquelle vous ajoutez cinq gouttes d'huile essentielle et versez ce mélange dans la baignoire.
- Détendez-vous pendant 20 minutes dans ce bain.

Le sauna des yogis

Ce bain provient de la tradition ayurvédiste. Vous pouvez employer cette technique une ou deux fois par semaine.

! *Soyez très prudent, en sortant de la baignoire, car votre corps sera très glissant. Si possible, installez un tapis de caoutchouc dans la baignoire.*

- Recouvrez votre corps d'huile de ricin, de moutarde ou d'olive. Massez doucement pour la faire pénétrer. Faites couler un bain chaud (environ 40 – 45°C).
- Immergez-vous lentement dans la baignoire, en laissant votre corps s'adapter graduellement à la température de l'eau.
- Restez dans le bain entre 10 et 15 minutes.
- Rincez l'huile sous la douche ou dans la baignoire en utilisant un gant en luffa.

Chapitre Huit

LE POUVOIR NETTOYANT DE L'ARGILE

Au cours des programmes de détoxication, je vais vous demander d'utiliser un outil extraordinaire particulier, pour vous aider à vous débarrasser des toxines. En fait, il ne fait pas qu'éliminer les toxines, mais il aide aussi à alcaliniser notre corps (ce sujet sera abordé en profondeur dans la Partie VIII, Les secrets de la régénération) et à l'équilibrer. Quelle est cette supersubstance ? L'argile.

Comme nous, l'argile fait partie de la terre. Comme nous, il est en lien avec les éléments eau, soleil et air. Cette relation est encore plus profonde qu'elle en a l'air. Les scientifiques ont prouvé que l'énergie de l'argile et celle de la cellule humaine produisaient des longueurs d'ondes similaires, sinon identiques.

Imaginez que vous marchez pieds nus sur la terre. Je parie que cette pensée vous a fait sourire (comme moi). Ce n'est pas un hasard. Quand nous touchons le corps de notre planète, nous restaurons notre lien ancestral avec lui. Au fait, il a été prouvé qu'il est très profitable pour notre santé de marcher pieds nus. (Évidemment, il faut soigneusement choisir les endroits ; méfiez-vous des lieux où les gens vont promener leur chien !)

En Russie, la terre est devenue un culte — « la Mère — la Terre brute ». Une vieille coutume subsiste, selon laquelle quand nous entreprenons un long voyage, nous devons apporter avec nous une poignée de terre de notre lieu d'habitation afin de prévenir la tristesse ou la nostalgie.

En Russie, l'argile s'utilise couramment. Traditionnellement, tous nos ustensiles de cuisine étaient fabriqués en argile et l'eau est conservée dans des contenants spéciaux faits dans cette matière. Dans de tels récipients, l'eau reste froide ou fraîche très longtemps, grâce aux propriétés antibactériennes de l'argile. Il est connu depuis fort longtemps que les troupeaux de vaches choisissent de boire une eau mêlée à de l'argile même s'il y a de l'eau propre à proximité.

Nous ne sommes pas les seuls à avoir découvert les propriétés fantastiques de l'argile. Les anciens Égyptiens l'utilisaient pour la momification en raison de ses propriétés antibactériennes. Entre 1914 et 1918, l'armée française ajoutait de l'argile à la moutarde pour prévenir la dysenterie. L'argile a beaucoup été utilisée durant les deux guerres mondiales. Nous redécouvrons maintenant ses vertus, et son usage thérapeutique est appelé pélothérapie. Les scientifiques lui trouvent encore de nouvelles propriétés bienfaisantes, et ses nombreux effets incroyables n'ont pas encore tous été expliqués. Toutefois, nous en connaissons certains.

Tandis que les antibiotiques tuent les bonnes bactéries en plus des agents pathogènes, l'argile n'élimine que les microbes malsains et leurs toxines. Dans les régions nordiques de la Russie, où les habitants consomment des aliments très huileux durant l'hiver, on boit de l'eau contenant de l'argile (qu'ils appellent « cocktail terreux »), à laquelle s'agglutine le gras, afin de protéger les artères. D'un point de vue ésotérique, l'argile est dotée de magnétismes très concentrés d'énergie provenant du soleil, de l'air et de l'eau.

Le radium est le principal élément radioactif contenu dans l'argile (en quantité infime). C'est un élément très rare qui a un grand pouvoir. Plus vous exposez l'argile à la lumière du soleil, plus son pourcentage de radium augmentera. Celui-ci prévient la croissance de tumeurs, en rejetant de nos cellules tout ce qui est pourri ou fermenté. Sa radiation naturelle (et sans danger) tue les micro-organismes nocifs, qu'il s'agisse de bactéries ou de virus.

De plus, l'argile est riche en minéraux. L'argile bleue en contient plus que les fruits et les légumes. Elle régularise la croissance des cellules du corps, en les harmonisant presque aux bonnes vibrations saines. Je dis presque parce que l'argile toute seule ne peut tout accomplir. Vous devez aussi participer.

L'argile est alcaline. Comme nous le verrons plus tard, une acidité excessive peut provoquer la maladie. L'argile aide à rétablir l'équilibre du pH dans le corps et d'après certaines recherches, elle stabilise notre système électromagnétique. L'argile absorbe et lie les toxines et les poisons dans notre système digestif avant leur assimilation dans le sang. Durant son passage dans notre corps, l'argile agit comme un puissant purificateur, pratiquement comme un aspirateur. En plus de purifier le corps, il favorise le rétablissement de notre équilibre énergétique normal.

Les différentes sortes d'argile

Il existe différents types d'argile, par exemple la bleue, la blanche et la verte. Il est possible aussi que vous voyiez les appellations bentonite, montmorillonite et kaolin. L'argile bleue est ma préférée, mais elles sont toutes efficaces pour aider à nettoyer le corps.

! *Avant d'utiliser de l'argile, consultez votre médecin. Même si elle est généralement sans danger, dans certains cas (par exemple l'hypertension et la constipation) elle ne doit être employée que sous surveillance médicale. Assurez-vous aussi de ne jamais inhaler de particules d'argile.*

L'argile s'emploie de diverses façons : en compresse, en cataplasme ou en sac, elle traite efficacement les maux de tête, l'eczéma, l'acné, les contusions, les foulures et les infections bactériennes. Pour un nettoyage en profondeur et une régénération de la peau, vous pouvez en ajouter dans l'eau du bain ou l'utiliser pour les massages corporels ou les masques faciaux. Toutefois, son effet est le plus puissant lorsqu'elle est ingérée.

À l'intérieur du corps, l'argile agit comme suit :

- Elle détoxique le système digestif en repoussant à l'extérieur du corps les agents pollueurs. Elle détruit aussi les bactéries nocives et les parasites du tube digestif.
- Elle renforce le système immunitaire.
- Elle combat les radicaux libres qui endommagent les cellules et provoquent le vieillissement.
- Elle renforce et détoxique le foie.
- Elle alcalinise le corps.

Comment préparer et utiliser l'eau argileuse

En raison de ses merveilleux bienfaits, l'argile fait partie intégrante des programmes dépuratifs. Cependant, rien ne vous empêche d'en consommer de façon générale, dans le cadre d'une saine alimentation. Dans ce dernier cas, je vous suggère d'en prendre une fois par jour (avant le petit-déjeuner), pendant trois mois, puis de faire une pause.

Vous pouvez préparer l'eau argileuse à l'avance ou juste avant de la boire. C'est vous qui décidez.

La méthode de préparation à l'avance*

- Versez un litre d'eau minérale ou de source dans un contenant en verre ou en argile. (Évitez le métal.) Ajoutez 45 g d'argile, sans remuer.
- Placez le contenant à un endroit ensoleillé (un appui de fenêtre, par exemple), pendant trois ou quatre heures.
- Avant de boire l'eau, agitez-la bien avec une cuiller en plastique (pas de métal). Buvez deux verres par jour, en prenant de petites gorgées. Gardez chaque gorgée dans votre bouche durant quelques secondes.
  Le goût n'est pas désagréable, même si la texture est quelque peu étrange. Idéalement, buvez votre argile le matin, dès le réveil. Si ce n'est pas possible, prenez-la avant un repas léger (le midi ou le soir).
- Vous pouvez conserver le reste de l'eau à un endroit ensoleillé.

La méthode rapide*

Mettez 5 g d'argile dans un verre d'eau froide. Vous pouvez y ajouter un peu de miel (pas de sucre) si vous le désirez. Vous pouvez aussi ajouter l'argile à une tasse de thé à la menthe froid.

! *Ne faites jamais chauffer l'eau argileuse ; elle perdrait ses propriétés thérapeutiques. Buvez-la froide ou à la température ambiante.*

* Durant la première semaine, je vous recommande de suivre la méthode de préparation à l'avance (où l'eau n'est remuée qu'au moment de sa consommation).

Chapitre Neuf

LA TECHNIQUE DU CHANT RUSSE (ZAGOVOR)

« Pour les êtres humains, les mots agissent comme des stimulants. Voilà pourquoi ils provoquent des réactions dans le corps. »

— Ivan Petrovitch Pavlov

Ce que veut dire Pavlov, c'est que les mots, les pensées, peuvent avoir des effets profonds sur notre corps physique. Si vous ne me croyez pas, vous n'avez qu'à imaginer que vous croquez dans un citron. Que se produit-il ? Je suis prête à parier qu'à cette seule pensée, votre production de salive s'est accrue.

Les anciens guérisseurs slaves étaient connus sous le nom de « bai », un mot d'ancien russe qui se traduit par « parler ». Cela peut sembler étonnant, mais toutes les techniques de guérison ont évolué autour du pouvoir des mots. Depuis des époques très lointaines, on murmurait ou psalmodiait des formules ou des chants, pendant les séances de guérison avec des herbes ou d'autres méthodes.

La formule, ou incantation, n'est qu'une forme de suggestion psychothérapeutique, l'affirmation puissante d'une intention mise en mots. En Russie, c'est ce qu'on a appelé « zagovor » (chant). Le zagovor était toujours récité à proximité du patient, dans un murmure rythmé, ce qui amplifiait son action thérapeutique.

Le zagovor s'est de tout temps pratiqué uniquement entre deux personnes, dans un endroit tranquille. Ce chant russe s'est développé parallèlement à des types modernes de formules psychologiques élaborées scientifiquement — les suggestions et affirmations subliminales utilisées en hypnothérapie. Le zagovor est efficace, car il plaît autant à l'hémisphère gauche (responsable de l'interprétation logique de l'information) qu'au droit (siège de l'imagination et de la fantaisie) du cerveau.

Ce chant comporte donc deux aspects. Premièrement, il crée des images qui sollicitent le côté droit du cerveau. Deuxièmement, il bombarde le côté gauche du cerveau d'affirmations très puissantes. La combinaison des deux est incroyablement efficace.

Le son et l'intonation de la voix sont extrêmement importants, dans le chant. La voix doit être basse et rythmique, monotone comme celle d'un moine psalmodiant des prières. Cela produit sur l'esprit le même effet que le pendule de l'hypnotiseur : l'esprit conscient se neutralise et la personne entre dans un état d'hypnose.

Les guérisseurs slaves associaient le chant à un rituel. Par exemple, le guérisseur mesurait le corps d'une personne malade avec un fil. Puis, il nouait lentement le fil tout en psalmodiant. Le fil était ensuite placé, avec un échantillon des cheveux ou des ongles de la personne malade, au centre d'un morceau de pain (un symbole de vie et de fertilité). À l'aube, on jetait le pain dans un ruisseau ou une rivière (un symbole de purification).

Voici un autre exemple. On appelait parfois une guérisseuse auprès d'une femme dont l'accouchement se passait difficilement. Elle entrait dans la pièce en ouvrant la porte très, très lentement, tout en récitant de manière rythmée : « Ouvrir, ouvrir, ouvrir, nous voici… » Et bientôt, les pleurs du nouveau-né se faisaient entendre.

Notre cerveau et nos pensées sont tellement chaotiques qu'il peut être ardu d'accéder à une disposition d'esprit appropriée permettant de maximiser les bienfaits du zagovor. Il vous est aussi peut-être difficile de calmer votre esprit pour méditer. Si c'est le cas, vous trouverez probablement utile d'offrir à votre esprit l'occasion d'échapper à la conscience normale afin de le préparer à accéder à un état autre. À cette fin, le meilleur moyen consiste à présenter simultanément à votre cerveau deux tâches différentes. Personnellement, j'invite mes patients à imaginer que leurs mains sont froides, très froides, et que leurs pieds sont chauds, très chauds. Essayez cette méthode ; ça marche.

Le *zagovor* fonctionne parce qu'il concerne tant notre bien-être physique que psychologique. Il reconnaît que l'on ne peut guérir l'un sans l'autre et s'appuie sur le principe que nous avons tous un pouvoir sur nos maladies et nos malheurs : il s'agit de corriger l'attitude que nous entretenons envers eux. Il nous amène aussi à prendre conscience du pouvoir des mots.

Vous avez certainement déjà entendu parler du célèbre physiologiste russe Ivan Petrovitch Pavlov (d'où les chiens de Pavlov). Mais vous ne savez probablement pas que ses recherches ont démontré que les signaux (sous forme de mots écrits ou prononcés) jouaient un grand rôle dans le système humain. Ils s'inscrivent si fortement dans l'énergie mentale qu'ils provoquent un effet marqué sur le corps et les émotions.

Toutefois, le plus grand maître moderne de cette technique vous est sans doute inconnu. Il s'agit de l'étonnant et talentueux psychologue russe G. N. Sytin. Il a créé une série de chants pouvant modifier la perception d'une personne à l'égard de ses maladies et à ses problèmes. L'origine de ces chants est intéressante.

Dès l'enfance, Sytin s'est intéressé à la psychologie. Jeune homme, il a été soldat durant la Seconde Guerre mondiale. Une grenade a éclaté près de lui, et il a subi de nombreuses blessures. Son bras a été gravement touché, il a perdu la mémoire ainsi que la coordination de ses mouvements et il ne pouvait plus bouger. Il était atteint de syndrome commotionnel grave et considéré comme très handicapé. À l'hôpital, confiné à son lit, il a pris conscience qu'il pouvait soit renoncer, soit trouver la volonté de survivre. Il a choisi la seconde option, et la psychologie l'a sauvé. Le zagovor faisait partie de sa culture et il a pensé qu'il pouvait utiliser cette méthode pour se guérir. Il s'est donc mis à chanter pour lui-même divers chants en variant les tonalités et en se concentrant sur sa guérison. Il les répétait continuellement, et les résultats étaient surprenants. Graduellement, sa mémoire est revenue et ses muscles se sont remis à fonctionner. Puis, se montrant encore plus enthousiaste, plutôt que de choisir intuitivement les mots prononcés dans ses chants, Sytin a commencé à faire des choix plus délibérés pour créer ses formules verbales. Cette forme de chant a rapidement amélioré sa santé.

Fasciné par son succès, Sytin s'est senti inspiré pour élaborer d'autres chants afin de soigner d'autres états pathologiques. Il en a fait le sujet de sa thèse de doctorat en psychologie.

Sytin a réuni et étudié une énorme quantité de zagovor traditionnels russes. C'est à partir de ce recueil qu'il a compris le pouvoir du chant, en découvrant la structure sous-jacente des tonalités efficaces.

Il a ensuite créé ses propres textes linguistiques, qui, chantés, produisaient des pensées et des émotions positives. Le plus intéressant, c'était que ces sentiments positifs ne duraient pas seulement pendant le chant, mais persistaient longtemps après la fin de la séance.

Sytin a aussi mené de nombreuses études en laboratoire afin d'enregistrer et d'analyser les effets de ses chants sur l'aura humaine. Il évaluait l'impact de chaque mot sur notre système énergétique pour choisir ensuite les mots ou combinaisons de mots les plus puissants. Ses chants ont aidé une foule de personnes, et quelques études ont établi la preuve de leur efficacité. L'ancien ministre de la Santé soviétique a approuvé et encouragé l'utilisation de la méthode de Sytin dans les hôpitaux. Dans l'annexe, à la fin du livre, je propose deux chants que je considère les plus utiles dans le cadre de mon programme.

Partie Quatre

LES SECRETS DE LA DÉTOXICATION

DES PROGRAMMES DÉPURATIFS EN PROFONDEUR POUR UNE SANTÉ GLOBALE

Chapitre Dix

LA PRÉPARATION EN VUE DU PROGRAMME

Eh bien, commençons maintenant notre détoxication physique, émotionnelle et mentale. Vous devriez à présent être familiarisé avec certains des outils que nous allons utiliser. J'expliquerai clairement tout le reste au fur et à mesure. La première semaine consiste en une préparation. Celle-ci est absolument essentielle, ne soyez donc pas tenté de l'omettre. C'est une partie vitale du programme et un processus très puissant en soi. Avant de commencer, je veux d'abord vous présenter quelques conseils de sécurité et directives générales s'appliquant à la détoxication.

Quand se détoxiquer

Idéalement, il est préférable d'entreprendre ce programme au printemps. C'est un moment idéal, puisqu'à cette époque de l'année, notre corps et notre esprit sont davantage disposés à lâcher prise et à s'ouvrir – tant sur le plan physique qu'émotionnel. De plus, vous suivez le rythme de la nature. Il y a un temps pour s'accrocher et un temps pour s'abandonner. Il est sensé de se détoxiquer à un temps de l'année favorable. Mais je ne veux pas être trop sévère sur cette question. Donc, si ce n'est pas possible pour vous au printemps, vous pouvez le faire à l'été et même à l'automne. Cependant, cette saison n'est pas idéale pour la dépuration du foie, puisque cet organe est au plus faible, durant cette période. Ne pensez pas à vous détoxiquer en hiver ; cela ne convient pas et exigerait trop d'efforts de votre corps. Je trouve incroyable que tant de magazines et de journaux fassent la promotion de la détoxication comme résolution du Nouvel An. Ils font erreur. La dépuration des reins est la seule exception : en hiver, ce processus est beaucoup moins ardu.

Je vous incite fortement à détoxiquer votre système selon l'ordre que je propose : une semaine de préparation, suivie par la dépuration du côlon, celle du foie et celle des reins.

Toutefois, si vous préférez, vous pouvez procéder à la détoxication des reins séparément. (Vous devez alors reprendre la semaine de préparation.)

Quand ne pas entreprendre de détoxication

Vous devez tenir compte de certaines contre-indications, avant de vous lancer dans un tel programme. Vous ne devriez pas procéder à une détoxication si :

- vous êtes atteint du diabète ;
- vous allaitez ;
- vous souffrez de fatigue extrême ;
- vous avez une grippe ou un rhume ;
- vous êtes affligé d'une maladie aiguë ;
- vous souffrez d'un abcès ou d'un état chronique ;
- vous êtes enceinte

! *Consultez toujours votre médecin, avant d'entreprendre une détoxication. Si vous prenez des médicaments ou si vous avez certains problèmes d'ordre médical, il est possible que vous puissiez vous détoxiquer sous surveillance médicale, mais assurez-vous-en d'abord auprès de votre médecin.*

Quand vous suivez mon programme, je vous conseille de ne pas utiliser plus d'une fois une technique avancée. Par exemple, si vous choisissez la méthode dépurative avancée pour le côlon, optez pour un des autres moyens suggérés pour le foie.

Les effets secondaires de la détoxication

Il serait malhonnête de ma part de ne pas vous avertir que tout programme de détoxication, incluant le mien, comporte des effets secondaires. Je ne veux pas vous apeurer, mais plutôt vous rassurer. Ainsi, vous saurez que tout va bien, même si votre corps a certaines réactions. Voici les effets secondaires les plus courants auxquels vous pouvez vous attendre :

- Des maux de tête : en général, ils sont dus au manque de caféine, puisque vous devez renoncer au café, au thé, aux boissons gazeuses et au chocolat.
- Des lésions cutanées.
- Un changement dans les selles.
- De la fatigue.
- Des changements d'humeur.

Ce dernier point vous surprend peut-être. N'oubliez pas que la détoxication n'affecte pas que l'aspect physique, mais également le mental et les émotions. D'anciennes émotions, des souvenirs négatifs, peuvent remonter en surface, lorsque nous nous débarrassons des toxines du corps. De plus, nous travaillons directement sur nos émotions ; ne vous étonnez donc pas si vous remarquez que votre humeur fluctue.

Il peut être très utile de tenir un journal, pendant la détoxication ; mettre vos émotions par écrit est un bon moyen de faire un suivi.

Une personne en bonne santé a un bon instinct et s'acclimate facilement à son environnement. Pour savoir à quel point vous êtes en bonne santé, demandez-vous s'il vous est facile (ou difficile) de vous adapter au monde extérieur. Si vous êtes bien équilibré, vous serez beaucoup moins susceptible de vous sentir dépassé par les événements ou déstabilisé par des phénomènes tels que le mauvais temps, un regard étrange ou un commis désobligeant, par exemple. Vous serez simplement moins préoccupé par les tracas quotidiens — à mesure que l'énergie autour de vous se transforme, vous vous transformez avec elle. Ne vous inquiétez pas si vous constatez que vous ne vous adaptez pas facilement. Une fois que vous aurez terminé cette détoxication, vous remarquerez sans doute une grande différence.

Si vous n'avez jamais réussi à suivre une détoxication ou craignez d'échouer

Certaines personnes ne peuvent tout simplement pas envisager d'entreprendre un programme de santé, parce qu'elles sont tellement prises par le passé qu'elles sont incapables de voir l'avenir. De plus, bien des gens mènent leur vie en faisant confiance au futur ; ils croient qu'un jour, les choses vont changer comme par magie. Entre-temps, ils ne font que survivre jour après jour. Je pense que la guérison ne peut survenir que lorsque votre conscience est ancrée dans le présent.

Si vous trouvez difficile de vous engager dans un tel programme — et je sais que c'est le cas de bon nombre d'entre nous —, je vous propose une technique à mettre en pratique au préalable. Il s'agit d'une pratique de yoga traditionnelle qui consiste à respirer d'une seule narine en alternance et qui vous lie immédiatement au sushumna, le canal d'énergie central du présent.

- Revêtez des vêtements amples et assoyez-vous, le droit bien droit, les jambes non croisées.

- Appuyez votre pouce droit contre votre narine droite et expirez par la narine gauche.
- Inspirez par la narine gauche en comptant jusqu'à 4.
- Bouchez votre narine gauche avec votre petit doigt et votre annulaire, votre index et votre majeur reposant sur la voûte du nez et pressant la partie qui se trouve entre vos sourcils. Retenez votre souffle en comptant jusqu'à 16.
- Dégagez votre narine droite et expirez. Tentez de vider complètement l'air de vos poumons en comptant jusqu'à 4.
- Inspirez par la narine droite en comptant jusqu'à 4, puis bouchez-la. Gardez les deux narines fermées en comptant jusqu'à 16.
- Dégagez votre narine gauche et expirez en comptant jusqu'à 8.
- Répétez les étapes précédentes au moins 10 fois : inspirez en comptant jusqu'à 4, retenez votre souffle en comptant jusqu'à 16 et expirez en comptant jusqu'à 8.
- Cessez si vous éprouvez des étourdissements.

Première semaine : la préparation

La période de préparation comporte sept éléments vitaux. Chaque jour, sept jours durant, vous devrez mettre en pratique ce qui suit :

1. Le régime alimentaire
2. L'hydrothérapie à l'eau chaude et le brossage corporel
3. L'eau argileuse
4. L'exercice d'énergie : épurer l'énergie de la crainte de l'avenir
5. L'habillement
6. L'exercice du « sourire intérieur »
7. Une méditation : le chant *Un mode de vie sain* (voir l'annexe)

Voyons maintenant chacun en détail.

Le régime alimentaire

Le but du régime alimentaire durant la semaine de préparation est de dégager le mucus du corps. Il contient également des aliments qui ne font subir aucun stress toxique supplémentaire aux organes et systèmes principaux. Il est facile à suivre et propose de nombreux choix. En voici les principales règles :

- Mangez biologique. S'il vous est difficile de trouver des fournisseurs d'aliments bio, lisez le chapitre 24, Le régime de régénération, dans la partie VIII du livre, pour apprendre comment dépolluer les aliments.

- Essayez d'obtenir la majorité de vos protéines à partir des grains (surtout les grains germés, qui produisent beaucoup moins de mucus), des noix, des graines et des légumineuses.
- Consommez des poissons d'eau profonde comme source supplémentaire de protéines. Ils sont moins susceptibles d'être contaminés par des déchets industriels toxiques et des métaux lourds. Toutefois, évitez le hareng, le maquereau et le thon, qui risquent particulièrement d'être pollués par des métaux lourds. On fait souvent absorber aux saumons de culture des couleurs artificielles afin de rendre leur chair plus rose — ils sont donc aussi à éviter. Le saumon sauvage est permis.
- Mangez beaucoup de fruits et de légumes crus.
- Consommez beaucoup de fibres. Les légumineuses germées, le chou, les carottes et le millet sont de bonnes sources de fibres.
- Buvez beaucoup d'eau. Si vous consommez de l'eau embouteillée, choisissez une marque qui utilise des contenants en verre plutôt qu'en plastique, car les bactéries se multiplient plus rapidement dans ces derniers. Conservez-la au réfrigérateur et buvez-la préférablement le jour même où la bouteille a été ouverte. Abstenez-vous de boire de l'eau pétillante, car elle produit un surplus de gaz.
- Tenez-vous-en aux huiles pressées à froid, pour les vinaigrettes et les grains. Pour cuisiner, n'utilisez que de l'huile d'olive pressée à froid.
- Évitez les produits contenant de nombreux agents de conservation. Visez à exclure complètement tous les aliments transformés ainsi que ceux qui contiennent des colorants, des aromatisants et des édulcorants artificiels.
- Évitez les aliments qui produisent du mucus.
    - Les produits laitiers sont ceux qui produisent le plus de mucus. Ils incluent, en plus du lait, le beurre, le fromage, le yogourt, etc. Les produits dérivés du lait de chèvre et de brebis ont moins de mucus, mais votre consommation de ceux-ci devrait être réduite au minimum.
    - La viande rouge, la volaille et les œufs.
    - Parmi les aliments d'origine végétale, les fèves de soya produisent le plus de mucus. De nombreuses personnes remplacent le lait d'origine animale par le lait de soya, pour réduire le mucus. C'est une erreur. Utilisez plutôt le lait d'avoine ou de riz.

- Abstenez-vous de consommer de grandes quantités de sucre, surtout raffiné. Remplacez-le par du sirop d'érable, du jus de pomme concentré, du sirop de dattes ou du miel. S'il vous arrive d'avoir de fortes envies de sucre — ou d'aliments aigres — essayez ceci : le matin, nettoyez votre langue en la grattant délicatement en surface avec une petite cuiller.
- Diminuez votre consommation de sel. Dans les régions les plus à l'est de la Russie, il y a beaucoup d'algues — appelées « choux de mer ». Consommées sèches, elles sont très bénéfiques pour le corps en tant que substitut de sel et fournisseur d'iode, un stimulant du métabolisme. Vous pouvez aussi utiliser l'un des nombreux types d'algues japonaises, en vente dans les boutiques d'aliments naturels.
- Bannissez l'alcool, le thé et le café. Aucun stimulant ! Vous pouvez boire des tisanes à volonté, ou essayez les recettes suggérées dans l'encadré de la page suivante.
- Ne mangez pas, durant la soirée. Prenez votre repas au moins deux ou trois heures avant de vous coucher. Si vous songez à prendre une collation, coupez court à vos pensées !

Le jus de raifort pour nettoyer le corps du surplus de mucus

Vous avez sans doute remarqué que je vous demande d'éviter les aliments qui produisent du mucus. C'est très important. Il existe aussi un mélange de raifort râpé et de jus de citron qui favorise grandement l'élimination du mucus dans les parties du corps où il a tendance à s'accumuler (le tube digestif, les sinus, la gorge, le système respiratoire). De plus, il a un excellent effet diurétique. Buvez ce mélange avant les repas du matin et du soir.

POUR REMPLACER LE THÉ ET LE CAFÉ

Boisson épicée

quatre grains de cardamome
quatre grains de poivre noir
trois clous de girofle
gingembre frais (au goût)
cannelle (au goût)

Moudre tous les ingrédients. Les placer dans une casserole et y verser 300 ml d'eau. Faire bouillir pendant 20 minutes. Avant d'éteindre le feu, ajouter (si désiré) une pincée de thé vert. Il est permis d'ajouter un peu de miel au moment de boire.

- Vous pouvez aussi faire tremper des fruits séchés dans de l'eau chaude. Ajoutez du miel au goût pour obtenir une boisson chaude et sucrée, apaisante.

- Essayez les diverses sortes de tisanes en vente sur le marché, entre autres celles faites à partir de feuilles, de fruits et de baies. Attention : n'ajoutez pas de sucre !

- Vous pouvez aussi boire à volonté la merveilleuse boisson russe appelée « sbitin » (voir la page 243).

- Vous aurez besoin de 150 g de raifort râpé et du jus de trois citrons.
- Mélangez les ingrédients jusqu'à obtention de la consistance du yogourt ferme (comme le yogourt grec).
- Deux fois par jour, avant les repas du matin et du soir, consommez 2,5 ml de ce mélange. Réfrigérez le restant dans un contenant en verre bien fermé.

L'hydrothérapie à l'eau chaude et le brossage corporel

Vous vous souvenez certainement d'avoir appris, au chapitre 7, que l'hydrothérapie à l'eau chaude aide à dégager le mucus. C'est donc une partie essentielle de notre préparation. Idéalement, j'aimerais que vous vous adonniez tous les jours à une certaine forme d'hydrothérapie. Si vous habitez à proximité d'un sauna ou d'un bain de vapeur, c'est merveilleux. Sinon, recourez aux options pour la maison offertes au chapitre 7. Si cela est possible, faites l'effort de vous rendre au moins une fois à un établissement de bains de vapeur, durant votre semaine de préparation, puisque c'est vraiment efficace pour dégager le mucus.

N'oubliez pas qu'avant l'hydrothérapie, vous devez effectuer un brossage corporel de 5 minutes. Suivez n'importe laquelle des techniques suggérées au chapitre 7. Ne soyez pas tenté de passer outre cette étape : souvenez-vous qu'il s'agit d'une méthode grandement efficace pour favoriser l'expulsion du mucus et pour dégager d'autres matières toxiques qui obstruent le système et les ganglions lymphatiques. C'est une étape essentielle du programme.

L'eau argileuse

L'argile joue un rôle important dans notre programme de dépuration. Comme je l'ai mentionné précédemment, elle absorbe les toxines, stabilise le système électromagnétique et rétablit l'équilibre du pH du corps. Vous devez la boire tôt le matin, avant de prendre votre petit-déjeuner. Il est possible de préparer l'eau argileuse à l'avance ou juste avant de la boire – vous décidez. Les directives se trouvent aux pages 77-78.

L'exercice d'énergie : épurer l'énergie de la crainte de l'avenir

En tant que praticienne, je vois les énormes bienfaits de combiner le travail physique à la guérison émotionnelle. Ainsi, chaque semaine, durant la détoxication, nous effectuerons un exercice d'énergie différent, des méditations qui nous aideront à libérer les émotions toxiques. Nous commencerons par une méditation pour épurer l'énergie de la crainte de l'avenir.

Lorsque vous préparez votre corps à se débarrasser du mucus et des toxines, vous devez, vous aussi, vous préparer, sur les plans émotionnel et mental, à vous ouvrir davantage.

Il est nécessaire de vous ouvrir à l'avenir, à ce qu'il vous apportera. Il est important que vous soyez capable d'élargir votre vision, d'accepter de nouvelles recettes et conseils inédits. Si vous craignez l'avenir, vous aurez tendance à rester coincé dans vos vieilles habitudes ; l'anxiété vous paralysera. Vous ne pourrez jouir de la vie dans le présent, parce que toute votre énergie sera tirée vers l'avant, paniquant à propos de ce qui ne s'est pas encore produit et qui pourrait très bien, d'ailleurs, ne jamais arriver.

Cette méditation vous libère de cette anxiété et vous permet de créer de l'espace pour du nouveau. Elle vous incite à modifier votre vie pour adopter un nouveau modèle. Vous vous souvenez sans doute que les couleurs affectent nos chakras — une couleur trop présente ou insuffisante peut provoquer un déséquilibre. L'énergie de la crainte du futur se manifeste par un excès de bleu, et c'est pourquoi nous utilisons cette couleur dans le cadre de cette technique.

La visualisation s'accompagne d'une action physique (la torsion d'une serviette), afin de solliciter les deux hémisphères du cerveau, ce qui augmente l'efficacité de l'exercice. De plus, la torsion est un geste tangible, et je trouve que c'est très utile pour les gens modernes qui aiment l'action.

Cette semaine, vous devez effectuer cet exercice tous les jours. Le moment importe peu, mais assurez-vous que votre environnement est paisible, afin que vous puissiez y accorder toute votre attention. De nombreuses personnes aiment faire cet exercice le soir. La pièce doit être bien aérée, et vous devriez laisser une fenêtre ouverte au moins une demi-heure avant de commencer l'exercice.

Respirez librement et normalement durant tout l'exercice. Ne forcez pas votre respiration. Il vous faudra un grand récipient et une serviette en coton.

- Mouillez la serviette à fond et placez-la dans le récipient. Assoyez-vous sur une chaise à dossier droit, les jambes écartées pour que vos pieds soient à la largeur de vos épaules. Posez le récipient entre vos pieds. Votre dos doit être légèrement arrondi et votre ventre, quelque peu rentré (comme si vous vouliez amener votre nombril à votre colonne).
- Étendez les bras droit devant vous, paumes vers le haut. Laissez un espace de 10 cm entre vos mains. Disposez la serviette sur vos doigts ; imaginez qu'elle est d'un bleu nuit pur.

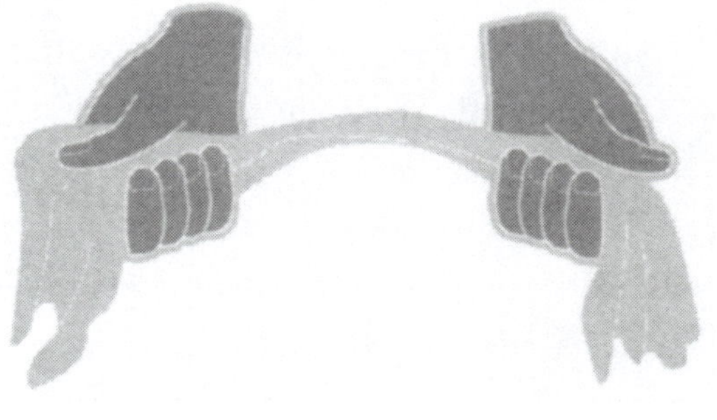

- Concentrez-vous sur l'espace entre vos poignets. Respirez profondément par le nez et retenez votre souffle quelques secondes. Puis, détendez-vous ; expirez en tordant la serviette. Tout en exprimant l'eau de la serviette (action physique), imaginez que vous en faites aussi sortir chaque touche de bleu (activité mentale).
- Prenez une autre respiration profonde. Retenez votre souffle, puis expirez en éjectant davantage de bleu de la serviette.
- Videz le récipient et reprenez l'exercice. Cette fois, imaginez que vous évacuez de la serviette un orange vif. En essorant la serviette, produisez un son doux et continu en prononçant « L-1-1-1 ». Pour ceux d'entre vous qui connaissent le solfège, je précise que ce son devrait être du même ton que la note sol.
- À ce stade, concentrez-vous sur la sensation de libération de toute crainte quant à l'avenir. Tentez de fixer cette sensation dans votre mémoire.

Le régime alimentaire auquel vous vous soumettez durant cette semaine préparatoire vous aidera également à vous libérer de votre anxiété. Certains aliments ont la réputation d'accroître l'anxiété, en particulier le café, le thé et les autres produits contenant de la caféine, tels que le chocolat et les boissons gazeuses. Il en est de même pour le sucre ; il est donc important de s'en priver. N'oubliez pas qu'il s'agit souvent d'un ingrédient caché dans de nombreuses (très nombreuses) denrées. Les produits susmentionnés vous amènent à vous sentir constamment fatigué et profondément insatisfait de vous-même.

L'habillement

Pour vous faciliter la tâche, cette semaine, je vous recommande d'ajouter quelques accessoires orange à votre garde-robe — un fichu, une cravate, une ceinture, un châle. La couleur orange stimule tout un éventail de sentiments positifs — la joie, le bonheur et l'inspiration.

L'exercice du « sourire intérieur »

Voici l'un de mes exercices favoris. En acquérant ce « sourire intérieur » et en vous y reliant le plus souvent possible, vous aiderez vraiment à alléger votre corps astral, celui des émotions. L'explication en est simple. Quand vous riez ou souriez (que ce soit extérieurement ou intérieurement), vous devenez beaucoup moins exposé aux forces des émotions et des énergies négatives. Quand vous souriez facilement et souvent, non seulement vos vibrations astrales s'allègent, mais votre aura devient aussi mieux protégée. Voici un exercice de méditation simple pour y parvenir. C'est une excellente façon d'entreprendre une journée. Effectuez cet exercice étendu dans votre lit, en vous réveillant le matin.

- Au réveil, installez-vous sur le dos, bras et jambes étendues et détendues.
- Respirez profondément et expirez lentement en expulsant de votre corps l'air vicié. Répétez trois fois.
- Maintenant, bougez les orteils de votre pied droit à quelques reprises — votre gros orteil se soulève légèrement, tandis que les autres orteils se courbent un peu vers le bas. Reprenez avec le pied gauche.
- Remuez ensuite les doigts et les mains. Saisissez le bout de votre pouce gauche et secouez-le doucement. Reprenez avec le pouce droit.
- Souriez — célébrez ce matin et cette journée, confortablement dans votre lit !
- Respirez profondément : remplissez complètement vos poumons d'air et laissez-le parvenir jusqu'à votre ventre. Retenez votre respiration quelques secondes et expirez lentement — à partir de votre ventre, puis de vos poumons.
- Faites une courte pause et respirez à fond encore une fois. Jusqu'à maintenant, vous devriez avoir consacré deux minutes à cet exercice.
- Continuez les respirations profondes, mais au lieu de retenir votre souffle, souriez. Inspirez, faites une pause et souriez, puis expirez. Quand vous souriez, le mouvement délicat devrait produire de petites rides autour de vos yeux.
- Souriez maintenant largement et sincèrement. Vos yeux devraient être détendus. (Imaginez que vous admirez un ciel rempli d'étoiles.)
- Continuez de sourire et visualisez la couleur rose.
- Inspirez très profondément de façon que cette couleur se répande dans vos poumons et tout votre corps.
- Le rose est l'énergie de l'amour, qui se déploie dans tout votre être. Chaque cellule de votre corps irradie la couleur rose.
- N'oubliez pas de garder votre sourire ! Toujours en souriant, dites-vous : « Je ne regrette pas ce que j'ai perdu. La voie du futur est libre. Je suis une nouvelle personne libérée. » Répétez-le entre 5 et 10 fois, de manière convaincue et avec entrain.

C'est une agréable méditation, et plus souvent vous vous y adonnez, plus vous en remarquerez les bienfaits. C'est un aspect primordial de votre semaine de préparation, mais vous pouvez aussi vous en servir durant tout le programme afin d'en retirer les meilleurs résultats possible.

Une méditation : le chant *Un mode de vie sain*

Vous devez pratiquer chaque jour le chant intitulé *Un mode de vie sain*. Il se trouve à l'annexe du livre. Vous êtes libre de choisir le moment de la journée que vous voulez, pour cette méditation chantée. De nombreuses personnes aiment la pratiquer le soir, après le travail. Toutefois, si vous l'enregistrez, vous pouvez la faire n'importe quand durant la journée : en route pour le travail, à votre heure de déjeuner, au lit.

VOTRE HORAIRE QUOTIDIEN DURANT LA SEMAINE DE PRÉPARATION

Peut-être avez-vous l'impression d'avoir beaucoup de travail, mais ce ne sera vraiment pas très ardu ! Une journée normale devrait se dérouler comme suit :

- Réveil : exercice du « sourire intérieur » au lit, puis absorption de l'eau argileuse
- Brossage corporel avant la douche ou l'hydrothérapie à l'eau chade
- Petit-déjeuner : mélange anti-mucus au raifort, puis repas
- En route pour le travail : méditation (chant *Un mode de vie sain*)
- Repas du midi
- Repas du soir : mélange anti-mucus au raifort, puis repas
- Exercice d'énergie : épurer l'énergie de la crainte de l'avenir
- Hydrothérapie à l'eau chaude (si non effectuée le matin).

Chapitre Onze

LE PROGRAMME DÉPURATIF DU CÔLON

Cette deuxième phase du programme dure, elle aussi, une semaine. Maintenant que vous avez préparé votre corps, votre esprit et vos émotions au succès, vous pouvez passer à ce nettoyage en profondeur. Avez-vous vraiment besoin de nettoyer votre côlon ? Oui, oui et oui. Tout le monde bénéficie de ce nettoyage ; selon mon expérience, très peu de gens n'ont pas le côlon congestionné.

Vous ne pouvez vous attendre à être bien si le principal organe responsable de débarrasser le corps des déchets toxiques fonctionne à moitié. Quand le côlon devient irrité à cause du régime alimentaire, du stress, des médicaments, des agents chimiques et d'autres substances, il tente de se protéger en produisant davantage de mucus. Ce mucus se lie à tout aliment transformé raffiné non digéré et s'accumule sur les parois de l'intestin, formant une épaisse couche de matières fécales durcies. En plus de rétrécir le passage du côlon, cela crée un environnement idéal pour le développement des micro-organismes pathologiques. Même si vous allez à la selle régulièrement, ce n'est pas une garantie que vous échappez à ce problème.

La dépuration du côlon est la première étape vitale de mon programme. Je ne peux imaginer qu'un renouvellement puisse se produire si le côlon est intoxiqué et congestionné.

Pendant la dépuration du côlon, notre but est de réguler les processus suivants :

- Le nettoyage du côlon
- Le mouvement péristaltique

* La restauration de la flore intestinale (bonnes bactéries)

Cela nous permettra d'éliminer la source principale de toxines dans le corps et, en conséquence, de libérer les autres systèmes de purification.

Programme de la deuxième semaine : la dépuration du côlon

Une fois de plus, votre routine quotidienne devra intégrer plusieurs éléments. Les trois premiers sont les mêmes que nous avons utilisés durant la première semaine qui vient de se terminer. Récapitulons brièvement.

Le régime alimentaire

Poursuivez le régime alimentaire que vous avez suivi durant la semaine de préparation. Rajustez-le au besoin, en vue d'un équilibre optimal. Je vais aussi vous présenter quelques recettes idéales pour le petit-déjeuner adaptées à cette étape du programme. N'oubliez pas que durant la détoxication, vous devez boire au moins 2 litres d'eau par jour. Ne prenez jamais l'eau avec de la nourriture. Il est préférable de la boire une demi-heure avant les repas ou deux heures après, afin de prévenir l'interférence avec les sucs gastriques.

L'eau argileuse

Tout comme vous l'avez fait dans la semaine préparatoire, vous boirez de l'eau argileuse au début de chaque journée.

L'hydrothérapie à l'eau chaude et le brossage corporel

Continuez d'inclure ces techniques, comme durant la semaine de préparation.

Les trois aspects suivants vous sont aussi familiers. Il s'agit d'un exercice d'énergie, de l'habillement et d'une méditation (chant). Cependant, cette semaine, nous intégrerons quelques variantes. Voyons de quoi il s'agit.

L'exercice d'énergie : épurer l'énergie du passé

Comme durant la semaine préparatoire, vous travaillerez sur vos émotions ainsi que sur votre corps. Cette fois, nous nous activerons à épurer l'énergie du passé. Tandis que vous nettoierez votre côlon, je vous invite à effectuer cet exercice tous les jours. De la même façon que vous commencez à libérer votre côlon des déchets qui s'y sont agglutinés, il est important que vous vous débarrassiez des émotions négatives fixées à votre âme.

Bon nombre d'entre nous passent notre vie à nous raccrocher à nos blessures et souffrances passées. D'après mon expérience, les personnes souffrant de constipation ont effectivement tendance à retenir le passé. Ce faisant, elles sont fortement coincées dans le passé et complètement incapables d'aller de l'avant.

Afin de commencer à épurer l'énergie du passé, vous devez abandonner les blessures et les rancunes du passé. Immédiatement ! Les techniques que je propose ici sont très efficaces. Elles ont aidé de nombreuses personnes. Je vous incite donc à leur prêter une attention spéciale et à les essayer. Vous serez probablement surpris des résultats.

Si une personne vous dérange ou vous a déjà importuné, suivez les conseils suivants :

- Rappelez-vous une personne qui vous dérange ou qui vous a importuné dans le passé. Imaginez-la clairement et en détail dans votre esprit. À quoi ressemble-telle ? Voyez son visage, son corps ; remarquez son langage corporel. Entendez sa voix et ses intonations.
- Dès que l'image de cette personne est claire dans votre esprit, imaginez-la (même si cela est très difficile) heureuse et souriante. Un événement heureux lui est arrivé : quelque chose qu'elle attendait ou tentait de réaliser. Elle est vraiment heureuse. Efforcez-vous de conserver cette image durant une ou deux minutes.
- Dans votre esprit, tracez un cercle rose, un cercle d'amour, autour de cette personne. Maintenant, très lentement et doucement, brisez ce cercle afin de dissoudre l'image de la personne. Ce faisant, vous devez vous efforcer de sentir non seulement la libération de l'énergie du passé qui vous rattache à cette personne, mais aussi le bonheur de l'avoir vue remplie de joie. Retenez ces sensations et fixez-les dans votre mémoire.
- Il peut arriver que vous vous retrouviez dans des lieux où cette personne vit ou travaille et que des sentiments désagréables s'emparent de vous. Ne vous inquiétez pas. Souriez tout simplement et rappelez-vous les sensations que vous avez éprouvées quand vous avez brisé le cercle rose. Dites-vous : « Je ne ressens rien. Je te pardonne. Tu es libéré. »

Inversement, si vous savez que vous avez déjà offensé quelqu'un, vous devez lui demander pardon – à haute voix – du fond de votre cœur. Dites :

- « (nom de la personne), je te demande pardon de t'avoir blessé. »

- « Je me demande de me pardonner de m'être permis de blesser (nom de la personne). Je me pardonne. »
- « Je me demande de me pardonner de m'être mal comporté envers (nom de la personne), ce qui a fait du tort à ma santé. »
- « Je me demande de me pardonner d'avoir fait naître des rancunes et de m'être raccroché au passé.Je me pardonne. »
- « Je demande à mon corps de me pardonner de lui avoir causé du tort en me comportant de manière irresponsable. »

L'habillement

Cette semaine, tentez d'introduire quelques touches de rouge dans votre habillement. Vous n'avez pas à revêtir des vêtements rouges des pieds à la tête ; ajoutez simplement un foulard, quelques bijoux, un châle ou une cravate.

Une méditation : le chant *Un esprit sain*

Cette semaine, nous utiliserons le chant *Un esprit sain* (voir l'annexe). C'est un très long chant, mais ne vous découragez pas. Parfois, il n'y a pas de solution courte et facile. Pensez-y : cela vous a pris toute une vie pour accumuler vos modèles malsains, il est donc logique que vous ne puissiez les faire disparaître en une seule phrase. Je vous rappelle que le meilleur moyen d'apprendre ce chant puissant consiste à l'enregistrer et à l'écouter au moment de la journée qui vous convient. N'oubliez pas d'adopter un rythme monotone. Encore une fois, certaines formulations vous paraîtront peut-être étranges, mais accordez-vous la permission de les accepter telles quelles.

À ces éléments familiers s'ajouteront quelques techniques puissantes pour purifier le côlon. Je vous les présente ici même.

Une recette de détoxication russe

Voici une autre recette très efficace. Cette semaine, avant chaque repas, vous devrez prendre 15 ml de ce mélange.

- Tranchez trois citrons en morceaux (avec la pelure).
- Ajoutez le citron à trois gousses d'ail finement hachées et à 45 ml de miel. Mélangez tous les ingrédients à 3 litres d'eau bouillie, refroidie.
- Laissez le mélange infuser pendant trois jours dans un contenant en verre muni d'un couvercle. Il est maintenant prêt à être consommé.

Petit-déjeuner au son de blé

Pour le petit-déjeuner, je recommande le son de blé, car il a un puissant effet dépuratif sur le système digestif.

La propriété la plus importante du son de blé est celle de retenir l'eau. Un gramme de son de blé peut absorber jusqu'à cinq grammes d'eau. La présence d'infimes fibres de son dans le système digestif favorise le ramollissement et le dégagement des matières fécales, accélérant ainsi leur parcours dans le côlon.

Peu de temps après le désastre nucléaire de Tchernobyl, on a intégré au régime alimentaire quotidien des sauveteurs de 20 à 30 grammes de son de blé, ce qui a considérablement réduit l'absorption de radicaux libres dans le circuit sanguin à partir du système digestif. C'est une autre qualité valable du son : il nettoie le sang et élimine les radicaux libres.

Recette avec son de blé pour le petit-déjeuner

- Toute une nuit, faites tremper 30 g de son de blé de bonne qualité dans juste assez d'eau pour le couvrir. Je vous suggère d'ajouter des abricots (non sulfurés) ou des pruneaux séchés, des raisins secs et/ou quelques grains d'avoine.
- Si vous le voulez, ajoutez aussi quelques noix, le lendemain matin. Voilà, c'est prêt !

Exercices dépuratifs pour le côlon

Je vous invite à effectuer certains exercices tous les jours, avant le petit-déjeuner, qui stimuleront les mouvements péristaltiques du côlon. Efforcez-vous de bien respecter la technique décrite, lorsque vous faites ces exercices, afin d'éviter de faire subir une tension trop forte à votre cou ou votre dos. Effectuez-les lentement et très soigneusement ; ce n'est pas une compétition !

Flexion genou au coude opposé

- Étendez-vous sur le dos et soutenez légèrement votre cou avec les pouces et les index. Fixez le plafond en maintenant un angle de 45 degrés entre votre menton et votre clavicule.
- Rentrez votre ventre, comme si votre nombril allait rejoindre votre colonne. Soulevez les muscles du plancher pelvien et serrez-les.
- Inspirez. Puis, expirez en repliant le genou droit sur votre poitrine de manière qu'il touche votre coude gauche.
- Inspirez en relâchant la posture et en reprenant votre position originale.
- Reprenez avec le genou et le coude opposés.
- Répétez au moins 12 fois.

Flexion genoux aux coudes

- Étendez-vous sur le dos et soutenez légèrement votre cou avec les pouces et les index, comme à l'exercice précédent.
- Encore une fois, rentrez le ventre, nombril vers la colonne, et soulevez votre plancher pelvien. Inspirez. Expirez et ramenez les deux genoux aux coudes. Cela s'apparente quelque peu à un bon vieux redressement assis, mais effectué plus lentement et en toute maîtrise de vos mouvements. N'oubliez pas de continuer à regarder vers le haut en tout temps, afin de ne pas forcer votre cou.
- Gardez la posture entre trois et six secondes. Inspirez en reprenant lentement et consciemment votre position de départ.
- Répétez au moins 12 fois. Assurez-vous de coordonner votre respiration à vos mouvements.

Genou au sol, côté opposé

- Étendez-vous, les bras le long du corps.
- Levez le genou gauche à un angle de 90 degrés en inspirant.
- Les épaules reposant bien à plat, effectuez une torsion au niveau de la hanche pour amener votre jambe du côté droit en expirant. Gardez la posture trois secondes.
- Inspirez en ramenant votre jambe vers le haut.
- Expirez en reprenant lentement votre position originale.
- Reprenez avec l'autre jambe.
- Répétez au moins 12 fois.

La bicyclette

La bicyclette est un autre bon exercice. Vos cuisses créent une pression alternante sur le côlon ascendant et le côlon descendant, produisant ainsi l'effet d'un massage.

Le nettoyage en profondeur du côlon

Vous disposez essentiellement de deux méthodes pour aider en douceur votre côlon à éliminer le mucus et les matières fécales qui s'y sont accumulés. La première consiste en une recette russe traditionnelle faisant appel à plusieurs laxatifs bien connus. La seconde emploie le psyllium. Des recherches ont démontré que le psyllium se lie aux toxines et au mucus qui adhèrent aux parois du côlon et les déloge. Le psyllium est une poudre faite à partir de graines de plantain écrasées. Mélangé à de l'eau ou à du jus, il gonfle et devient plus lourd. Cela améliore les mouvements péristaltiques sans produire trop de matières inassimilables et sans trop dilater le côlon. La balle est plus efficace que la graine elle-même.

Première méthode : recette laxative russe

Tous les jours, cette semaine, avant de vous mettre au lit, prenez 15 ml du mélange suivant :

- 100 g de chacun de ces ingrédients : abricots, pruneaux et raisins secs finement hachés
- 70 g de miel (biologique, de préférence)
- 30 g de noix de Grenoble hachées
- 100 g de séné séché

Mêlez ces ingrédients à de l'eau tiède si vous préférez. Vous pouvez conserver le reste dans un contenant en verre hermétiquement fermé.

Seconde méthode : psyllium

Mettez 5 g de psyllium (en vente dans les boutiques d'aliments naturels) dans un verre de jus de fruits dilué, et avalez immédiatement, avant que le mélange épaississe. Buvez ensuite un grand verre d'eau. Si vous n'en aimez pas le goût, vous pouvez vous procurer du psyllium en capsules. Respectez les indications sur le contenant.

Méthode dépurative avancée pour le côlon

En Russie, le lavement est le moyen le plus courant de nettoyer le côlon. Certaines personnes sont dégoûtées à l'idée de subir un lavement ; pourtant, l'accumulation de déchets pourrissant à l'intérieur de leur corps ne les dégoûte aucunement. De nos jours, en Occident, de nombreuses cliniques offrent l'hydrothérapie (ou irrigation) du côlon, une manière rapide et efficace de ramollir les matières fécales durcies et de rejeter les toxines. C'est une méthode très utile dans le cadre d'une détoxication rigoureuse comme mon programme.

Voici comment cela se déroule. Un tube en plastique stérile est inséré dans le rectum, et le côlon est irrigué avec de l'eau filtrée. L'eau s'écoule par un tube d'évacuation, entraînant avec elle les déchets et le mucus accumulés depuis des années, probablement. Ce procédé s'effectue en toute discrétion et n'est pas du tout douloureux.

Si vous choisissez cette méthode, suivez les directives de votre praticien.

Vous pouvez également en adapter une version à la maison, grâce à une trousse pour lavement. C'est un moyen efficace de déloger les toxines, mais, généralement, l'eau n'atteint que le sigmoïde et le côlon descendant. Ce nettoyage n'est donc pas aussi intense et profond que l'irrigation du côlon.

Les trousses pour lavements s'achètent en pharmacie et comprennent un sac de caoutchouc d'une capacité de 2,5 litres, un tube d'un peu plus de un mètre muni d'un dispositif de blocage et un embout de un centimètre.

Avant le petit-déjeuner, entre 5 et 7 heures, ou le soir, entre 20 et 21 heures, si vous n'avez pas le temps le matin, sont les meilleurs moments pour procéder au lavement du côlon.

! *En général, ce procédé est sans danger. Toutefois, je vous recommande de vérifier auprès de votre médecin, avant de subir un lavement, pour vous assurer qu'il n'est pas contre-indiqué pour vous.*

Comment utiliser une trousse pour lavement

- Fermez le dispositif de blocage sur le tube et fixez l'embout plus court. Emplissez le sac d'eau à la température corporelle. N'utilisez que de l'eau embouteillée, puisque le chlore peut détruire les bonnes bactéries des intestins.
- Faites dissoudre complètement 5 g de sel et 5 g de bicarbonate de soude dans une demi-tasse d'eau chaude. Versez ce mélange dans le sac et remuez bien.
- Ouvrez le dispositif de blocage et laissez l'eau couler dans le tube pour enlever l'air. Puis, fermez-le.
- Lubrifiez l'embout avec de l'huile d'olive.
- Accrochez le sac à la poignée de la porte de la salle de bain.
- Étendez-vous sur le flanc gauche (ou placez-vous à quatre pattes) sur le plancher de la salle de bain. Insérez délicatement le bout lubrifié dans votre rectum.
- Ouvrez lentement le dispositif de blocage. Quand vous éprouvez une sensation de lourdeur, fermez le dispositif de blocage, attendez de 5 à 10 secondes, puis ouvrez-le à nouveau. Le côlon n'aime pas être bousculé et en procédant ainsi, vous pourrez probablement y envoyer davantage d'eau.

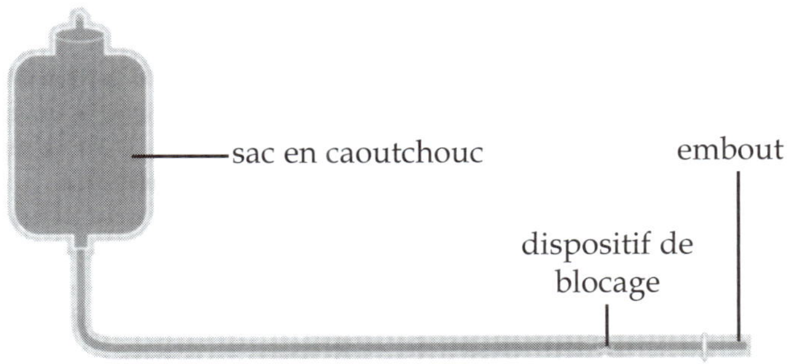

La trousse pour lavement

- Idéalement, vous devriez pouvoir vider presque tout le sac d'eau. Toutefois, à ce stade, votre côlon n'en acceptera peut-être que le quart ou la moitié.
- Pour faciliter le processus, respirez par le nez et, au rythme de vos inspirations et expirations, faites des mouvements de pompage en rentrant puis gonflant votre ventre.
- Quand vous sentez que le côlon est rempli, fermez le dispositif de blocage, enlevez l'embout, ramenez doucement les pieds derrière la tête (optionnel), puis assoyez-vous sur la toilette pour expulser l'eau. Facilitez l'expulsion en massant votre ventre autour du nombril dans le sens des aiguilles d'une montre.
- Videz le sac et rincez-le, ainsi que le tube. Fermez le dispositif de blocage.

Votre programme hebdomadaire de lavement

- Jour un : remplissez le sac de 0,5 litre d'eau.
- Jour deux : remplissez le sac de 1 litre d'eau.
- Jour trois : pas de lavement.
- Jour quatre : remplissez le sac de 1,5 litre d'eau.
- Jour cinq : pas de lavement.
- Jour six : pas de lavement.
- Jour sept : remplissez le sac de 2 litres d'eau.

Autre option (pour personnes expérimentées)

Si vous avez déjà utilisé la méthode du lavement, ou si cela fait deux ou plusieurs fois que vous suivez ce programme, vous pouvez utiliser cette option plus avancée et remplir le sac de 2 litres d'eau dès le départ.

Si vous êtes à l'aise avec la méthode du lavement et que vous possédez des compétences en yoga, vous pouvez en augmenter l'efficacité en prenant des postures (asanas) de yoga pendant que vous retenez l'eau dans votre côlon. Étendez-vous sur le dos, prenez la posture de l'appui brachial renversé, en enchaînant avec la charrue.

! *N'essayez pas cet exercice si vous ne pratiquez pas le yoga régulièrement.*

La salade « balai »

Le nom de cette méthode décrit bien son action – comme si un balai nettoyait vos intestins. Il s'agit d'un merveilleux catalyseur qui stimule les mouvements péristaltiques du côlon et qui favorise l'élimination des matières stagnantes. Vous devriez idéalement utiliser des légumes biologiques. Durant l'étape de dépuration du côlon et du foie, la recette suivante constituera votre repas (ou une partie de votre repas) du midi, chaque jour.

- Mélangez des carottes, des betteraves et du chou frais, râpés, dans une proportion de 1:1:3.
- Pressez le mélange entre vos mains pour en extraire un peu de jus.
- Ajoutez un peu de jus de citron et d'huile de lin.
- Garnissez de quatre ou cinq pruneaux ayant trempé dans l'eau environ deux heures.

Exercice avec un ballon pour vous libérer du passé

Voici un exercice puissant qui contribuera à libérer votre système de matières anciennes (physiques ou métaphysiques). Il aide à faire disparaître les blocages émotionnels profondément ancrés et permet à votre corps de se détendre et d'ouvrir ses voies pour que les toxines et les matières coincées puissent être expulsées. Il vous faudra un paquet de ballons — de formats et de couleurs de votre choix — et une aiguille.

- Gonflez un ballon lentement et avec soin. À chaque expiration, expulsez vos

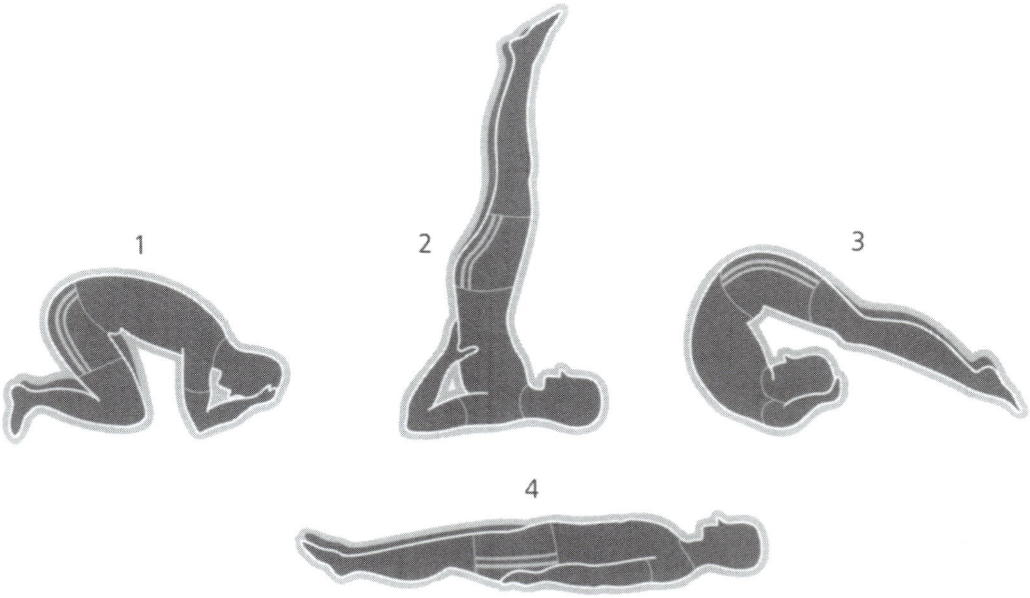

Voici l'exercice de yoga que vous pouvez exécuter avant d'expulser l'eau du lavement

émotions et vos souvenirs désagréables dont vous souhaitez vous débarrasser.

- Une fois le ballon complètement gonflé, rempli de votre vieux « matériel », faites un nœud.
- Tenez le ballon dans une main et l'aiguille dans l'autre. Fermez les yeux, respirez et tentez d'imaginer (aussi clairement que possible) une situation qui vous a fait souffrir ou qui vous a dérangé. Vous devriez ressentir une forte réaction émotionnelle. Attendez de sentir qu'elle est sur le point de vous envahir complètement, puis crevez le ballon !

Il est important d'éviter de prévoir le moment où vous crèverez le ballon. Vous devriez laisser les choses se produire par elles-mêmes, de manière spontanée. Si vous en êtes capable, une réaction très puissante surviendra. Le bruit soudain repoussera cette énergie et ce blocage hors de votre aura.

VOTRE HORAIRE QUOTIDIEN DURANT LA SEMAINE DE DÉPURATION DU CÔLON

Une journée normale de la deuxième semaine du programme devrait se dérouler comme suit :

- Réveil :
  - Exercice du « sourire intérieur » (optionnel ; pages 94-95)
  - Exercices du côlon
  - Nettoyage du côlon (lavement — optionnel)
  - Absorption de l'eau argileuse
  - Brossage corporel et hydrothérapie à l'eau chaude
  - Avant le petit-déjeuner : recette de détoxication russe (page 100)
  - Petit-déjeuner : son de blé/avoine
  - En route pour le travail (ou n'importe quand) : méditation (chant Un esprit sain)
- Avant le repas du midi : recette de détoxication russe
- Repas du midi : salade « balai »
- Avant le repas du soir :
  - Nettoyage du côlon (lavement — si non effectué le matin)
  - Recette de détoxication russe
- Repas du soir : à votre choix, mais en respectant les recommandations du programme
- Soir : exercice d'énergie : épurer l'énergie du passé
- Avant le coucher : si vous avez décidé de ne pas subir de lavements, utilisez soit la recette laxative russe ou la méthode avec psyllium, pour nettoyer votre côlon (page 103)

Vous pouvez faire l'exercice avec le ballon, pour vous libérer du passé autant de fois que vous le désirez, au besoin.

Chapitre Douze

LE PROGRAMME DÉPURATIF DU FOIE

Nous arrivons maintenant à la troisième phase de la détoxication. Elle dure aussi une semaine et suit directement la dépuration du côlon.

Le foie est notre centre de réception des déchets. Quand il fonctionne convenablement, il élimine les toxines et les déchets de l'environnement comme il se doit. Il entrepose et filtre le sang, sécrète de la bile, en plus d'assumer diverses fonctions métaboliques, dont la conversion du sucre en glycogène. Il joue un rôle vital dans le métabolisme des graisses et leur oxydation pour produire de l'énergie. Il a aussi pour tâche de produire entre 1 et 1,5 litre de bile par jour, libérée dans la vésicule biliaire. La bile transporte avec elle de nombreux produits qui ont été neutralisés dans le foie : les médicaments, les hormones et les déchets. À son tour, la vésicule biliaire évacue la bile dans l'intestin, d'où elle est excrétée.

Comme je l'ai déjà dit, toute détoxication est plus efficace au printemps. Cette période convient particulièrement à la dépuration du foie, parce que sur le plan énergétique, le foie est plus fort à cette saison. Si vous ne pouvez procéder au printemps, évitez l'automne. À ce temps de l'année, le foie est plus faible et le processus dépuratif pourrait l'affaiblir davantage. Je vais vous montrer diverses formes de nettoyage du foie — certaines plus douces que d'autres. Si c'est la première fois que vous suivez mon programme de détoxication, je vous conseille de choisir la méthode en douceur de sept jours.

Programme de la troisième semaine : détoxication du foie en douceur

Une fois de plus, votre détoxication s'appuiera sur plusieurs éléments.

Le régime alimentaire

Votre régime alimentaire de base reste le même que durant la semaine de préparation. Par contre, vous devez augmenter votre consommation de légumes et tendre le plus possible vers un régime végétarien, tout en évitant les aliments sources de mucus tels les produits laitiers et le soya. Mangez surtout beaucoup d'aliments de couleur jaune : des abricots séchés, des kakis, des noix, des citrons, du pain au son, etc.

Vous devriez boire de la tisane de pissenlit à volonté durant toute la semaine. Le pissenlit est une herbe très importante pour le foie, puisque c'est un tonique doux qui favorise la sécrétion de la bile.

Vous pouvez prendre un supplément de chardon-Marie (silymarine), une autre excellente herbe pour le foie, sous forme de teinture ou de capsules. De nombreuses recherches ont prouvé qu'elle avait des propriétés protectrices pour le foie et en facilitait le processus de détoxication. De plus, elle augmente le nombre de nouvelles cellules du foie, remplaçant les anciennes qui sont endommagées.

Avoine

Cette semaine, je vous recommande l'avoine, au petit-déjeuner.

- Faites tremper 75 g de flocons d'avoine dans de l'eau froide toute la nuit. Utilisez de l'avoine bio. L'eau doit arriver à 5 cm au-dessus de l'avoine.
- Le matin, réchauffez sans faire bouillir. Ajoutez du miel, si vous voulez sucrer votre bouillie d'avoine.

Sarrasin

Si vous préférez, vous pouvez manger du sarrasin apprêté selon la recette russe pour cuire les grains au four décrite à la page 229. Il existe aussi du sarrasin soufflé (vendu dans les boutiques d'aliments naturels). Rappelez-vous de ne pas prendre de lait animal ni de soya ; le lait d'amandes ou de riz est préférable.

La kacha, un plat russe populaire, fait des merveilles pour nettoyer le foie, en stimulant la production de bile. En voici la recette :

- Faites tremper 75 g de farine de sarrasin dans de l'eau froide, de deux à trois heures.
- Égouttez et jetez l'eau.
- Ajoutez 750 ml d'eau fraîche et amenez à ébullition. Faites bouillir de 10 à 15 minutes.

- Ôtez la kacha du feu et laissez-la reposer pendant quelques minutes.
- Évitez de saler, mais un peu d'huile de votre choix est permis.

Le jus purgatif pour le foie

À partir du jour quatre jusqu'à la fin de ce programme, le matin, à jeun, vous consommerez ce jus.

- Versez 250 ml de jus de citron fraîchement pressé et la même quantité d'eau minérale dans un broyeur-mélangeur.
- Ajoutez une gousse d'ail frais, 15 ml d'huile d'olive vierge extra et des tranches de gingembre frais (1 cm en tout). Actionnez le broyeur-mélangeur jusqu'à obtention d'un liquide onctueux. Buvez-le lentement.
- Si vous n'appréciez pas le goût, remplacez le jus de citron par du jus de pomme biologique. N'ajoutez qu'un peu de jus de citron.
- Dans les deux cas, vous pouvez boire un peu de jus de pomme ensuite pour enlever l'arrière-goût. Quinze minutes plus tard, buvez une tasse de tisane chaude de menthe poivrée.

L'eau argileuse

Continuez de boire de l'eau argileuse, comme durant les semaines précédentes.

Le jus de raifort anti-mucus

Vous prendrez aussi de nouveau ce jus de raifort (comme durant la première semaine, voir les pages 90-91), cette fois pour stimuler le foie. Buvez ce mélange avant les repas du matin et du soir, sauf les jours où vous prenez le jus purgatif pour le foie. (Ces jours-là, n'en consommez qu'avant le repas du soir.)

La salade « balai »

La salade « balai » fera encore partie de votre repas du midi (voir les pages 105-106). Toutefois, cette semaine, elle peut simplement être un accompagnement, pour éviter que vous ne vous en lassiez.

L'hydrothérapie à l'eau chaude

L'hydrothérapie à l'eau chaude (avec des huiles de conifères) et le brossage corporel se poursuivent, cette semaine. Vous pouvez continuer de prendre des saunas ou des bains de vapeur en utilisant des huiles de pin, de cyprès ou de cèdre (sur les pierres ou sur votre serviette). Versez-en aussi quelques gouttes dans votre baignoire.

! *Évitez l'huile de pin si vous avez des affections cutanées allergiques, de même que le cyprès et le cèdre si vous êtes enceinte. N'oubliez pas que vous ne devriez pas entreprendre une détoxication si vous êtes enceinte !*

L'exercice d'énergie : évacuer l'énergie de la colère

Cette semaine, nous travaillerons à évacuer l'énergie de la colère, une émotion souvent associée au foie. La colère se manifeste généralement par un excès de rouge dans l'aura.

Je recommande de pratiquer cet exercice le matin. Consacrez-y 15 minutes (pas plus). Il n'est pas nécessaire de le faire chaque jour, à moins que vous ayez une situation à régler liée à cette émotion. La pièce dans laquelle vous travaillez à libérer l'excès d'énergie rouge doit être bien aérée et vous devez laisser une fenêtre ouverte au moins une demi-heure avant de commencer l'exercice.

Pendant l'exercice, respirez librement et naturellement. Vous aurez besoin d'un grand récipient et d'une serviette en coton.

- Mouillez la serviette à fond et placez-la dans le récipient. Assoyez-vous sur une chaise, le dos droit, le récipient entre vos pieds. Respirez par le nez à quelques reprises, lentement et calmement. Maintenant, inspirez par le nez et retenez votre souffle deux ou trois secondes, puis expirez aussi par le nez. Respirez ainsi quelques minutes, jusqu'à ce que vous vous sentiez calme et concentré.
- Prenez la serviette mouillée. Écartez les jambes à la largeur des épaules. Votre dos doit être légèrement arrondi et votre ventre, quelque peu rentré (comme si vous vouliez amener votre nombril à votre colonne). Étendez les bras devant vous, paumes vers le haut. Laissez un espace de 10 cm entre vos mains. Étalez la serviette sur vos doigts.
- Concentrez-vous maintenant sur la serviette et imaginez qu'elle est rouge foncé. Respirez profondément par le nez et retenez votre souffle. Puis, comprimez votre ventre et commencez à tordre la serviette en imaginant que tout le rouge s'écoule dans le récipient entre vos pieds. Mettez-y beaucoup d'effort. En essorant la serviette, produisez un son bas et continu en prononçant « oh » entre les dents. Pour ceux d'entre vous qui connaissent le solfège, je précise que ce son devrait être du même ton que la note do.
- Reprenez les étapes précédentes autant de fois qu'il vous semble nécessaire, jusqu'à ce que tout le rouge ait disparu de la serviette et se retrouve dans le récipient (dans votre imagination) et qu'il n'y reste plus d'eau. Vous devriez vous sentir libéré de toutes les émotions négatives du passé. Imaginez que l'eau extraite représente le ressentiment, les injustices, les malentendus, les insolences et les insultes que vous

avez subis et fait subir. Tentez de fixer cette sensation dans votre mémoire.

* Quand vous vous sentez prêt, jetez l'eau du récipient. Si vous n'êtes pas encore calme, mouillez la serviette de nouveau et recommencez l'exercice. (Certains d'entre nous ont beaucoup de rouge à expulser.)
* Terminez en restant assis calmement et en respirant comme au début de l'exercice. Puis, levez-vous et étirez-vous.

Gardez la serviette utilisée pour assécher votre visage le matin. Imaginez qu'elle absorbe tout le surplus d'énergie rouge contenue en vous.

L'habillement

Quand vous travaillez avec l'énergie rouge de la colère, c'est une bonne idée de porter des vêtements gris pâle, avec un peu de vert pour équilibrer davantage l'énergie.

Une méditation : le chant *Un esprit sain*

Cette semaine, vous réciterez encore le chant intitulé *Un esprit sain*. Si vous voulez, invitez votre partenaire ou votre famille à se joindre à vous. Récitez-le ensemble ou faites-leur-en la lecture. C'est bénéfique pour tout le monde (dans le cadre d'une détoxication ou non).

Méthode dépurative avancée pour le foie (trois jours)

Si vous avez déjà suivi une fois mon programme au complet, vous voudrez peut-être essayer cette fois une détoxication du foie un peu plus rigoureuse. Je vous la propose afin de vous offrir un peu de variété au fil des années.

La pleine lune est le moment le plus approprié pour cette technique.

! *N'effectuez pas cette détoxication si vous souffrez de calculs biliaires ou de problèmes chroniques ou aigus de foie ou de vésicule biliaire. Tenez compte aussi des contre-indications générales concernant la détoxication.*

Cette détoxication ne dure que trois jours. Durant cette période, vous ne consommez que des légumes et des fruits. De plus, vous buvez à volonté le jus et le bouillon décrits ci-après.

Jus de betterave et de pomme

Une part de jus de betterave pour quatre ou cinq parts de jus de pomme (préférablement uniquement des variétés sures).

VOTRE HORAIRE QUOTIDIEN DURANT LA SEMAINE DE DÉPURATION DU FOIE

Peut-être avez-vous l'impression qu'il y a beaucoup à faire. Une journée normale de la troisième semaine du programme devrait se dérouler comme suit :

- Réveil :
  - Exercice du « sourire intérieur » (optionnel ; pages 94-95)
  - Absorption de l'eau argileuse
  - Brossage corporel et hydrothérapie à l'eau chaude
  - Jus purgatif pour le foie (seulement de la quatrième à la septième journée)
- Avant le petit-déjeuner : jus de raifort anti-mucus (seulement de la première à la troisième journée)
- Petit-déjeuner :
  - Bouillie d'avoine ou kacha au sarrasin
  - Supplément de chardon-Marie
- En route pour le travail (ou n'importe quand) : méditation (chant *Un esprit sain*)
- Avant le déjeuner : jus de raifort anti-mucus
- Déjeuner : légumes / grains et salade « balai »
- Avant le repas du soir : jus de raifort anti-mucus
- Repas du soir : légumes, fruits
- Soir : exercice d'énergie : évacuer l'énergie de la colère (au besoin)
- Avant le coucher : si vous avez l'impression que votre côlon est encore paresseux, utilisez soit la recette laxative russe ou la méthode avec psyllium (page 103)
- Toute la journée : tisane de pissenlit

Remarque : Avant de les réduire en jus, faites tremper les betteraves épluchées dans l'eau toute une nuit.

Bouillon d'avoine

- Mêlez 45 g de grains et de flocons d'avoine à 0,5 litre d'eau.
- Amenez à ébullition à feu bas et laissez mijoter deux ou trois minutes.
- Tamisez ; votre bouillon est prêt. (S'il est trop épais, ajoutez de l'eau bouillante.)

C'est une excellente boisson pour purifier le sang et réguler le métabolisme.

Variantes

Dans le cadre de ce programme, vous pouvez utiliser la salade « balai » et, si vous voulez, pratiquer les chants et l'exercice d'énergie.

Si vous optez pour cette méthode avancée, il est essentiel de recourir quotidiennement aux traitements d'hydrothérapie à l'eau chaude et aux lavements. Je vous présente maintenant un lavement avec café.

Lavement au café

La solution de café est retenue dans le côlon durant une courte période pour favoriser la détoxication du foie.

- Mélangez 45 g de café moulu (pas de l'instantané) à 250 ml d'eau.
- Faites bouillir 3 minutes et laissez mijoter 20 minutes.
- Filtrez le café et laissez-le prendre la température corporelle.
- Suivez les directives du lavement, données dans le programme dépuratif du côlon. Remplacez l'eau par la solution au café.
- Laissez circuler la solution dans le côlon lentement et graduellement. Résistez à l'envie d'évacuer.
- Si possible, essayez de retenir le liquide 10 minutes, puis évacuez-le.

Si vous préférez, vous pouvez plutôt procéder avec l'une ou l'autre des méthodes suggérées au chapitre 11 pour le nettoyage du côlon en douceur.

Autre méthode dépurative avancée pour le foie (sept jours)

Cette méthode s'adresse, elle aussi, aux habitués de la détoxication. Encore une fois, je veux offrir diverses options. Cette détoxication très puissante s'étale sur sept jours.

Vous pouvez, ici aussi, inclure les chants et les exercices d'énergie.

Jours un et deux

1 Durant les deux premiers jours, ne mangez que des légumes et des fruits – principalement des pommes sures. L'acide malique qu'elles contiennent dissout et ramollit les calculs biliaires et augmente l'efficacité de la détoxication. N'utilisez que des pommes biologiques.
2 Buvez beaucoup de jus de betterave et de pomme.
3 Procédez à des lavements à l'eau et effectuez l'hydrothérapie à l'eau chaude.

Jour trois

1 Commencez la journée par un lavement au café et l'hydrothérapie à l'eau chaude.
2 Jusqu'à 19 heures, buvez surtout du jus de pomme sans pratiquement manger de nourriture.
3 À 18 heures 30, placez une bouteille d'eau chaude du côté droit de votre corps, sur votre foie.
4 À 19 heures (une demi-heure plus tard), commencerez à boire une portion du mélange suivant : 200 ml de jus de citron fraîchement pressé et 200 ml d'huile d'olive pressée à froid non raffinée.
5 Toutes les 15 minutes, buvez à la paille 45 ml du mélange citron / huile d'olive. Les liquides se séparent, mais ce n'est pas grave. Alternez entre les deux : prenez une gorgée d'huile, puis de jus de citron. En deux heures et quart, vous devriez avoir fini le mélange de 400 ml.
6 Quand vous aurez bu environ la moitié du mélange (dans une heure ou une heure et demie), effectuez cet exercice de respiration pour stimuler l'énergie du foie. Assoyez-vous le dos droit, bouchez votre narine gauche avec du coton hydrophile ou avec votre pouce. Respirez par la narine droite pendant quelques minutes ou tant que vous le pouvez. Placez votre paume droite sur votre foie (sous vos côtes du côté droit). Si vous voulez, vous pouvez aussi mettre un petit morceau de piment sur le bout de votre langue. Cet exercice stimule la production de chaleur et l'activité du foie.
7 Mettez-vous au lit en plaçant une bouteille d'eau chaude du côté droit de votre corps.

Jour quatre

1 Ce matin, vos selles seront probablement abondantes et s'apparenteront à du goudron. Si vous n'éprouvez pas une envie d'aller à la selle, vous devez procéder à un lavement à l'eau.

2 Effectuez l'hydrothérapie à l'eau chaude.
3 Prenez votre premier repas aujourd'hui : environ 60 g de riz bouilli. Le reste de la journée, tenez-vous-en à un régime végétarien.

Jours cinq à sept

Poursuivez le régime végétarien.

Chapitre Treize

LE PROGRAMME DÉPURATIF DES REINS

Nous en sommes à la quatrième semaine de la détoxication, et vous devriez déjà en ressentir les bienfaits. Cette partie de la détoxication dure entre trois et sept jours (selon le temps de l'année) et se concentre sur le nettoyage des reins. Des reins en bonne santé évacuent de notre système les produits finaux du métabolisme, le surplus de sel, l'eau, les éléments étrangers et les toxines. De plus, les reins régulent la composition du sang et assurent la stabilité de l'environnement interne du corps.

Vous vous sentez certainement plus énergique et en meilleure santé, maintenant que votre côlon et votre foie sont nettoyés. La dépuration des reins devrait donc s'effectuer sans problème. Vous pouvez procéder à n'importe quelle période de l'année (même en hiver), mais votre programme doit être adapté selon la saison.

Il vous sera certainement agréable d'apprendre que la détoxication de cette semaine est plus simple et comporte beaucoup moins d'éléments. Voici ces quatre éléments de votre routine quotidienne :

1. Le régime alimentaire : il variera selon la saison, mais quelle que soit la méthode choisie, n'utilisez pas de sel ni de miel.
2. L'hydrothérapie à l'eau chaude.
3. L'exercice d'énergie : évacuer l'énergie de la culpabilité et de la rancune.
4. Une méditation : le chant *Un esprit sain.*

Programme de la troisième semaine : détoxication des reins (printemps ou été)

Je vous explique d'abord comment nettoyer vos reins au printemps ou en été, puisque j'espère que vous choisirez ce temps de l'année, qui est le plus approprié.

Le régime alimentaire au printemps ou à l'été

- Durant les trois premiers jours, vous devriez respecter le même régime alimentaire que durant la semaine de préparation, en supprimant ou en réduisant votre consommation de protéines.
- Vous devriez aussi boire beaucoup (au moins un litre par jour) de l'un de ces jus :
  - Carotte, betterave et concombre : 10 parts de carottes pour 3 parts chacun de betteraves et de concombres.
  - Carotte, céleri et persil : 9 parts de carottes, 5 parts de céleri et 2 parts de persil.
- Le reste de la semaine, vous mangez du pain de seigle ou de blé complet, nature ou grillé (sans beurre ni tartinade), du melon d'eau (jusqu'à 3 kg par jour) : enlevez la pelure et la partie qui n'est pas mûre juste à côté, pour éviter de consommer les nitrates. Remarque : si vous trouvez la combinaison pain et melon trop difficile, ajoutez d'autres légumes et fruits.
- Pas de sel. Depuis le début de la détoxication, je vous ai demandé de vous priver de sel et je vais maintenant vous expliquer pourquoi c'est si essentiel pendant la dépuration des reins. En plus de retenir l'eau, le sel est reconnu pour entretenir les sentiments de tristesse, de peine et de mélancolie. Les gens qui font une grande consommation de sel ont souvent tendance à voir le monde comme un lieu sombre ; ils sont souvent pris par d'anciens sentiments de culpabilité. Donc, efforcez-vous d'éviter le sel. Rangez votre salière et ne la placez surtout pas sur la table. Le mélange à base d'herbes suivant remplacera très bien le sel.
  - « Sel » aux herbes : mêlez simple ment de l'aneth et du persil séchés, du raifort et de l'ail. C'est un succédané de sel fantastique ; parsemez-en les aliments que vous salez habituellement.
  - Quand vous cuisinez, ajoutez du jus de citron ou du vinaigre de pomme, au lieu du sel.
  - Le céleri a un goût naturel salé ; essayez-le.
- Pas de miel. Le miel retient l'eau dans le corps, ce qui n'est pas souhaitable quand vous nettoyez vos reins.

L'hydrothérapie à l'eau chaude

Chaque jour à la même heure, entre 17 et 21 heures, prenez un bain chaud. À ce moment du jour, l'énergie des reins est à son maximum. Vous pouvez opter pour l'une ou l'autre technique présentée dans les sections sur l'hydrothérapie à l'eau chaude. Les huiles essentielles particulièrement bénéfiques pour les reins incluent la camomille, le bois de cèdre et le genévrier. Toutes les huiles ayant un effet diurétique sont également utiles ; vous pouvez donc essayer des combinaisons de cyprès, d'eucalyptus, de fenouil, d'oliban, de géranium et de romarin, en plus des trois sus-mentionnées. N'oubliez pas le brossage corporel avant le bain.

! *Le bois de cèdre ne doit pas être utilisé durant la grossesse. Les personnes épileptiques doivent éviter le fenouil et le romarin.*

L'exercice d'énergie : évacuer l'énergie de la culpabilité et de la rancune

La culpabilité est une émotion courante, dans notre société. Similairement, bon nombre d'entre nous gaspillent leur énergie en entretenant des rancunes. Ces deux émotions négatives se reflètent dans l'aura par un surplus de jaune.

Effectuez cet exercice d'épuration de l'énergie durant la détoxication des reins. Vous pouvez aussi y recourir chaque fois que vous avez conscience (ou l'impression) de blocages associés à des sentiments de culpabilité, de tristesse et de ressentiment.

Assurez-vous que la pièce est bien aérée. Ouvrez une fenêtre environ une demi-heure avant de commencer l'exercice.

Pendant l'exercice, respirez librement et naturellement. Il vous faudra un grand récipient d'eau et une serviette en coton.

- Mouillez la serviette à fond. Assoyez-vous, jambes écartées, pieds parallèles aux épaules. Votre dos doit être légèrement arrondi et votre ventre, quelque peu rentré (comme si vous vouliez amener votre nombril à votre colonne). Étendez les bras devant vous, paumes vers le haut. Laissez un espace de 10 cm entre vos mains. Étalez la serviette sur vos doigts. Le récipient se trouve sous la serviette.
- Concentrez-vous sur la serviette. Imaginez qu'elle est d'un jaune très foncé. Respirez profondément par le nez et retenez votre souffle. Puis détendez-vous et expirez en imaginant que vous faites sortir la couleur jaune de la serviette. Tordez la serviette entre vos mains et visualisez des gouttes de jaune qui s'écoulent dans le récipient entre vos pieds. En essorant la serviette, prononcez lentement « ah »

de façon continue. Pour ceux d'entre vous qui connaissent le solfège, je précise que ce son devrait être du même ton que la note fa. Faites vraiment vibrer le son.

- Reprenez les étapes précédentes, jusqu'à ce que vous ayez l'impression que tout le jaune a disparu de la serviette.
- Durant cet exercice, vous devriez vous sentir libéré du ressentiment et des souvenirs désagréables. Tentez de fixer cette sensation dans votre mémoire.
- Imaginez maintenant que le récipient est rempli d'eau jaune, celle que vous avez extraite de la serviette. Jetez l'eau et prenez le temps de bien vous étirer.

À l'avenir, chaque fois que le passé fera naître en vous de la tristesse ou de la culpabilité, chaque fois que vous vous rappellerez qu'une personne vous a offensé, ramenez aussitôt à votre esprit la sensation que vous avez éprouvée à la fin de cet exercice. Cette action toute simple vous aidera à vous débarrasser de la négativité du passé.

Une méditation : le chant *Un esprit sain*

Continuez à pratiquer ce chant, pendant la détoxication des reins.

Autres méthodes pour les autres saisons

Vous avez le choix de suivre ce programme dépuratif en tout temps, même en hiver, puisqu'il n'est pas très exigeant. Toutefois, il vous faudra adapter quelque peu votre régime alimentaire, tandis que les autres éléments restent les mêmes.

Le régime alimentaire pour l'automne

À l'automne, je recommande une diète au melon d'eau de trois jours, donc plus courte. Il s'agit en fait de la deuxième partie du régime alimentaire de la détoxication printemps-été.

- Mangez simplement du pain de seigle ou de blé complet, nature ou grillé et du melon d'eau (jusqu'à 3 kg par jour) : enlevez la pelure et la partie qui n'est pas mûre juste à côté pour éviter de consommer les nitrates. Remarque : si vous trouvez la combinaison pain et melon trop difficile, ajoutez d'autres légumes et fruits.

Le régime alimentaire pour l'hiver

À cette période de l'année, vous respectez une diète de légumes et de fruits. (Si vous pouvez vous procurer du melon d'eau, combinez cette méthode à celle de l'automne.) Encore une fois, il s'agit d'une méthode rapide de trois jours. Assurez-vous de boire beaucoup d'eau (au moins deux litres par jour).

De plus, vous devrez boire l'infusion décrite ci-après (une recette russe), durant les deux premiers jours.

- Faites infuser toute la nuit dans un thermos 15 g de graines de lin dans un verre d'eau bouillie.
- Le matin, filtrez l'infusion et jetez les graines. Ajoutez un demi-verre d'eau bouillie.
- Buvez cette infusion trois fois par jour. Si vous n'aimez pas le goût, vous pouvez ajouter un peu de jus de citron.

Après la détoxication

Après la détoxication, vous devriez vous sentir merveilleusement bien, plus propre et plus léger tant sur le plan physique qu'émotionnel. Ne soyez donc pas tenté de reprendre aussitôt vos mauvaises habitudes. Votre intuition devrait être excellente, il est donc peu probable qu'il vous prenne de fortes envies de consommer des aliments frits ou de boire avec excès. Toutefois, je sais qu'il vous fera plaisir de retourner à une routine normale et à un régime alimentaire moins strict. Le meilleur conseil que je puisse vous donner est de respecter les principes de base de l'alimentation saine (décrits à la partie VIII, Les secrets de la régénération) en consommant une grande variété d'aliments frais, de la saison en cours, favorisant une bonne santé.

Si vous le désirez, vous pouvez intégrer à votre routine habituelle des éléments des programmes de détoxication ; votre corps et votre esprit s'en réjouiront ! Le brossage corporel devrait maintenant faire partie de vos habitudes ; il est donc logique de continuer de le pratiquer. Voilà cinq minutes par jour bien investies à renforcer votre système immunitaire. Si cela vous est possible, recourez une fois par semaine à l'hydrothérapie à l'eau chaude — ou chaque fois que vous avez besoin d'un regain d'énergie.

Je vous suggère de continuer de réciter les chants et d'effectuer les exercices d'énergie jusqu'à ce que vous en ressentiez pleinement les bienfaits. Vous saurez intuitivement quand arrêter. Par la suite, recourez-y au besoin : soit pour conserver votre bien-être émotionnel ou pour contrer les émotions désagréables dès qu'elles surgissent.

Quand le programme est terminé, cessez les lavements et les recettes de détoxication. C'est une bonne idée aussi d'arrêter la consommation d'eau argileuse.

Partie Cinq

LES SECRETS DE L'ÉNERGIE ÉMOTIONNELLE ET PSYCHIQUE

Chapitre quatorze

LES ÉMOTIONS NÉGATIVES DANS VOTRE CORPS ASTRAL

Je vous félicite d'avoir suivi les programmes dépuratifs physiques – c'est un énorme accomplissement et un cadeau merveilleux offert à votre corps. Voilà que vous avez aussi réalisé un bon travail préparatoire en vue de la prochaine étape de mon programme de santé globale : détoxiquer l'énergie émotionnelle et psychique. Comme je l'ai déjà expliqué, la clé de la guérison physique et de l'équilibre émotionnel réside dans les sept corps énergétiques qui composent notre aura, ainsi que dans les centres (chakras) et les canaux (nadis ou méridiens) d'énergie qui parcourent notre corps. Je ne le répète jamais suffisamment : il ne sert à rien de masquer vos symptômes physiques, si vous ne vous attaquez pas à la racine du mal. Les symptômes disparaîtront peut-être quelque temps, mais reviendront presque à coup sûr. Toute véritable guérison s'amorce sur le plan énergétique.

J'espère que vous comprenez maintenant à quel point notre corps énergétique est complexe. Tout comme de nombreux problèmes peuvent affecter notre corps physique, notre corps énergétique peut aussi subir des dommages de bien des façons.

Vous vous souvenez peut-être que le corps astral porte aussi le nom de corps émotionnel. Il n'est donc pas surprenant que les émotions négatives telles que la colère et la peur puissent endommager notre aura. Il en est de même en ce qui concerne les attaches négatives à d'autres personnes. Il existe même des « vampires d'énergie », mais ne paniquez pas : ils n'ont pas les dents pointues ni les yeux rouge sang ! Dans cette partie du livre, je vais expliquer comment est créé le déséquilibre de l'aura et des chakras et vous donner des trucs simples pour recouvrer votre équilibre.

Je propose un grand nombre de techniques, de méditations et de rituels.

Mais ne vous alarmez pas. Je ne vous oblige pas à les mettre tous en pratique. J'ai été très ferme, concernant la nécessité de suivre à la lettre chaque partie des programmes de détoxication physique, mais vous serez certainement soulagé d'apprendre qu'à partir de maintenant, je ne serai pas aussi stricte, puisque vous aurez éveillé votre propre intuition durant la détoxication physique et qu'ainsi vous serez davantage en lien avec votre être véritable. Il vous sera beaucoup plus facile de savoir ce dont vous avez besoin et ce dont vous n'avez pas besoin. J'aimerais tout de même que vous les essayiez tous, et je vous en ferai part quand selon moi cela sera essentiel. Toutefois, faites-vous confiance pour juger du moment et de la fréquence de votre pratique.

Les émotions négatives dans notre corps astral (émotionnel)

Commençons par examiner une importante cause de problèmes : nos propres émotions négatives. Les émotions négatives ont un énorme effet nocif sur nous, particulièrement celles que nous refoulons.

Il faudrait être un saint, pour ne jamais éprouver de telles émotions. C'est humain d'être de mauvaise humeur, d'avoir des peurs, de se sentir envieux à l'occasion. Je ne vais certainement pas vous suggérer de vivre une vie totalement dépourvue d'émotions. Les émotions, positives et négatives, font partie de votre état psychologique normal. En fait, les émotions négatives ont eu énormément d'importance dans notre évolution et notre survie. Elles aident notre corps à s'ajuster aux conditions extérieures ; elles nous permettent d'évaluer rapidement celles qui nous sont désagréables et défavorables. Par exemple, quand nous voyons quelque chose de dangereux, nous ressentons de la peur. Une personne qui nous menace fait naître notre colère. Chez les anciens humains, dès qu'une émotion était ressentie, une action s'ensuivait (la célèbre réaction de combat ou de fuite). Cette réaction était essentielle à notre survie en tant qu'espèce, et il était vital de pouvoir réagir vite à tout changement potentiellement dangereux dans l'environnement. Voilà pourquoi les émotions négatives s'accompagnent généralement de changements physiologiques — le sang afflue vers les muscles, le rythme cardiaque s'accélère, etc. Vous ne devriez pas redouter vos émotions négatives.

Il est important de prendre conscience que ce ne sont pas les émotions négatives comme telles qui provoquent les dommages et les dangers. En fait, bien gérées, elles peuvent nous donner un bon coup de main pour trouver des solutions créatives à des problèmes et situations de la vie. Le fait de les supprimer et de prétendre que rien de mauvais n'est arrivé, voilà ce qui cause vraiment le danger, ce qui crée le déséquilibre en nous.

Autrement dit, quand nous mettons notre tête dans le sable.

Ainsi, nous devons cesser de percevoir nos émotions négatives tel le diable et plutôt nous pencher sur nos attitudes envers elles. Le problème, c'est qu'il y a fort à parier que vous n'avez probablement même pas pris conscience de vos propres émotions. Nous devenons tellement habitués à notre humeur, à nos façons de réagir, qu'elles deviennent inhérentes et représentent une zone de confort. Peut-être pensons-nous être calmes, mais, bien souvent, nous vivons dans un état que je qualifie de passivement défensif, qui accumule toujours davantage d'émotions négatives. Nous ne nous arrêtons jamais pour comprendre pourquoi nous créons ces états négatifs et nous faisons certainement bien peu pour tenter de les évacuer.

Dans presque tous les systèmes de guérison, vous puiserez des enseignements sur le besoin de créer un état de liberté intérieure, un moyen d'interagir harmonieusement avec le monde. Une telle harmonie ne peut surgir et exister que lorsque, d'une part, vous ne refoulez pas vos émotions et vos sentiments et, d'autre part, vous évitez de devenir la victime de vos désirs et de vos passions (avec toutes les actions et réactions négatives qui en découlent automatiquement).

Cela vous paraît difficile ? C'est le cas, et le succès ne se pointera que si nous suivons cette règle :

Vous devez totalement comprendre vos émotions, en être pleinement conscient et être en mesure de les réajuster.

Ce n'est qu'à cette condition que vous pourrez connaître la liberté et la clarté d'esprit. Quand vous parvenez à cet état, vos émotions et vos sentiments servent votre intuition. Ils vous donnent l'énergie et le pouvoir de mener une vie sage et libre, et la capacité d'en apprécier tous les instants.

La plupart des gens ne maîtrisent pas suffisamment leur vie émotionnelle. Ils sont pleinement exposés aux influences extérieures courantes. Les émotions deviennent alors une partie intouchable de leur vie intérieure ; ils n'arrivent tout simplement pas à entrer en contact avec elles.

L'importance de traiter le malaise intérieur

Examinons maintenant ce qui se passe normalement quand nous éprouvons des émotions négatives. Ces émotions nous rendent mal à l'aise. Désirant désespérément nous débarrasser de ce « malaise », nous recourons généralement à l'une de trois méthodes pour changer cet état inconfortable.

Premièrement, il est probable que nous repoussions immédiatement cette émotion. Autrement dit, nous perdons notre sang-froid, donnons un coup de pied dans la porte, éclatons en sanglots.

Deuxièmement, peut-être nous détournons-nous de nos émotions en accordant notre attention à autre chose (par exemple, en consommant de la bouffe-réconfort, de l'alcool ou en regardant la télé).

Troisièmement, peut-être éliminons-nous nos émotions dans l'espoir que « le temps arrangera les choses ». Ce faisant, bien sûr, nous laissons l'émotion non résolue s'immiscer dans notre vie.

Nous laissons les circonstances extérieures, quelle que soit leur importance, gouverner notre réaction émotionnelle. Cela produit un conflit et un inconfort très profond en nous. Les événements extérieurs peuvent sans aucun doute faire émerger certaines émotions, mais jamais ils ne devraient dicter notre réaction à la situation. Je ne vous invite certainement pas à devenir des zombis, dépourvus d'émotions. Nous avons besoin de nos liens émotionnels, parce que sans eux, notre vie deviendrait plutôt mécanique, sans joie ni plaisir. Toutefois, les liens émotionnels ne devraient jamais être aussi extrêmes au point de causer un déséquilibre sur le plan personnel. Tous les problèmes émotionnels créent une tension interne colossale et provoquent une grave dysfonction de l'aura.

Les émotions négatives refoulées, non résolues, causent bien souvent des blocages dans notre énergie émotionnelle et psychique. Cela empire considérablement le déséquilibre de l'aura. Souvent, les gens ne réussissent pas à se libérer de situations éprouvantes vécues dans le passé. Ils ressassent constamment le passé dans leur esprit, ce qui crée une immense tension psychologique et émotionnelle, tant dans leur corps astral que mental. Chaque fois que nous rejouons et créons un scénario de nos réactions passées, nous épuisons encore davantage notre aura.

Commencez d'abord par simplement prendre conscience du nombre de fois que vous agissez ainsi. Revivez-vous constamment le passé ?

Cela a également un énorme effet sur notre quotidien. Nos émotions sont liées directement à notre façon de percevoir et de ressentir le monde. Si vous êtes une personne qui éprouve des émotions positives et enthousiastes, le monde vous semblera agréable et joyeux. Par contre, si vous vivez dans la peur et la haine, ce même monde vous paraîtra sombre et triste.

Lorsque nous ne libérons pas notre corps des énergies négatives, elles s'accumulent dans notre aura, principalement au niveau astral, où elles perturbent les vibrations. Nous savons déjà que le corps astral est fortement lié au corps physique. En conséquence, les émotions influent manifestement sur les vibrations de ce dernier et peuvent, au bout du compte, provoquer une maladie.

Sept facteurs émotionnels

La médecine chinoise nous enseigne que sept facteurs émotionnels peuvent affaiblir certains organes, s'ils ne sont pas en équilibre dans le corps. Ce sont la colère, la crainte, l'effroi, la tristesse, le chagrin, le souci et la joie. Certains s'entremêlent, d'autres (la joie, par exemple) nous étonnent. Permettez-moi de vous donner des explications.

- La colère (le ressentiment, l'irritabilité, la frustration) affecte le foie. Peuvent s'ensuivre des maux de tête, des étourdissements, une tension artérielle élevée et des problèmes d'estomac et de rate.
- La crainte et l'effroi influent sur les reins et peuvent également causer des problèmes dans les oreilles.
- La tristesse et le chagrin exercent une influence sur les poumons.
- Le souci (en d'autres termes la préoccupation, un effort mental trop grand) affecte la rate. Cela peut provoquer l'inquiétude, la fatigue et l'incapacité de se concentrer.
- La joie (à l'excès, autrement dit l'agitation ou la surexcitation) a un effet sur le cœur. Cela peut se traduire par de la nervosité, de l'insomnie et des palpitations.

J'espère que vous comprenez maintenant pourquoi le nettoyage émotionnel est aussi important que celui du corps. Le nettoyage des émotions peut servir de catalyseur du nettoyage physique. Pareillement, peut-être vous êtes-vous aperçu, quand vous avez entrepris votre détoxication physique, que des émotions négatives ont émergé, exigeant votre attention. Si c'est le cas, c'est très bien — vous possédez beaucoup de matériel pour travailler.

Selon la loi spirituelle de la transformation, quand nous refoulons nos émotions, elles ne disparaissent pas simplement en ne laissant aucune trace ; leur énergie prend intérieurement une forme négative. Nous réagissons aux émotions négatives de diverses manières, et chacune peut nous apporter des conséquences très variées. Nous avons déjà vu succinctement nos façons de traiter les émotions négatives. Il est maintenant temps d'aller plus loin.

Nos façons de réagir aux émotions négatives

Notre exemple portera sur la colère et les différentes façons de la vivre.

La colère vous envahit complètement, mais vous ne l'exprimez pas. Donc, vous la ressentez sans la montrer — vous la refoulez. Voilà une voie menant à coup sûr à la maladie.

- Vous êtes très en colère, mais vous prétendez (aux autres et même à vous-même) que vous ne l'êtes pas. Vous faites donc croire que tout va bien, même si intérieurement vous bouillez. À première vue, cela semble valoir mieux que souffrir et endurer l'émotion, mais c'est une illusion, car vous ne faites que masquer le problème. Cela provoquera également une maladie de l'aura.
- Vous ressentez la colère et l'exprimez. Quelqu'un vous met en colère et vous vous mettez à crier. Quelqu'un vous pousse et vous le poussez aussi. Cela est certainement préférable au refoulement, mais une telle approche violente vous affaiblira sur le plan spirituel.
- Vous éprouvez de la colère. Vous reconnaissez cette émotion et l'acceptez. Vous vous demandez pourquoi vous ressentez cette colère et décidez d'examiner de plus près la cause qui se cache derrière. Vous acceptez ainsi tous les événements de votre vie, même les émotions négatives. Pour vous, ils sont un bienfait du ciel, une précieuse leçon. Cette façon de réagir conduit à une meilleure santé et à la sagesse.
- Vous observez l'émotion, la colère, de loin, passivement. Dans le chapitre suivant, je vous donnerai des exercices pour atteindre un état neutre, qui vous aideront énormément en ce sens. C'est un bon moyen de réagir qui ne nuit pas à votre énergie, puisque l'observation passive réduit l'émotion négative et vous aide à choisir la manière la plus appropriée de la traiter.

Tout comme un ver du bois rongera les fondations des immeubles en bois, les émotions refoulées mettent en péril le développement et l'épanouissement de notre corps astral. Chaque émotion porte une certaine charge d'énergie. Si l'émotion est négative et refoulée, la vibration de ces énergies émotionnelles s'installera et nuira à notre aura. En conséquence, des vibrations négatives similaires continueront d'être attirées et de se former.

J'espère que vous réalisez combien il est vital de s'occuper de traiter les émotions négatives déjà emmagasinées dans notre aura et d'apprendre à éviter d'en accumuler à l'avenir. Dans les quelques prochains chapitres, je vous montrerai des moyens de maîtriser vos émotions et vos pensées et de libérer votre corps astral et mental de l'énergie négative accumulée depuis des années peut-être.

Chapitre Quinze

L'ÉPURATION DU CORPS ASTRAL

Dans ce chapitre, je vous invite à apprendre à maîtriser vos émotions. Ce n'est pas vraiment une leçon nouvelle, puisque toute notre vie, nous apprenons le contrôle. Enfants, on nous entraîne à contrôler notre vessie et nos intestins ; nous commençons à maîtriser nos muscles et apprenons à marcher, à courir, à saisir des objets. Nous acquérons une habileté manuelle — nous affinons nos réflexes et commençons à écrire. Pourtant, nous ne semblons jamais avoir d'emprise sur nos émotions. Toutefois, nous apprenons — souvent très tôt — à les refouler (« cesse de pleurer », « ne te fâche pas », « tu n'as rien à craindre », « ce n'est pas bien, la jalousie »), mais personne ne nous montre à les exprimer correctement. C'est vraiment déplorable, parce que la maîtrise des émotions est immensément importante.

Comme je l'ai dit auparavant, toutes les émotions, même les négatives, ont beaucoup d'importance pour notre santé spirituelle. Cependant, quand nous accordons trop de sens à ces émotions, elles peuvent se transformer en une force très destructrice. La peur peut s'avérer un signal précieux, quand elle nous prévient d'un danger, mais si vous lui accordez trop d'énergie, elle vous paralysera. Vous ne serez tout simplement plus capable de réagir.

Prenons un autre exemple. La colère est un outil puissant pour augmenter vos ressources d'énergie, mais en vous emportant trop souvent, vous finirez par perdre la tête et, généralement, par prendre de mauvaises décisions. Réagir promptement à une attaque constitue un moyen à court terme de protéger votre aura : vous mettez clairement vos limites. Toutefois, à long terme, la bouderie créera un sentiment de haine et transformera la couche d'énergie protectrice naturelle en une barrière immuable.

Il faut vraiment acquérir des moyens plus efficaces de vous protéger et de gérer vos émotions négatives.

La réponse : « l'état neutre »

Apprendre à produire ce qu'on appelle un « état énergétique neutre » fournit un moyen puissant de maîtriser nos émotions.

Cet état à la fois protège et conserve votre énergie. C'est en réalité une leçon de respect, puisque vous évitez de juger les actions d'autrui. Il revient à chacun d'entre nous de décider de notre réaction aux autres et au monde extérieur sur le plan énergétique. Chacun a le droit de s'engager ou non, et nous devons respecter ce droit chez les autres. Ce concept est très libérateur. Pensez-y : vous ne pouvez être vraiment libre que si vous admettez la liberté d'autrui. Cette liberté doit être inconditionnelle. Oui, parfois cela voudra dire que les gens feront des erreurs, mais c'est leur choix. Quand vous cessez de juger les autres et commencez à les accepter tels qu'ils sont, vous vous épargnez une énorme quantité d'énergie émotionnelle.

D'abord, il n'est pas si difficile de « se fermer ». Il est beaucoup plus dur de rester « fermé » et de maintenir une position neutre. Bien souvent, nous croyons être « fermés », mais nous projetons plutôt l'équivalent énergétique d'épines. Nous ne nous rendons pas compte que nous sommes passivement agressifs envers les autres qui nous entourent.

Il existe quelques méditations efficaces pour vous aider à atteindre un véritable état neutre. Si cela vous inquiète, j'aimerais vous rassurer en précisant qu'entrer dans un tel état ne signifie pas se couper de la réalité. Vous devenez plutôt moins lié à votre énergie émotionnelle. Nous sommes extrêmement protecteurs envers notre corps physique : nous ne laissons personne nous toucher sans notre permission, surtout pas nos parties intimes ! Pourtant, nous acceptons assez facilement de rendre notre corps émotionnel disponible.

Je vais maintenant décrire quelques méthodes de méditation qui produisent un état de neutralité.

L'état d'attention intermédiaire

Vous pouvez effectuer cette méditation en position assise ou debout — la plus confortable pour vous. Si vous le désirez, enregistrez les directives afin de pouvoir mieux vous concentrer sur la visualisation. Choisissez un lieu et un moment où vous ne serez pas dérangé. Prenez quelques minutes pour vous détendre et vous mettre à l'aise. Suivez votre respiration sans tenter de la modifier ; prenez-en simplement conscience. Vous remarquerez sans doute bientôt qu'elle ralentira naturellement. Vous êtes maintenant prêt à commencer.

- ⁕ Imaginez qu'il y a une petite personne sur votre tête — vous-même en miniature. Ce petit vous-même est capable de se glisser dans votre être plus grand (normal). Amenez votre conscience dans ce petit vous-même.
- ⁕ Lentement et graduellement, vous descendez en parachute dans la tête du grand être. À l'intérieur, vous flottez sur des nuages pouvant être légers ou denses. Peut-être voyez-vous de nombreux éclairs et entendez-vous le tonnerre.
- ⁕ Imaginez maintenant des rayons de lumière perçant les nuages sombres à mesure que vous descendez lentement, très lentement.
- ⁕ Vous parvenez au niveau de la gorge de votre être plus grand, puis du cou, et maintenant vous flottez dans un ciel bleu, glissant lentement le long de votre gorge, puis vers vos épaules et votre poitrine.
- ⁕ Au niveau de votre estomac, vous atterrissez au sol ; vous en sentez la douceur et la chaleur. La fraîcheur des herbes aromatiques vertes qui vous entourent vous détend. Puis, vous continuez de descendre.
- ⁕ Juste sous votre nombril, vous découvrez un joli lac tranquille. Il y a un petit bateau sur la rive. Vous embarquez, vous vous assoyez, et il se met à voguer sur l'eau calme.
- ⁕ Dans votre bateau, vous regardez l'eau et les plantes aquatiques qui y flottent. Avez-vous déjà examiné des nénuphars, leur position sur l'eau, leurs pétales qui s'ouvrent ? Impossible de comparer cette vision à une autre ; elle mérite toute votre attention pendant quelque temps. Observez-les sans penser à rien d'autre.
- ⁕ Restez dans votre monde intérieur. Reposez-vous en vous-même. Observez votre respiration.
- ⁕ Vous respirez presque par le haut de votre tête. Par le haut de votre tête, vous inspirez l'air du milieu environnant. L'air des niveaux supérieurs, non touché par l'énergie des autres. Comme s'il y avait une colonne sur votre tête, légère et de couleur pâle, vous permettant d'attirer l'air des niveaux supérieurs de l'atmosphère.
- ⁕ Simultanément avec l'air, vous absorbez de la lumière, puis vous l'inspirez en vous. Laissez ce petit vous-même

qui se repose si bien en vous, sur le lac bleu de votre monde intérieur, recevoir cette belle lumière comme un présent précieux.

Dans un tel état, vous pouvez vivre, travailler et interagir avec les autres de manière agréable. Les gens autour de vous remarqueront un changement (même s'ils n'arrivent peut-être pas à figurer comment il s'est produit) : ils trouveront que vous rayonnez d'harmonie. Au plus profond de leur inconscient, ils se sentiront en sécurité avec vous. Ce qu'il y a de merveilleux dans cet exercice, c'est qu'une fois que vous avez connu cet état de neutralité, vous découvrirez que vous pouvez y revenir facilement à votre gré, dès qu'il le faut. Cet état neutre vous permet de vous protéger, de vous régénérer, et détourne toute tension psychologique pouvant vous affliger. Je vous recommande de pratiquer cette méditation plusieurs fois, jusqu'à ce que vous soyez capable d'atteindre cet état à volonté.

Le périscope

Cet exercice est aussi un excellent moyen de vous placer dans un état de neutralité. Je vous suggère d'expérimenter les deux exercices, afin de découvrir lequel vous convient le mieux.

- Imaginez que vous déployez un périscope du haut de votre tête (à travers le chakra coronal). Ouvrez-le jusqu'à environ un mètre au-delà de votre tête.
- À partir de cette hauteur, regardez dans le périscope et observez votre monde extérieur. Remarquez à quel point vous détenez une meilleure perspective, de cette hauteur.
- Maintenant, chaque fois que vous vous retrouvez dans une situation difficile, ouvrez immédiatement votre « périscope » et observez ce qui se passe. Vous serez en mesure de résoudre la situation beaucoup plus facilement, de manière sage et détachée.

De temps à autre, sortez votre « périscope » et voyez votre vie à travers ce verre épais, comme si vous regardiez un film dans un auditorium. Vous vous rendrez compte que cela vous aidera à voir l'ensemble de la situation, plutôt que de l'aborder de manière étroite et mesquine.

D'autres méthodes de nettoyage des émotions

Lorsque vous maîtriserez l'état neutre, la vie devrait vous sembler plus facile. Je veux maintenant vous enseigner d'autres techniques qui vous aideront à traiter des situations particulières ou des émotions dérangeantes. Mettez-les en pratique, elles sont très efficaces.

Le rituel du lâcher-prise

Ce rituel est particulièrement utile quand vous éprouvez une émotion vraiment difficile à gérer. Vous avez beau déployer tous les efforts pour conserver un état neutre, mais l'émotion revient constamment. En Russie, nous appelons ce rituel qui fonctionne vraiment le « lâcher-prise ».

Voici comment procéder. Il vous faudra faire preuve de vigilance. Vous aurez besoin d'un bol à l'épreuve du feu (en pyrex, en pierre ou en métal) pour y poser vos bouts de papier en train de brûler. Vous pouvez également les brûler dans un foyer.

- Placez un morceau de charbon sur une petite plaque de verre.
- Allumez le charbon en le tenant au-dessus d'une bougie ou d'un briquet. Il émettra des étincelles durant un bref moment. Attendez que tout le morceau soit devenu gris pâle.
- Déposez quelques granules d'oliban sur le charbon. Laissez-les bouillonner et brûler quelques minutes, la fumée se répandant dans la pièce. Vous devrez peut-être ajouter de l'oliban de temps en temps.
- Allumez une bougie ordinaire en cire d'abeille.
- Assoyez-vous en face de la bougie avec quelques bouts de papier blanc.
- Sur chaque bout de papier, notez une émotion qui vous empêche de vivre librement et heureusement. Par exemple, « Je me sens souvent coupable », « Je me sens souvent offensé », « Je n'arrive pas à pardonner », et ainsi de suite.
- Regardez la flamme de la bougie un instant, puis, les après les autres, brûlez-y chaque bout de papier. Prenez conscience que vous vous sentez maintenant plus libre et plus heureux.
- À la fin, jetez les cendres et les restes d'encens dans la toilette.

Le rituel du peignage de l'aura

Anciennement en Russie, on faisait appel à ce rituel quand une personne ressentait de fortes émotions négatives ou qu'elle avait été sérieusement offensée et n'arrivait pas à se libérer de ce mauvais sentiment. Cette personne peignait ses cheveux avec un gros peigne en bois, en se regardant droit dans les yeux dans un miroir. Ce faisant, elle fixait son attention sur le problème ou l'émotion qu'elle écartait physiquement au rythme des coups de peigne. Elle apportait ensuite le peigne dans la forêt pour l'enterrer, souvent devant un peuplier. Dans les traditions populaires russes anciennes, le peuplier est reconnu pour éloigner les énergies et les esprits négatifs. À la suite de ce rituel, les gens disaient souvent éprouver un sentiment profond de libération.

En Occident, ce sentiment est aussi familier. Une personne qui se sent dérangée ou contrariée se frappe souvent la tête tout naturellement, peignant presque ses cheveux avec ses doigts comme si elle tentait d'éloigner ses problèmes.

Je vous suggère d'effectuer une adaptation du « peignage de l'aura » basée sur la vieille coutume russe, quotidiennement ou chaque fois que vous avez besoin de relâcher certaines émotions.

- Avant de commencer, purifiez la pièce avec des huiles essentielles de bois de santal ou de genévrier, ou mettez-en quelques gouttes sur vos poignets.
- Assoyez-vous. Inspirez et expirez en profondeur, et détendez-vous.
- Imaginez que vos mains et vos doigts sont un peigne. Si vous y arrivez, voyez vos doigts plus longs qu'ils ne le sont en réalité, devenant ainsi un meilleur « peigne ».
- Peignez votre aura, de l'extérieur vers votre corps physique, en commençant au-dessus de votre tête et en descendant jusqu'à vos pieds. Ne touchez pas à votre corps physique.
- Poursuivez ainsi pendant quelques minutes. À mesure que les blocages se dissipent, vous devriez vous sentir plus léger.
- Après ce peignage de l'aura, rincez immédiatement vos avant-bras sous l'eau froide courante. Celle du robinet convient.

Se débarrasser d'une mauvaise journée

S'il vous arrive de vivre une très mauvaise journée, ou si vous venez de vous disputer avec quelqu'un, voici une technique qui vous évitera de partager ces expériences négatives avec vos amis et les personnes que vous aimez.

- Rendez-vous dans une autre pièce (la salle de bain, par exemple) et remuez votre corps comme un chien qui secoue de l'eau de son pelage. Remuez-vous intensément.
- Puis, passez vos doigts sur votre corps comme si vous vouliez dégager une toile d'araignée. Commencez au-dessus de votre tête et descendez jusqu'à vos pieds.
- Lavez-vous les mains à l'eau froide courante (laissez l'eau couler de vos coudes à vos mains). Séchez-les.
- Terminez maintenant le nettoyage, cette fois en travaillant de la tête aux

pieds comme si vous vouliez enlever un vêtement très moulant. Il s'agit pratiquement d'arracher les mauvaises vibrations que vous avez accumulées durant la journée.

Si vous faites cet exercice tout juste après une expérience négative, non seulement remarquerez-vous que votre attitude envers la situation changera, mais qu'en plus vous n'aurez plus autant besoin de décharger vos frustrations. En plus de vous épargner une immense quantité de précieuse énergie émotionnelle, vous éviterez à votre famille et à vos amis de subir cette manifestation d'émotions négatives et de frustrations – ce qui est beaucoup plus juste.

Se débarrasser des impuretés

Voici un autre exercice qui favorisera l'allègement des vibrations de votre aura et l'élimination des impuretés énergétiques.

- Étendez-vous sur le dos.
- Levez vos bras et vos jambes de manière qu'ils soient à un angle de 45 degrés par rapport à votre corps. Remuez simultanément vos extrémités, comme si vous tentiez de secouer de l'eau.

Vous pouvez aussi relâcher les émotions négatives en effectuant l'exercice suivant. Si vous ressentez de la colère, inspirez, et en expirant, serrez les poignets très fort de façon à créer une tension qui fait vibrer vos mains. Retenez cette tension jusqu'à la fin de l'expiration. Reprenez jusqu'à 10 fois, jusqu'à ce que vous vous sentiez épuisé. Cette tension physique et cette vibration feront disparaître l'émotion. Résultat ? Vous ne la sentez plus.

Le « sourire intérieur »

Cet exercice devrait vous être familier à ce stade, puisque vous l'avez pratiqué régulièrement durant les programmes physiques de dépuration. Je vous invite à continuer de le mettre en pratique, que vous soyez en période de détoxication ou non. En vous branchant le plus souvent possible sur ce « sourire intérieur », vous allégez vraiment votre corps astral. Le raisonnement en est simple. Quand vous riez ou souriez (extérieurement ou intérieurement), vous devenez beaucoup moins exposé aux forces des émotions et énergies négatives. Quand vous souriez facilement, non seulement vos vibrations astrales s'allègent, mais votre aura est mieux protégée.

Cela ne prend qu'un bref moment et démarre votre journée d'une belle façon. Dans la partie VIII sur la régénération, je vous montrerai comment combiner cet exercice à une autre technique puissante afin de paraître et de vous sentir plus jeune.

L'art pour stimuler votre énergie émotionnelle

Si vous voulez vraiment nourrir votre corps astral, vous pouvez le faire en développant votre intelligence émotionnelle. Le lien aux arts, qu'il s'agisse de théâtre, de musique, de peintures et de lectures merveilleuses, augmente grandement votre énergie émotionnelle. Si vous aimez danser, chanter, dessiner ou jouer d'un instrument de musique, vous devriez en faire une habitude régulière. Plus vous pratiquerez votre art, plus votre aura sera « heureuse ». Chaque fois que vous puisez dans votre énergie créative, vous ouvrez votre corps astral à une énergie nouvelle provenant de l'Univers. La force vitale et la créativité humaines sont directement interdépendantes. Par l'intermédiaire de votre créativité, vous avez accès à votre intuition, et votre esprit devient plus éclairé. Vous entrez dans un courant d'énergie universelle et vous êtes en mesure de vous nourrir de la fréquence énergétique divine. Nous savons que les artistes vraiment talentueux sont capables d'accéder à un état de conscience autre, d'atteindre l'extase, ce qui leur permet de canaliser ce qui correspond véritablement à leur nature. Tout le monde a accès à cette énergie — pas besoin d'être un « bon » artiste, un musicien ou un danseur —, puisque ici, l'habileté n'est pas le facteur principal. Il s'agit d'entrer en communication avec votre soi créatif de la manière qui vous convient le mieux. Libérez-vous de vos inhibitions et suivez simplement votre muse.

Si vous souhaitez maximiser l'effet de l'art sur votre corps astral, essayez la méditation suivante.

Méditation artistique

- Assoyez-vous confortablement devant n'importe quelle œuvre artistique : une peinture, une estampe, un dessin, une photographie. Le type d'image importe peu, mais elle doit vous plaire ou vous attirer.
- Relaxez-vous et calmez votre esprit.
- Cherchez les détails les plus importants dans l'image, puis commencez à l'intégrer dans l'espace, comme si elle quittait son cadre, s'agrandissait et prenait vie. Il peut être utile de vous concentrer sur un point précis, pour ce faire.
- Délaissez maintenant les principaux détails pour vous concentrer sur les éléments secondaires, en fixant toujours l'image.
- Percevez ensuite les éléments contrastants : l'eau/la terre, le haut/le bas, la gauche/la droite, et vice-versa.
- Puis, changez de perspective : passez des détails de l'avant-plan à ceux de l'arrière-plan, et vice-versa.

- Regardez l'image en fixant votre œil gauche du côté gauche et l'œil droit du côté droit. Cela exige de la pratique, mais vous parviendrez ainsi à créer une vision presque stéréoscopique de l'image.
- Fermez les yeux et imaginez que vous voyez l'image à travers vos paupières. Concentrez-vous de plus en plus intensément sur l'image.
- Vous éprouverez peut-être de légers étourdissements et aurez tendance à pencher vers l'image.
- Il est possible aussi que vous ressentiez une grande légèreté et un état de quasi-apesanteur.
- Vous finirez par avoir l'impression que vous faites pratiquement partie de l'image et que celle-ci se prolonge dans l'espace au-delà du cadre.

Afin de maximiser l'effet, vous pouvez faire jouer de la musique, pendant l'observation. Par exemple, si vous regardez un paysage, vous devriez écouter Debussy. Le compositeur russe Rimsky-Korsakov est tout à fait approprié pour admirer des représentations de la mer. Chaque fois que vous contemplerez une image, vous découvrirez que vous êtes en mesure de capter son rythme. Vous devriez donc choisir à votre guise de la musique qui correspond à cette fréquence. Fiez-vous à votre intuition.

Chaque fois que vous allez admirer des peintures dans des musées ou des galeries, ou que vous vous assoyez calmement devant des œuvres que vous possédez chez vous, essayez d'effectuer la méditation décrite ci-dessus ; vous les apprécierez ainsi davantage. Votre observation prendra la forme d'une expérience spéciale, enrichissant vos corps astral et émotionnel.

Un exercice familial pour alléger l'énergie lourde

Cet exercice amusant est en fait un jeu d'enfant, mais je crois que toute la famille peut l'apprécier. Il est particulièrement utile quand l'énergie familiale est devenue pesante pour une raison quelconque et surtout lorsque vous venez de régler une grosse dispute. Cette méditation qui provoque le rire, en plus de dissiper l'énergie trop dense, vous fera passer un agréable moment.

C'est tout simple. Tout le monde s'assoit par terre, en cercle, et pose sa tête sur l'estomac de son voisin. Quelqu'un commence en émettant trois fois un « ah ! » intense. La personne suivante enchaîne aussitôt en prononçant ses trois « ah ! », et ainsi de suite. Votre tête rebondissant sur l'estomac où elle est posée, en un rien de temps les « ah ! ah ! ah ! » déclencheront une rigolade générale.

Une méditation sur l'amour avec partenaire

Il existe une méthode agréable pour attirer et préserver l'amour avec votre partenaire ou vos enfants. Enseignez-la à vos enfants pour qu'ils puissent l'effectuer entre eux. C'est une belle façon de nourrir leur chakra du cœur et de restaurer la paix familiale. Cet exercice vous aidera aussi à équilibrer les vibrations de votre corps astral.

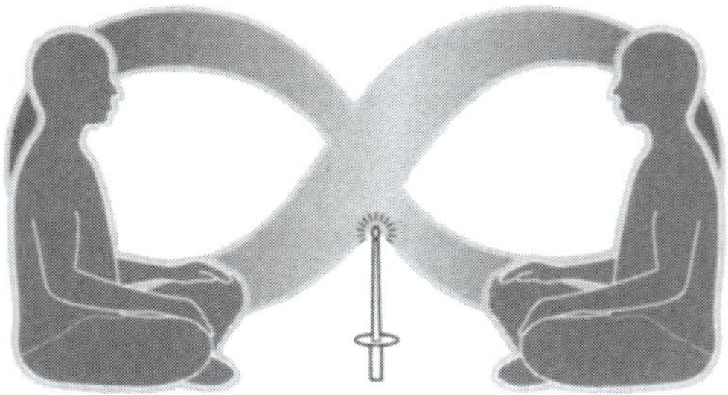

- Assoyez-vous l'un en face de l'autre et placez une chandelle entre vous.
- Quand vous vous sentez tous les deux bien et détendus, transmettez-vous de l'énergie aimante. (Ayez tout simplement des sentiments chaleureux et affectueux pour l'autre.)
- N'oubliez pas que cette énergie est de l'amour inconditionnel, non sexuel.
- Imaginez que vous percevez l'énergie qui circule entre vous dans un mouvement en huit au niveau du chakra du cœur.

Chapitre Seize

LE TRAVAIL AVEC LES CHAKRAS

Il est maintenant temps de s'attarder davantage sur nos chakras, les sept sphères tourbillonnantes (ou tourbillons) de bioénergie qui circule à partir de la base de la colonne jusqu'au-dessus de la couronne de la tête. Les chakras sont des indicateurs précis de notre bien-être physique, émotionnel et psychique. Chacun tourne à une fréquence différente, et quand ils sont équilibrés, vous rayonnez de santé et de bien-être. Si l'un ou plusieurs perdent cette harmonie, vous commencerez à remarquer des problèmes.

Les déséquilibres dans les chakras

Nul besoin d'être voyant, pour figurer quel chakra subit du stress ou est déséquilibré. Puisque chacun est lié de près à divers organes et systèmes du corps ainsi qu'à des émotions et à des schèmes de pensée différents de la psyché, il est en général relativement facile de cerner les problèmes. En répondant aux questions suivantes, vous serez en mesure d'évaluer le fonctionnement de vos chakras.

1 Avez-vous l'impression de ne pas vraiment habiter votre corps ?
2 Vous sentez-vous vulnérable, exposé au danger ?
3 Votre niveau d'énergie est-il bas ? Ressentez-vous souvent de la fatigue, de l'épuisement, sans aucune raison particulière ?
4 Votre poids est-il très excessif ou très insuffisant ?

5 « Fuyez-vous » par l'alcool, les drogues ou la nourriture ?

6 Avez-vous subi un traumatisme entre la naissance et l'âge de cinq ans ?

7 Souffrez-vous de troubles intestinaux ; avez-vous des problèmes d'ossature ou de dentition ; avez-vous des troubles alimentaires ; avez-vous mal aux jambes, aux pieds, aux genoux, à la base de la colonne et aux fesses ?

8 Craignez-vous le changement ?

9 Les rencontres sociales vous déplaisent-elles ? Vous y sentez-vous mal à l'aise ?

10 Votre libido est-elle basse, ou votre vie sexuelle pose-t-elle problème de façon générale ?

11 Avez-vous tendance à fantasmer plutôt qu'à vous engager dans une véritable relation ?

12 Avez-vous tendance à vous refuser des plaisirs et des loisirs ?

13 Avez-vous subi un traumatisme ou un bouleversement quelconque entre l'âge de cinq et huit ans ?

14 Vos règles sont-elles douloureuses ; souffrez-vous de troubles du système reproductif ou urinaire ; perdez-vous l'appétit ; avez-vous des difficultés sexuelles ; manquez-vous de souplesse dans le bas du dos et dans les genoux ; votre sens du goût est-il peu développé ?

15 Êtes-vous plutôt agressif et dominateur ? Peut-être même un peu tyrannique ?

16 Devez-vous absolument avoir le dernier mot ?

17 Éprouvez-vous de la frustration à travailler fort sans jamais réaliser votre vrai potentiel ?

18 Ressentez-vous parfois de l'impuissance ? Vous sentez-vous un peu comme une victime ?

19 Suivez-vous la majorité, ou vous en tenez-vous à votre idée sans réfléchir aux conséquences pour les autres ?

20 Avez-vous subi une souffrance ou un bouleversement sur le plan psychologique entre l'âge de 8 et 12 ans ?

21 Souffrez-vous de troubles digestifs ou alimentaires, d'ulcères, de fatigue chronique, d'hypertension, de maux d'estomac, d'une affection du pancréas, de la vésicule biliaire ou du foie ; êtes-vous diabétique ou hypoglycémique ?

22 Êtes-vous critique — envers vous-même ou les autres ?

23 Vous sentez-vous souvent déprimé, pessimiste, seul ?

24 Avez-vous de la difficulté dans vos relations ? Êtes-vous peut-être trop exigeant, trop collant, jaloux ou dépendant ? À l'opposé, vous sacrifiez-vous trop, êtes-vous toujours le martyr ?

25 Trouvez-vous que vous vous occupez trop de la vie des autres ?

26 Avez-vous subi un traumatisme ou un bouleversement quelconque entre l'âge de 12 et 16 ans ?

27 Souffrez-vous de maladie cardiaque, pulmonaire, mammaire ou au niveau des bras ; êtes-vous atteint d'asthme ou de troubles respiratoires ou circulatoires ; avez-vous une carence du système immunitaire ; éprouvez-vous de la douleur au niveau de la poitrine ou une tension entre les omoplates ?

28 Craignez-vous de révéler ce que vous pensez ? Êtes-vous timide ?

29 Cela vous effraie-t-il ou vous rend-il nerveux de traduire vos sentiments en mots ?

30 Avez-vous des difficultés d'audition ou d'élocution ? Souffrez-vous de surdité musicale ou d'incapacité à suivre un rythme ?

31 Aimez-vous raconter des potins, avez-vous tendance à couper la parole ? Parlez-vous davantage que vous écoutez ?

32 Avez-vous l'impression que votre créativité est limitée ou bloquée ? Que vous en êtes complètement dépourvu ?

33 Avez-vous subi un traumatisme ou un problème quelconque entre l'âge de 16 et 21 ans ?

34 Ressentez-vous une tension dans la mâchoire ; avez-vous des anomalies au niveau de la gorge, des oreilles, de la voix, du cou ; souffrez-vous d'une maladie de la glande thyroïde ?

35 Vous est-il difficile de vous rappeler vos rêves ? Croyez-vous que vous ne rêvez même pas ? Faites-vous souvent des cauchemars ?

36 Avez-vous une mauvaise mémoire ?

37 Vous sentez-vous souvent coupable de ne pas être heureux ?

38 Avez-vous l'impression d'être bloqué dans la vie et rêvez-vous de liberté ? Vous est-il difficile de visualiser l'avenir ?

39 Avez-vous de la difficulté à trouver l'équilibre — dans votre humeur, votre température corporelle, vos hormones ?

40 Avez-vous subi un traumatisme ou un problème quelconque entre l'âge de 21 et 26 ans ?

41 Souffrez-vous de maux de tête, de migraines ou de troubles de la vision ?

42 Êtes-vous cynique ?

43 Êtes-vous très intellectuel, ayant tendance à vivre complètement « dans votre tête » ?

44 Avez-vous un système de croyances très rigide et ridiculisez-vous tout ce qui ne correspond pas à votre modèle ?

45 Êtes-vous plutôt sceptique en ce qui concerne les questions spirituelles, ou

êtes-vous totalement immergé dans le monde spirituel au détriment de la vie quotidienne ?

46 Êtes-vous âpre au gain et matérialiste ?

47 Êtes-vous apathique, confus ou détaché ?

48 Souffrez-vous de migraines ou d'amnésie ?

Divisez maintenant vos réponses en sept groupes, comme suit :

Questions 1 à 7 : chakra-racine
Questions 8 à 14 : chakra sacral
Questions 15 à 21 : chakra du plexus solaire
Questions 22 à 27 : chakra du cœur
Questions 28 à 34 : chakra de la gorge
Questions 35 à 41 : chakra du troisième œil
Questions 42 à 48 : chakra coronal

Plus de fois vous avez répondu « oui » dans une section, plus il est probable qu'il y ait un déséquilibre dans ce chakra. Il est très fréquent que plusieurs chakras soient déséquilibrés ; ne soyez donc pas surpris ou déprimé, si c'est le cas des vôtres. Je vais vous apprendre une foule de moyens de rétablir l'équilibre.

Restaurer l'équilibre des chakras

Parfois, des activités quotidiennes toutes simples peuvent favoriser le rétablissement de l'équilibre d'un chakra. Découvrons quelques-unes des plus efficaces.

Le chakra-racine

Vous devez vous efforcer de vous relier à nouveau à votre corps. Commencez en faisant autant d'exercice physique que vous le pouvez. Choisissez un sport ou une activité que vous aimez (la danse, l'aérobie, la course, la natation, etc.). Essayez le massage. (Trouvez un professionnel, ou demandez à un ami ou à votre partenaire de vous masser.) Le yoga est excellent, car il guérit et équilibre tous les chakras. Le jardinage et la poterie sont aussi de bons exercices pour vous aider à vous « enraciner », si votre chakra-racine est déficient. D'un point de vue psychologique, examinez votre relation avec votre mère durant la petite enfance : si c'est possible, discutez-en avec elle ; si c'est douloureux, parlez-en avec un thérapeute professionnel. Organisez votre vie sur le plan pratique. Rangez vos tiroirs. Apprêtez la table pour le petit-déjeuner avant de vous mettre au lit. Payez vos factures à temps. Renseignez-vous sur les ateliers qui se donnent sur l'autogestion de la santé et participez-y. Faites la paix avec votre famille. Faites connaissance avec vos voisins. Établissez des routines rassurantes. Les odeurs qui stimulent ce chakra incluent le bois de cèdre, la myrrhe et le patchouli. Optez pour ces parfums pour vos chandelles aromatisées, vos huiles de bain et à massage et l'encens.

Le chakra sacral

Quand ce chakra est déséquilibré, vous devez apprendre à faire confiance à vos sens et à en tirer du plaisir. En premier lieu, palpez les textures de votre environnement, écoutez de la musique et des sons nouveaux, admirez la nature et les œuvres d'art, goûtez à des aliments et à des boissons inhabituels. La danse peut aider à libérer ce chakra, tout comme le culturisme. Efforcez-vous de prendre doucement conscience de vos émotions (avec une aide professionnelle au besoin), afin de relâcher les anciens sentiments de blessure, de colère et de culpabilité. Voyez davantage de films d'amour. Écoutez de la musique sensuelle. Entourez-vous de chandelles aromatisées. Placez dans un joli cadre une photo de vous-même où vous resplendissez. Assistez à des pièces de théâtre et à des spectacles de danse. Payez-vous des soins pour vous dorloter. Portez les meilleurs tissus possible. Organisez une fête en votre honneur ou un repas amoureux avec la personne aimée. Procurez-vous des dessous plus affriolants. Le jasmin, la rose et le bois de santal sont les fragrances qui stimulent ce chakra.

Le chakra du plexus solaire

S'il y a déficience au niveau de ce chakra, il vous faut apprendre à prendre des risques. De plus, vous avez besoin d'un « ancrage » et de réconfort sur le plan émotionnel. Si, par contre, il y a un excès d'énergie dans ce chakra, vous devriez songer à acquérir des techniques de gestion du stress (la méditation, le biofeedback, etc.) et à exercer la relaxation profonde. Pour quiconque a des problèmes au niveau de ce chakra, les redressements assis seront bénéfiques, car ils renforcent cette partie du corps. Les arts martiaux tels que le judo et le tai-chi sont également excellents. La psychothérapie peut vous aider à trouver la force nécessaire pour relâcher ou maîtriser la colère et renforcer votre sens de l'autonomie. Formulez-vous une mission de vie. Offrez-vous des compliments et dites-en aussi aux autres. Admirez les autres plutôt que d'entretenir de la jalousie. Lisez des livres sur la gestion du temps et le leadership, de même que des biographies de gens extraordinaires pour qui vous avez de l'admiration. Prononcez votre nom plusieurs fois à voix haute jusqu'à ce que vous sentiez qu'il vous appartient. Ne confiez vos projets qu'à des personnes qui vous appuieront. Participez à un marathon ou à une marche pour une bonne cause. Les essences de ce chakra incluent le vétiver, l'ilang-ilang et la bergamote.

Le chakra du cœur

Les exercices de respiration vous aideront, si vous avez des problèmes au niveau de ce chakra. Inscrivez-vous à un cours de yoga ou de qi gong où l'on enseigne la respiration (et mettez en pratique les exercices de respiration que je propose dans ce livre). Commencez à rédiger un journal – notez-y honnêtement tous vos sentiments et vos pensées. Examinez vos relations et tentez de vous libérer des peines et des deuils refoulés (avec une aide professionnelle au besoin). Commencez à vous accepter – comme vous êtes. Lisez de la poésie ou des livres humoristiques. Touchez physiquement les gens que vous aimez. Écrivez une lettre de remerciements à la personne qui a eu une influence positive dans votre vie. Discutez affectueusement avec un bon ami ou une bonne amie d'enfance. Mettez en pratique des exercices de pardon. La rose et la mélisse font partie des parfums de ce chakra.

Le chakra de la gorge

Si votre chakra de la gorge est déficient, il est nécessaire d'employer votre voix. Chantez, psalmodiez, fredonnez, criez – faites n'importe quoi pour libérer votre voix. Une thérapie sonore ou un travail sur la voix feront des merveilles. Dans le cas d'une énergie excessive dans ce chakra, exercez l'art du silence et concentrez-vous sur les paroles de votre interlocuteur. Le culturisme ou le massage, ou encore la technique Alexander ou Pilates, aident à relâcher la tension dans le cou et les épaules. Écrivez vos pensées et vos sentiments secrets dans un journal. Rédigez des lettres aux personnes avec qui vos relations sont problématiques. (Il n'est pas nécessaire de les envoyer.) Respirez, quand vous parlez et pendant que vous écoutez. Exercez-vous à l'avance à dire ce que vous voulez communiquer. Écrivez aux personnes avec qui vous voulez entrer en contact ou mettre un point final. Chaque jour, gardez le silence durant 10 minutes. Criez dans un oreiller ou chantez à pleins poumons dans votre voiture. Cessez de vous critiquer, ainsi que les autres, pendant une journée. Les parfums de ce chakra sont la camomille et la myrrhe.

Le chakra du troisième œil

Pour rééquilibrer ce chakra, essayez la peinture et le dessin – utilisez les matières et les couleurs que vous aimez, et reproduisez ce qui vous vient à l'esprit. (Il n'est pas nécessaire que ce soit artistique.) Regardez le résultat et observez les émotions qui émergent. Commencez à noter vos rêves et à vous en servir comme matière. Essayez de les peindre, d'écrire à partir d'eux ou d'en imaginer la suite. Que signifient pour vous les symboles et les personnes qui apparaissent dans vos rêves ? Ne consultez pas d'ouvrages spécialisés ; les rêves nous parlent de manière très personnelle. Essayez la méditation ou l'entraînement autogène. Les visualisations guidées peuvent être utiles, de même que l'hypnothérapie (avec une personne qualifiée). Inventez une recette et réalisez-la, puis servez le mets dans votre plus belle vaisselle. Changez votre image. Faites de la peinture au doigt avec vos enfants (ou d'autres personnes) et exposez vos créations. Modifiez la décoration de votre salle de séjour. Débarrassez-vous de vos vieux vêtements. Visitez une galerie d'art. Voyez-vous en train de réussir ce que vous voulez faire dans la vie. Pour ce chakra, les odeurs sont celles du pélargonium malodorant et de la jacinthe.

Le chakra coronal

S'il y a une carence de l'énergie du chakra coronal, la méditation peut vous être très profitable. Faites preuve d'ouverture envers les idées et l'information nouvelles — ne rejetez rien sans en avoir fait l'essai. Intéressez-vous à la spiritualité, laissez tomber votre cynisme et ayez l'esprit ouvert. Examinez vos attitudes envers la spiritualité et la religion. Si, par contre, cette énergie est excessive, vous êtes probablement beaucoup trop détaché des choses terrestres, et il vous faut vous relier à votre corps et à la terre. Essayez l'exercice physique, le massage, le jardinage. Recyclez. Évitez le gaspillage et la pollution. Donnez à des œuvres de charité. Méditez davantage. Inventez une méditation sur un événement formidable de votre vie et accompagnez-la d'une musique qui a un sens pour vous. Comme pratique spirituelle, soyez aimable envers vous-même et les autres. Parrainez un enfant d'un pays en voie de développement. La lavande, l'oliban et le bois de rose sont les fragrances de ce chakra.

Un régime alimentaire pour les chakras

Quand vous agissez sur vos chakras, je vous conseille de compléter votre travail par un régime alimentaire approprié. Les aliments que nous consommons sont de l'énergie pure. L'énergie n'est pas statique, mais résonne à certaines fréquences ; ainsi, chaque type de fruits et de légumes, chaque protéine, glucide ou matière grasse, a son propre caractère énergétique. L'un des secrets pour garder vos chakras rayonnants et en bonne santé consiste à les nourrir sur le plan énergétique avec un régime alimentaire approprié.

Je vous suggère de choisir vos aliments en prêtant attention à leur couleur et à leurs caractéristiques du point de vue des vibrations. Vous pouvez ainsi vous nourrir en tenant compte du chakra sur lequel vous travaillez.

C'est une bonne idée de travailler sur un chakra différent chaque semaine ou chaque jour. Vous pouvez également vous concentrer sur les chakras déséquilibrés.

Le premier chakra

Prévoyez dans votre régime une foule de fruits et de légumes à la peau ou à la chair rouges, tels que des tomates, des poivrons rouges, des pommes, des cerises, des radis, etc. Comme ce chakra est la base, la fondation ou le centre, vous devriez vous efforcer de manger davantage de protéines (de la viande, de la volaille et du poisson, de même que des légumineuses, du tofu, etc.). Je vous recommande aussi de consommer plus d'aliments cuits aux arômes prononcés, car le premier chakra est responsable du sens de l'odorat.

Le deuxième chakra

Augmentez votre consommation de fruits et de légumes orange : les carottes, les mandarines satsumas, les oranges, les patates douces, la citrouille, etc. Puisque l'énergie de ce centre est reliée à l'élément eau et au sens du goût, je vous invite à consommer davantage de soupes et à boire plus d'eau. Assurez-vous que votre nourriture n'est pas fade ; faites profiter vos papilles gustatives de saveurs variées. Je vous suggère fortement de réduire votre quantité de sel, parce qu'il a tendance à retenir l'eau dans le corps.

Le troisième chakra

Mangez beaucoup d'aliments jaunes : des bananes, du melon, des poivrons jaunes, des grains comme le blé, le maïs, le sarrasin, l'avoine, et des graines, etc. Puisque ce chakra est associé au feu, vous devez manger plus de produits qui libèrent beaucoup d'énergie durant la réaction métabolique, par exemple des glucides complexes tels les grains entiers. Ce chakra correspond au sens de la vue ; faites un effort dans la présentation de vos aliments.

Le quatrième chakra

Vous devriez rechercher les légumes et les fruits verts comme le brocoli, les courgettes, les pommes vertes, les épinards, les haricots, la laitue, etc. L'énergie des légumes est censément neutre et porte en elle l'énergie de la Terre et du Soleil. Ce chakra est associé au sens du toucher. Donc, si vous voulez faire plaisir à votre quatrième chakra, quand vous achèterez vos denrées au marché, palpez-les sur les étalages et, plus tard, quand vous les aurez préparées, essayez de les manger avec vos doigts ou portez-les à la bouche de votre partenaire dans vos mains.

Le cinquième chakra

Votre régime alimentaire devrait regorger de légumes et de fruits pourpres : des aubergines, des bleuets, des figues, des raisins, des prunes, des pruneaux, des haricots rognons, du maïs et de l'oignon de cette couleur, des betteraves, des bettes à carde, des olives, des champignons pourpres, etc. Ce chakra est joint au sens de l'ouïe ; agrémentez vos repas de belle musique.

Le sixième et le septième chakras

Ces deux chakras sont reliés à votre intuition, à votre clarté d'esprit et à votre soi supérieur. Leur qualité vibratoire est très légère. Si vous travaillez à ce niveau, je vous recommande d'éviter de trop charger votre système de nourriture. Si vous êtes capable de jeûner, c'est le moment de le faire. Si vous décidez de prendre des repas légers, assurez-vous que la couleur bleue et pourpre dominent dans vos aliments. Vous trouverez également utile de transformer vos repas en une forme de méditation. Allumez des chandelles dans votre salle à manger, mangez en silence et mastiquez longtemps. Il serait bien de dresser votre table dans des tons de bleu ou de pourpre.

Équilibrer les chakras

Maintenant que vous avez découvert des moyens pratiques précis de rétablir l'équilibre d'un ou de plusieurs chakras, nous nous pencherons sur des façons plus générales de les rééquilibrer tous. Bon nombre de techniques et de méditations peuvent y contribuer. Je vais partager avec vous certaines des mes méthodes favorites. Commençons par une merveilleuse méditation extrêmement efficace.

Méditation : un voyage dans les chakras

J'aime particulièrement cette méditation, parce qu'elle convient non seulement à l'hémisphère droit du cerveau grâce à une belle imagerie, mais aussi au gauche par ses affirmations puissantes. Cette méditation équilibrera parfaitement votre corps astral, de même que votre corps mental. Plus vous la mettrez en pratique, meilleurs seront ses effets. Vous n'hésitez pas à prendre une douche tous les jours afin de nettoyer votre corps physique ; voyez donc cette méditation comme une sorte de douche pour vos corps énergétiques.

Il est préférable d'enregistrer les directives au préalable. Ainsi, vous pouvez les faire jouer et les écouter bien attentivement. Au préalable, trouvez un lieu où vous pourrez vous asseoir ou vous étendre confortablement, sans toutefois vous endormir !

Allouez quelques minutes pour vous concentrer sur votre respiration et calmer votre esprit, puis commencez.

J'expire toute tension contenue dans mon corps et je me relaxe, sachant que je peux utiliser mon énergie de manières plus intéressantes. J'imagine que ma colonne est une tige

et qu'un lien invisible à partir de la base s'enfonce dans la Terre et m'enracine. L'autre extrémité de ma tige est alignée à un point de lumière vive au-dessus de ma tête.
J'amène ma conscience dans mon premier chakra, le chakra-racine, qui se trouve à un point entre mes jambes appelé « périnée ». Mon chakra-racine est comme un vortex tourbillonnant qui s'ouvre vers la Terre. Je respire à l'intérieur du chakra-racine et j'imagine une fleur d'un rouge vif qui s'y épanouit. Je sens l'énergie qui s'accroît dans ce centre. Je me concentre maintenant sur mon expiration et j'expire tout sentiment d'insécurité. Je l'expulse complètement. Je me dis :

> « Je fais partie de l'univers vivant. Je reconnais mon lien à tout ce qui est vivant. Je suis pleinement en vie et, ici dans mon corps, j'ai tout ce dont j'ai besoin. »

Je porte maintenant mon attention sur mon deuxième chakra, le centre sacral (ou de l'eau) sexuel, juste sous mon nombril. Je respire la couleur orange, un orange foncé. À mesure que j'aspire la couleur dans ce chakra, il se déploie telle une fleur. Je reviens maintenant à mon expiration.
J'expire toutes les pensées dont je n'ai plus besoin à propos de ma sexualité. Je rejette toute croyance selon laquelle je manque de créativité. J'expulse les images et les souvenirs d'anciennes relations retenues ici, dont je n'ai plus besoin. Ces pensées et ces sentiments me limitent. Je les expire. Je me dis :

> « J'ai le pouvoir de créer. Je suis capable d'apporter du nouveau dans la vie. Je me sens en confiance dans ma sexualité et dans mes relations avec les autres. »

Je me concentre sur le troisième chakra, le chakra du plexus solaire, mon centre de pouvoir. J'y inspire du jaune, un beau jaune solaire. À mesure que j'attire cette couleur dans mon centre de pouvoir personnel, je ressens l'énergie de ce chakra qui se réveille. Je concentre maintenant ma respiration sur l'expiration et j'évacue l'idée que je dois être parfait. J'expire l'impression d'être une victime et d'être impuissant dans certaines situations, mes soucis à propos de ce que peuvent penser les autres, tout ressentiment envers l'autorité. J'expulse tout cela de mon plexus solaire et je dis :

> « J'ai mon propre pouvoir en main. Je suis capable de prendre mes propres décisions. Je me respecte, ainsi que les autres. J'ai du pouvoir. »

J'amène mon attention au quatrième chakra, le chakra du cœur. J'inspire un beau vert au centre de ma poitrine. Je prends conscience de ce foyer d'amour inconditionnel qui s'ouvre et grandit. Mon souffle fait éclore cette fleur. C'est ici que réside le pouvoir de l'amour.

J'inspire du vert et je sens ce pouvoir. Je fixe maintenant mon attention sur mon expiration et j'expulse toute crainte d'être blessé, toute impression de vulnérabilité, tout sentiment d'amour restrictif et conditionnel. Je rejette toutes les croyances sur l'amour qui me limitent et me serrent le cœur. Je repousse toutes les idées qui ne méritent pas d'amour – par exemple, qu'il n'est pas bien de m'aimer – et puis je me dis :

« Je ressens de la compassion envers moi-même et tous les êtres vivants. Je donne et reçois de l'amour sans condition. Je suis rempli d'amour. »

Je me concentre sur le cinquième chakra, le chakra de la gorge, et je respire un bleu magnifique, un bleu-vert ou un turquoise. J'inspire cette couleur et je sens la fleur de mon chakra de la gorge qui s'ouvre. C'est ici le centre de mes communications honnêtes, de ma possibilité de m'affirmer et de parler librement et ouvertement. Je respire du bleu dans ce centre. Maintenant, je dirige mon attention sur mon expiration et je sors tout souvenir de situations où j'ai eu peur de dire ce que je ressentais, où je n'ai pas réussi à exprimer mes pensées. Je dis :

« J'exprime clairement mes pensées et mes sentiments les plus profonds. Je peux parler librement et ouvertement. Quand je m'exprime, je fais confiance à mon âme. »

Je fixe maintenant ma conscience dans le sixième chakra, le chakra du troisième œil, et je respire un bleu indigo, un joli bleu sombre, la couleur du ciel nocturne, dans ce centre de la vision intérieure, de la sagesse et de l'intuition. Je respire pour ouvrir ce chakra qui devient la porte de ma conscience spirituelle. Il devient l'œil qui voit dans toutes les directions ; il me montre la voie pour faire croître mon être entier. Je dis :

« Je suis en harmonie avec une source infinie de sagesse. J'ai confiance en mon intuition. »

Maintenant, j'amène ma conscience à un point juste au-dessus de ma tête, au septième chakra, le chakra coronal. Ici se retrouvent les couleurs énergétiques du blanc, de l'or et de l'améthyste. Je me représente ces couleurs et je les respire dans l'espace situé au haut de ma tête. C'est ici qu'existe mon halo, le siège de ma connaissance qu'il y a plus que la réalité physique. En me concentrant sur ce chakra, j'entre dans un lieu qui à la fois est néant et tout. C'est la porte de l'âme. Il n'y a rien à dire ici, car cet endroit est au-delà des mots. C'est ici que je relie tout mon être à l'Univers. Je suis l'Univers, infini et intemporel. Je m'entends dire :

« Je suis ce que je suis. »

Je me visualise maintenant rayonnant de toutes les couleurs du spectre, de l'arc-en-ciel. Je les vois tourbillonner en moi, toutes les couleurs qui composent le blanc. Je suis une lumière blanche qui brille ; je suis à l'intérieur d'une lumière blanche qui brille. Je deviens la lumière entière. Je laisse toutes les cellules et tous les atomes de mon corps se rappeler la légèreté de l'être. Puis, quand je me sens prêt, je ramène doucement ma conscience dans la pièce, sachant que je suis en lien avec la Terre mère et guidé par un pouvoir divin. Je suis recueilli, concentré. Je respire profondément quelques fois et je remue délicatement mes doigts et mes orteils en ouvrant les yeux. Je reviens à la réalité quotidienne.

Équilibrer les chakras avec des cloches (kolokols)

Les cloches (kolokols) sont de puissants outils pour purifier l'énergie. Tout comme je m'en sers pour épurer l'énergie de la maison (voir la partie II), j'aime utiliser des cloches pour purifier et équilibrer les chakras.

Voici comment vous purifier avec des *kolokols*.

1 Tenez-vous debout ou assoyez-vous confortablement sur une chaise.
2 Prenez la cloche dans une main et tenez-la à environ 15 cm de votre corps, là où se situe votre chakra-racine.
3 Prenez une grande respiration en imaginant que vous envoyez votre souffle jusqu'à vos orteils. Expirez.
4 Commencez à faire tinter la cloche, en la déplaçant vers le haut le long du centre du corps (en suivant le méridien central). Faites retentir la cloche plus vite, quand vous atteignez les zones des principaux chakras : le nombril, le plexus solaire, le cœur, la gorge et le troisième œil.
5 Prenez soin que le tintement soit mélodieux et harmonieux — vous ne voulez certainement pas produire un son discordant.
6 Lorsque vous parvenez au chakra coronal, au-dessus de votre tête, faites un mouvement en huit avec la cloche, afin de sceller l'énergie.
7 Revenez au chakra-racine et reprenez les étapes 2 à 6 deux autres fois. Le trois est considéré comme un nombre magique, en Russie, et nos rituels sont souvent répétés trois fois. Chaque fois que vous parcourez votre corps avec la cloche, vous devriez remarquer que le son s'éclaircit à mesure que l'énergie se rééquilibre.
8 Nettoyez votre cloche dans de l'eau salée, à la fin de la séance.

Équilibrer les chakras avec un parfum

Dans le chapitre 5, qui portait sur l'épuration de l'énergie de la maison, j'ai parlé de l'utilisation d'huile d'oliban pour purifier l'énergie d'un domicile. Cette technique peut également servir pour purifier votre aura ou celle d'une autre personne. Toutefois, l'oliban n'est pas obligatoire. Vous pouvez choisir parmi une diversité de parfums, selon votre état émotionnel. Certains sont des huiles essentielles utilisées en aromathérapie, d'autres sont des désodorisants domestiques.

Voici les parfums les plus courants pour vous purifier :

- Le clou de girofle : aide à résoudre les relations difficiles au travail ou à la maison.
- La cannelle : vous protège des autres et vous apaise.
- Le café fraîchement moulu : fait disparaître les cauchemars récurrents.
- L'oliban : favorise la croissance spirituelle.
- L'ail écrasé : vous libère des pensées négatives ou des idées troublantes.
- Le miel : adoucit votre tempérament.
- Le bois de cèdre : élimine l'anxiété ou le stress.
- La sauge : favorise un nettoyage et une purification en profondeur.
- Le bois de santal : facilite l'enracinement et la stabilité.

Voici ce que vous devez faire.

- Préparez le brûleur en plaçant un morceau de charbon sur une plaque de verre ; allumez-le et attendez qu'il devienne gris. Posez ensuite le parfum de votre choix sur le charbon qui brûle.
- Assoyez-vous sur une chaise à dossier droit et déposez le brûleur par terre devant vous.
- Nouez un drap blanc à votre cou afin de créer une sorte de tente entourant la chaise et le brûleur.
- Assurez-vous que le drap vous couvre entièrement et qu'il retombe au sol avec ampleur. Cela s'apparentera quelque peu à un bain de vapeur. Faites bien attention. Prenez toutes les précautions nécessaires pour que le drap n'entre pas en contact avec le brûleur et ne risque pas de s'enflammer. Ne placez le brûleur à l'intérieur de la « tente » que lorsque le charbon fume et non quand il brûle.
- Laissez votre corps absorber les émanations de 10 à 15 minutes.

! *Cette méthode peut ne pas convenir aux personnes souffrant d'asthme ou de troubles respiratoires.*

Équilibrer les chakras avec des instruments de musique

Il est aussi possible d'équilibrer vos chakras en écoutant certains instruments de musique. Il vous faudra choisir de la musique pour chacun des chakras ou pour celui qui vous semble particulièrement déséquilibré. Assoyez-vous ou étendez-vous dans un endroit confortable et faites jouer la musique assez fort afin qu'elle crée de douces vibrations dans votre corps.

Voici les instruments qui équilibrent chaque chakra :

- Premier chakra : réagit très bien aux notes basses produites par l'orgue, la batterie et la contrebasse.
- Deuxième chakra : est stimulé par la musique provenant de l'alto et de la guitare classique.
- Troisième chakra : apprécie beaucoup le saxophone et les cuivres en général.
- Quatrième chakra : le violon classique est énergisant pour lui. La musique de Mozart, en particulier, a un effet très équilibrant.
- Cinquième chakra : répond bien à la flûte.
- Sixième chakra : la harpe lui convient particulièrement.
- Septième chakra : réagira à des cloches qui sonnent fort ou au bruit retentissant de deux verres de cristal se percutant, un son similaire à celui émis par un triangle.

La corde blanche

Voici un autre exercice énergétique que j'aime beaucoup. Il produira d'excellents résultats, quand vous aurez besoin de nourrir votre « centre de survie » dans le chakra-racine. Je le conseille aussi aux personnes sportives ou ayant besoin d'énergie supplémentaire pour améliorer leurs performances.

- Assoyez-vous confortablement. Inspirez et imaginez qu'une corde blanche lumineuse (dont la clarté est semblable à celle qu'émet une lampe à la lumière du jour) s'élève le long de votre colonne à partir de votre coccyx.
- En s'élevant, elle parvient à la partie qui se trouve derrière votre plexus solaire, dans votre dos. La lumière pénètre dans votre plexus solaire et en ressort à l'avant de votre corps.
- La lumière redescend maintenant le long de la ligne centrale de votre estomac, puis réintègre la partie située à l'opposé de votre coccyx, d'où elle est partie.
- Vous produisez un cercle d'énergie blanc et brillant, formé par la corde de lumière (voir l'illustration à la page suivante). Il se mettra à tourner de plus

en plus vite — visualisez-le tel un hula-hoop, de trois à cinq minutes.

Le solénoïde

Un autre exercice merveilleux, excellent pour équilibrer et répartir l'énergie vitale dans tout votre corps.

- Assoyez-vous confortablement et concentrez-vous sur votre respiration pour vous aider à vous détendre.
- Visualisez une boule d'énergie lumineuse blanche (à peu près de la taille d'une balle de tennis) qui monte le long de votre colonne à partir de votre coccyx.
- La boule d'énergie s'élève le long de votre colonne telle de l'eau qui coule dans un boyau d'arrosage.
- Quand cette boule d'énergie atteint la première vertèbre de votre cou (la plus proche de votre tête), amenez-la vers l'extérieur de votre épaule droite. Elle refait maintenant le trajet vers votre coccyx, le long du côté extérieur de votre corps, comme si vous traciez une aile invisible sur votre dos.
- Refaites la même chose du côté gauche de votre corps avec une nouvelle boule d'énergie partant de la base de votre colonne.
- Conservez une image nette de ces ailes dans votre esprit. Imaginez maintenant que deux boules d'énergie lumineuse circulent sur ce tracé. Vous devriez voir deux cercles qui tournent telles deux hélices dans votre dos.

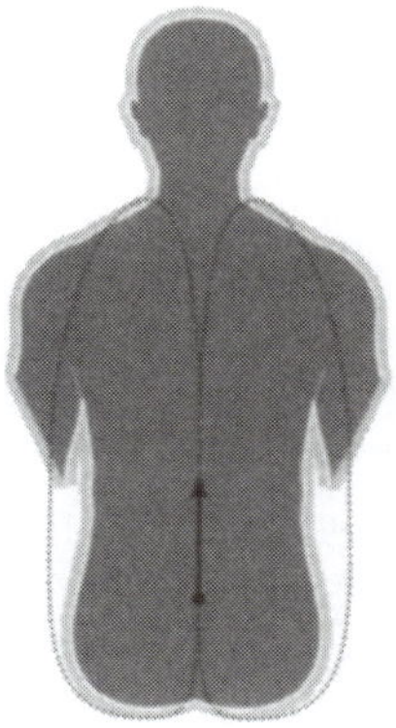

Le solénoïde

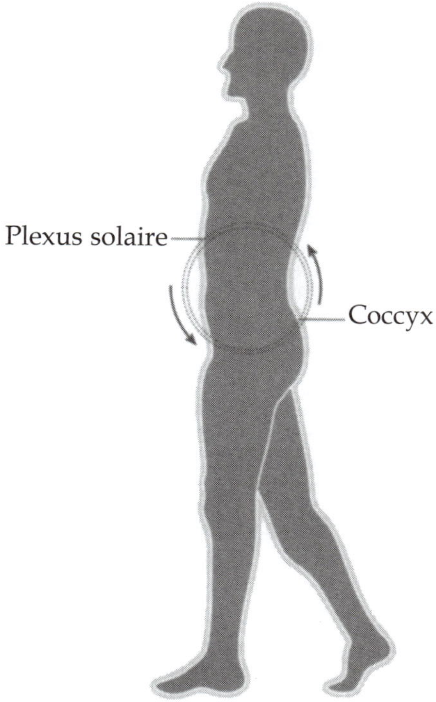

La corde blanche

Chapitre Dix-sept

L'ÉPURATION DU CORPS PSYCHIQUE

Maintenant que vous avez accompli ce qu'il fallait pour épurer et libérer votre corps astral et vos chakras, il est temps de vous attarder au corps psychique. Vous vous souviendrez qu'il s'agit de la strate entourant le corps astral dans l'aura. En fait, je vais vous demander de réfléchir sur la pensée ! J'en profiterai également pour vous en apprendre davantage sur les méridiens magiques, les canaux d'énergie parcourant notre corps. Durant cette étape, vous détoxiquerez à la fois votre corps émotionnel et votre corps psychique.

La pensée

Un célèbre médecin russe, M. Sechenov, a déjà dit que la pensée correspondait à l'action mise en attente. Une pensée signifie que votre corps est prêt pour une action future. Ainsi, vous n'avez qu'à penser à effectuer certains mouvements pour que vos muscles commencent à se tendre, anticipant l'action. Nos pensées ont un effet physiologique très puissant sur nous. Un phénomène illustre parfaitement ce point : rappelez-vous quand je vous ai demandé d'imaginer que vous mordiez dans un citron. Cette simple pensée avait accru votre production de salive sans même que vous ayez approché un citron.

En plus de gouverner les processus physiologiques du corps, la pensée est un outil de l'esprit. Elle a un effet direct sur notre être spirituel et énergétique. Si vos pensées coulent doucement, vous vous sentirez heureux et plein de vitalité. Si elles sont chaotiques ou refoulées en raison d'un négativisme, vous vous sentirez malade et peu énergique.

Chaque fois que vous pensez à quelque chose, vous produisez une pensée. Cette pensée influe non seulement sur la fréquence de l'énergie de votre aura, mais également sur celle des gens qui vous entourent. L'énergie de ces pensées peut être soit lourde et dense, soit légère et détendue. Si cela vous paraît difficile à croire, réfléchissez à ce qui se produit quand vous êtes déprimé. Vos pensées s'assombrissent, deviennent persistantes et plus vous les laissez s'installer, plus votre dépression s'intensifie. Pensez maintenant à ce qui se passe quand vous êtes près d'une personne déprimée. Il vous est de plus en plus difficile de maintenir votre état optimiste — si vous ne faites pas attention, vous vous apercevez que vous êtes, vous aussi, tiré vers le bas.

Bien des gens bloquent leur énergie psychique en s'attachant excessivement aux objets, aux personnes, au passé ou au futur par l'intermédiaire de leurs pensées. En plus de vous rendre moins énergique, cela encombre aussi votre esprit d'énergie négative inutile. Ces blocages d'énergie au niveau psychique se produisent également lorsque vous avez des attentes rigides ou irréalistes quant au comportement des autres. Quand les gens n'agissent pas selon vos attentes, vos pensées (unies à l'énergie de l'attente) créent un blocage dans votre esprit, résultant en un conflit intérieur. Il existe un moyen très simple d'éviter cette situation : abandonner vos attentes ! N'exigez pas de comportement particulier de la part des autres. Cela peut être difficile, mais il est très important d'apprendre à accepter toute personne ou toute situation telle qu'elle est, sans porter de jugement.

Peut-être êtes-vous aussi trop attaché à certaines choses, sans vous en rendre compte. Parfois, ce n'est que lorsque vous perdez une chose que vous prenez conscience de l'emprise qu'elle a eue sur votre psyché. Vous pouvez littéralement « perdre la tête » en essayant de l'oublier et de ne plus y penser. Si cette situation vous semble familière, les exercices d'énergie du chapitre 15 (l'état d'attention intermédiaire et le périscope) pourraient vous être bénéfiques.

Les attentes

J'aimerais vous raconter une blague, pour illustrer mon point de vue clairement à propos des attentes. C'est l'histoire d'un homme très religieux qui toute sa vie a respecté les lois de l'Église et de la Bible. Un jour, son petit village a été inondé, et toute la population a été évacuée. Les habitants ont insisté pour que l'homme s'enfuie avec eux, mais il a refusé en déclarant que Dieu allait le sauver.

Puisque l'eau montait toujours, ils lui ont envoyé une barque, qu'il a, encore une fois, refusé de prendre, alléguant qu'il préférait s'en remettre complètement à Dieu. L'eau continuait de monter, et l'homme a donc grimpé sur son toit, tentant de garder la tête à l'air libre pour respirer. Un hélicoptère est venu à sa rescousse, mais, une fois de plus, il a rétorqué que Dieu viendrait le sauver.

Il s'est noyé.

À son arrivée au ciel, il a demandé à Dieu : « Dieu, je t'en prie, dis-moi pourquoi tu ne m'as pas sauvé, moi qui ai toujours été fidèle et qui ai toujours suivi tes enseignements ? » Et Dieu lui a répondu : « Pauvre idiot. Ne t'ai-je pas envoyé une barque et un hélicoptère ? »

Ce que je tente de vous faire comprendre, c'est que vous devez garder l'esprit ouvert. Ne créez pas de limites inutiles dans votre énergie psychique ; vous ne savez jamais d'où peut venir votre « canot de secours ». Je ne veux certainement pas vous faire manquer des chances dans la vie juste parce que votre « radar » aurait été mentalement préréglé sur une station précise.

Au cours de la vie, nous passons d'une étape à une autre et accumulons des expériences et des souvenirs variés qui tous, invariablement, enrichissent notre énergie psychique et font évoluer notre esprit. Ces diverses étapes peuvent se comparer à des décors différents, au théâtre. Vous portez tel costume, prenez un ton particulier, rencontrez certaines personnes et utilisez divers accessoires. À mesure que vous avancez au chapitre suivant de votre vie, le décor change ; vous jouez probablement un nouveau rôle, peut-être même une pièce complètement différente. Cette nouvelle pièce vous enseigne du nouveau et, une fois de plus, vous offre des occasions d'en apprendre encore un peu plus sur vous-même.

Malheureusement, la plupart d'entre nous transportent tous leurs accessoires d'une pièce à l'autre. Résultat ? Une scène encombrée. À mesure que nous progressons dans la vie, nous portons un tel fardeau d'accessoires, de costumes et de décors que nous perdons notre faculté d'apprendre et de jouer une nouvelle pièce. En conséquence, nous ne remarquons plus la nouvelle décoration scénique, ne percevant plus que l'ancien scénario. Nous allons jusqu'à nous plaindre que la vie est ennuyeuse. En réalité, nous ne faisons pas de place à de nouvelles énergies dans notre vie. Voilà pourquoi je pense qu'il est si vital de savoir comment conclure les événements du passé. Nous devons être capables d'évoluer et d'attirer des énergies nouvelles dans notre vie, non ancrées dans le passé.

Équilibrer l'énergie psychique

Peut-être pensez-vous que tout cela est bien en théorie, mais que c'est très difficile à mettre en pratique. Eh bien, je vais maintenant vous montrer quelques techniques éprouvées pour épurer et équilibrer l'énergie psychique.

Méditation sur une pièce vide

Cet exercice mental vous aidera à mieux dominer vos pensées et remettra de l'ordre dans votre énergie psychique.

- Imaginez que votre tête est une pièce remplie de meubles et d'objets divers. Chacun est associé à un événement ou à une personne de votre vie. Par exemple, le canapé peut représenter votre travail, le fauteuil votre partenaire, la table vos parents, les tabourets vos enfants, et ainsi de suite.
- Maintenant, étape par étape, enlevez tous les objets de la pièce, jusqu'à ce qu'elle soit complètement vide.
- Imaginez ensuite que vous vous retirez vous aussi de la pièce et que vous fermez la porte, de l'extérieur.
- Si vous avez l'impression que vous êtes en train de remettre les objets dans la pièce, de temps en temps jetez-y un coup d'œil par une petite fenêtre. Rejetez les objets (vos pensées) qui émergent spontanément.

Un exercice de respiration

Le yoga pranayama nous enseigne une technique de respiration rythmique, reconnue pour équilibrer l'esprit, les émotions et toutes les fonctions du corps. Cela vous procurera – presque instantanément – une sensation de bien-être. Quand vous effectuerez cet exercice de respiration, votre corps connaîtra une régénération totale, semblable à la sensation venant d'un sommeil profond très reposant.

Cet exercice se pratique soit en position assise, le dos bien droit, ou couchée sur le dos. Il comporte quatre étapes :

- Respirez.
- Retenez votre souffle.
- Expirez.
- Retenez votre souffle.

Selon le temps que vous consacrez à chaque étape de la respiration, vous obtiendrez des résultats différents. Par exemple, deux secondes pour inspirer, une pour retenir votre souffle, deux pour expirer et une pour retenir votre souffle, avant de répéter le cycle (2 × 1 × 2 × 1) peut aider à accélérer votre rythme respiratoire.

Voyons ce que différentes séquences peuvent vous apporter.

- 4 × 2 × 4 × 2 : stimule vos glandes et masse votre cœur.

- 6 × 3 × 6 × 3 : équilibre votre corps émotionnel et diminue l'anxiété.
- 8 × 4 × 8 × 4 : vous aide à entrer dans un état méditatif et équilibre la fréquence vibratoire des cellules de votre corps.
- 10 × 5 × 10 × 5 : est très stimulant et vivifiant.
- 12 × 6 × 12 × 6 : nourrit votre énergie psychique, libère l'esprit et régénère la mémoire.
- 14 × 7 × 14 × 7 : amène la sérénité d'esprit.
- 16 × 8 × 16 × 8 : la séquence de respiration la plus avancée — si vous arrivez à la maîtriser, elle accroîtra énormément votre bien-être général et vous aidera à préciser votre voie karmique.

Purifier les méridiens magiques / nadis

J'ai décrit précédemment les trois canaux d'énergie qui parcourent notre aura et j'ai expliqué qu'ils étaient directement liés à notre passé, à notre présent et à notre futur. J'aimerais maintenant que vous preniez l'habitude, chaque fois que vous travaillez avec une émotion ou une pensée particulières, de vous demander à quelle époque elle est reliée : le passé, le présent ou le futur.

Vous pouvez simplement vous demander : « Cela vient-il du passé, du présent ou du futur ? » En général, votre subconscient connaît la réponse, et elle surgira dans votre esprit. Un autre moyen consiste à recourir à l'écriture automatique. Vous n'avez alors qu'à vous asseoir et à vous détendre. Notez l'émotion au haut de la page. Par exemple : « Je me sens en colère. » Écrivez ensuite : « Pourquoi je me sens en colère ? » Puis, laissez simplement votre main écrire tout ce qui vient automatiquement. Peut-être serez-vous surpris de la grande quantité de renseignements que vous pouvez obtenir ainsi.

Une fois la réponse établie, vous devez vous pencher sur cette époque de votre vie.

Les méridiens, comme tous les canaux, peuvent être pollués ou purifiés. Ils deviennent pollués par les énergies négatives, denses, porteuses de vibrations mauvaises et déséquilibrées. Qu'est-ce qui pollue cette énergie ? D'abord, nos émotions négatives : la méchanceté, la haine, la malhonnêteté, la peur et la tristesse. Ensuite, nos pensées négatives, par exemple agressives ou égoïstes. Et encore, même le type de nourriture que nous consommons peut influer sur cette énergie : les aliments surtransformés ou synthétiques, ou une façon malsaine de se nourrir (par exemple surcharger notre système de viande ou d'aliments surtransformés).

Heureusement, il existe des façons simples de purifier ces canaux d'énergie essentiels du corps.

Purifier les trois canaux magiques / nadis

En premier lieu, tracez un diagramme simple des trois canaux – Ida (le passé), Pingala (le futur) et Sushumna (le présent) comme à la figure a, ci-dessous.

Assoyez-vous dans le calme et réfléchissez à ces canaux. De quel canal retirez-vous le plus d'énergie ? Tentez de figurer dans quel pourcentage chaque canal se manifeste dans votre vie. Par exemple, 60 % de présent, 20 % de passé et 20 % de futur. Fiez-vous à votre intuition pour déterminer lequel des canaux est le plus net, lequel s'est le plus manifesté dans votre vie. Coloriez ensuite chaque bande selon son importance dans votre vie (voir la figure b). Cela vous aidera à visualiser la fonction de vos canaux.

Vous êtes maintenant prêt à effectuer l'exercice pour équilibrer les méridiens.

C'est un exercice idéal à pratiquer régulièrement pour déterminer si vous puisez l'énergie du passé, du présent ou du futur. C'est aussi une bonne idée de combiner la partie visualisation au jogging méditatif, que j'explique à la page suivante.

- Déshabillez-vous et prenez une douche (à température normale).
- Avant de passer sous la douche, imaginez que vous êtes baigné de rayons de soleil venant de là-haut.
- Entrez dans la douche. De l'eau claire et pure s'écoule du pommeau au-dessus de vous. Ajustez-le de manière à obtenir un jet franc plutôt qu'une fine pulvérisation d'eau. Laissez le jet d'eau

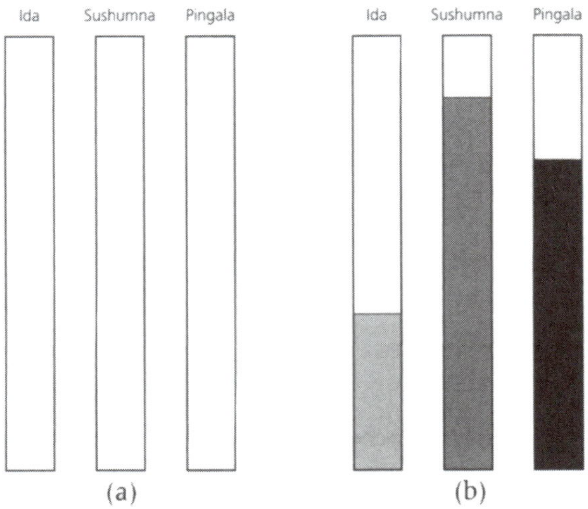

Travailler avec vos méridiens

couler le long de votre colonne, du côté gauche vers le côté droit. Vous pouvez procéder en dégageant votre corps de l'eau, puis en l'y ramenant à nouveau.

- Imaginez que ce jet d'eau nettoie vos trois méridiens principaux. Voyez comme l'eau s'écoule à travers les canaux, emportant avec elle toutes les impuretés collées aux parois internes.
- Avant de terminer, tenez-vous quelques instants sous la douche de manière que le jet d'eau arrive sur le dessus de votre tête (le chakra coronal) et posez la paume de votre main droite sur votre plexus solaire, votre main gauche la recouvrant. Respirez calmement et répétez-vous d'une voix à la fois paisible et forte : « Je suis ici maintenant. »
- Consacrez au moins de trois à cinq minutes à cette méditation. Gardez en tout temps à l'esprit que vous êtes en train de nettoyer vos canaux — faites-en une instruction prioritaire. Rappelez-vous que dans votre cœur vous savez ce que vous voulez accomplir et que dans votre plexus solaire réside une profonde volonté d'y parvenir. Si vous le désirez, à ce travail avec l'eau vous pouvez ajouter de la couleur en imaginant que celle que vous préférez coule dans votre corps avec l'eau et jaillit en vous.

Le test du pincement de la peau

Voici un autre moyen très facile de découvrir lesquels de vos canaux fonctionnent bien et ceux pour qui ce n'est pas le cas. Quand le canal travaille bien, la peau au-dessus est très élastique et vous pouvez facilement la pincer ou la tirer.

Quand le canal est bloqué ou plutôt paresseux, la peau qui le longe est rigide et peu souple.

Se relier à l'énergie du présent

Vous pouvez essayer une technique de respiration très efficace pour stabiliser le travail de ces canaux et vous aider à vous relier davantage à votre méridien central, la voie du présent. Cette technique (présentée au chapitre 10) est connue sous l'appellation de « respiration en alternance » et il est bénéfique de l'exercer régulièrement. C'est également un exercice calmant et équilibrant ; prenez donc le temps de le pratiquer.

- Revêtez des vêtements amples et assoyez-vous, le droit bien droit, les jambes non croisées.
- Appuyez votre pouce droit contre votre narine droite et expirez par la narine gauche.
- Inspirez par la narine gauche en comptant jusqu'à 4.
- Bouchez votre narine gauche avec votre petit doigt et votre annulaire,

votre index et votre majeur reposant sur la voûte du nez et pressant la partie qui se trouve entre vos sourcils. Retenez votre souffle en comptant jusqu'à 16.

- Dégagez votre narine droite et expirez. Tentez de vider complètement l'air de vos poumons en comptant jusqu'à 4.
- Inspirez par la narine droite en comptant jusqu'à 4, puis bouchez-la. Gardez les deux narines fermées en comptant jusqu'à 16.
- Dégagez votre narine gauche et expirez en comptant jusqu'à 8.
- Répétez les étapes précédentes au moins 10 fois : inspirez en comptant jusqu'à 4, retenez votre souffle en comptant jusqu'à 16 et expirez en comptant jusqu'à 8.
- Cessez, si vous éprouvez des étourdissements.

Le jogging méditatif

Cela peut sembler étrange, mais en Russie, le jogging méditatif se pratique depuis des siècles. Il est apparu à l'époque où l'information était transmise par des messagers. Ces gens étaient capables de franchir des distances incroyables en marchant ou en courant. Ils couraient dans un état de conscience particulier, en se concentrant sur une seule idée. Dans cet état, l'effort physique est pratiquement relégué en seconde place. Vous êtes alors davantage centré sur la méditation plutôt que sur l'action physique consistant à placer un pied devant l'autre. Pour nos besoins, je vous demande d'adopter une cadence très lente — ce n'est pas une course ! N'oubliez pas que votre esprit doit se concentrer non pas sur la vitesse, mais sur votre méditation.

! *Si vous avez des problèmes de santé, renseignez-vous auprès de votre médecin, avant de faire du jogging. Allez-y progressivement, d'abord sur de courtes distances, puis développez votre endurance.*

- Commencez à courir très lentement, de la manière la plus délicate et gracieuse possible. Il s'agit presque de courir au ralenti, sans effort.
- Laissez vos pensées s'échapper de votre tête et former une nappe de vapeur colorée.
- Émettez aussi une vapeur très colorée à partir de votre cœur, contenant toutes vos sensations et émotions.
- Visualisez la vapeur qui se disperse dans l'atmosphère environnante, semblable à des flocons de neige fondant dans l'air chaud.
- Imaginez maintenant des fontaines dorées d'où jaillit de l'énergie venant de la terre et atteignant directement votre coccyx.

- En courant, vous sentez pratiquement votre postérieur qui rebondit sur ces infinies fontaines d'énergie, comme si vous les chevauchiez.
- À ce stade, vous devriez vous sentir plus décontracté. Assurez-vous que votre dos est droit et que vos jambes, vos bras, votre cou et votre poitrine sont détendus. Vérifiez votre visage — vos muscles faciaux sont-ils détendus ? Relâchez toute raideur ou tension. Faites en sorte que tout votre corps se sente libre et relaxé.
- Voici la seconde étape de votre jogging méditatif, qui porte sur la détoxication de votre énergie. Il est très important que vous commenciez par les pieds et que vous remontiez par étapes.
- Imaginez que chaque fois que vos pieds touchent le sol, ils relâchent de l'énergie négative sous la forme d'une poudre ou d'une poussière noire. À chaque pas, une poussière noire sort par la plante de vos pieds — vos problèmes, vos préoccupations, du travail qui s'accumule, etc. Courez lentement et observez ce qui se passe. Vos pieds devraient vous paraître beaucoup plus légers.
- Quand vos pieds vous semblent légers, amenez votre conscience dans la partie inférieure de vos jambes. À nouveau, représentez-vous la poussière noire qui est délogée de cette partie, drainée par la plante de vos pieds.
- Continuez ainsi le long de votre corps, membre par membre. Chaque fois, imaginez de la poudre, de la poussière, du sable, des flocons noirs ou n'importe quelle autre image illustrant pour vous de la vieille énergie bloquée, qui sort de votre corps à chaque pas que vous faites.
- Lorsque vous êtes débarrassé de toute l'énergie négative (celle de la tête en dernier), il est temps de refaire le plein. Imaginez qu'une colonne de lumière blanche descend vers vous à partir du centre de l'Univers. La lumière pénètre dans votre tête par le chakra coronal. Représentez-vous tout votre corps, rempli peu à peu de cette lumière radieuse.
- Vous remarquerez peut-être que certaines parties de votre corps reçoivent cette lumière plus rapidement que d'autres. Si vous percevez des points noirs qui résistent à la lumière à certains endroits de votre corps, restez concentré sur eux jusqu'à ce qu'ils soient délogés.
- Si vous détectez des anomalies ou des maladies dans certaines parties de votre corps, envoyez-y un peu plus de cette lumière d'énergie.

- À la fin de votre jogging méditatif, restez immobile et droit, les bras de part et d'autre du corps, et inspirez. En inspirant, levez les bras au-dessus de votre tête, puis ramenez-les de chaque côté du corps en expirant. Ce faisant, imaginez-vous en train de créer une bulle d'énergie transparente autour de vous.
- Continuez de respirer. À chaque respiration, la bulle prend davantage forme et vous éprouvez un sentiment de protection plus grand.

Si vous avez cette chance, je vous recommande fortement de pratiquer ce jogging en plein air, afin de vous imprégner de l'énergie de la nature. Un parc peut convenir. Toutefois, si vous n'y avez pas accès ou s'il vous est impossible de jogger à l'extérieur pour une raison ou une autre, vous pouvez aller dans un gymnase et utiliser un tapis roulant.

Dans notre monde moderne, il est très ardu de trouver du temps pour prendre soin de tous les aspects de notre être, en particulier de nos corps subtils. Toutefois, efforcez-vous de créer les occasions. Le jogging méditatif a ceci de merveilleux qu'il vous permet de prendre soin simultanément de votre corps physique et de vos corps subtils.

Une fois que cette pratique est devenue une habitude et que vous en avez fait pratiquement une seconde nature, vous pouvez combiner le jogging méditatif à l'exercice de purification des canaux que je vous ai présenté à la page 165. Bien sûr, en remplacement de l'eau, vous recourrez au pouvoir de votre imagination. Ces deux techniques alliées donnent de merveilleux résultats.

Stopper le discours intérieur négatif

Rappelez-vous que vos pensées créent votre vie en permanence. N'allez pas trop rapidement blâmer un agresseur extérieur pour votre énergie psychique négative. Assez souvent, c'est nous qui sommes coupables et responsables des blocages dans notre corps psychique. Malheureusement, nous avons tendance à communiquer avec nous-mêmes d'une manière assez destructrice. Par exemple, nous créons généralement des pensées telles que « Je ne sers à rien », « Je ne suis pas belle », « Je ne suis pas destiné à être heureux », et ainsi de suite. Cela vous rappelle quelque chose ?

Peut-être avez-vous déjà entendu parler des affirmations positives. Ce sont des énoncés positifs que vous vous répétez afin de provoquer un changement profitable dans votre vie. De nombreux psychologues et chercheurs ont découvert que ce genre de discours intérieur peut vraiment influer sur notre santé, notre succès et notre vie en général. Malheureusement, un tel discours négatif est aussi puissant. Plus vous vous répétez une chose, plus votre subconscient s'efforcera de la concrétiser dans votre vie. Les pensées négatives créeront des blocages durables dans votre énergie psychique et auront une influence sur le cours de votre vie.

Nous ne pouvons trouver l'équilibre intérieur et guérir notre aura que lorsque nous commençons à nous aimer nous-mêmes et cessons de nous humilier et de nous agresser par nos pensées. Nous devons apprendre à nous accepter tels que nous sommes et à assumer l'imperfection. N'oubliez pas que la perfection n'est pas de ce monde. Quand quelque chose me semble parfait, souvent je décèle une part d'ombre. Toute médaille a son revers. Il est essentiel d'accepter vos imperfections et de ne pas les laisser prendre le dessus sur vous. Utilisez votre énergie positive et vos liens avec l'Univers, pour être maître de vous-même, et évitez de blâmer vos défauts. Rappelez-vous qu'ils font partie de votre être divin et qu'ils vous ont été donnés pour une raison. Ne vous apposez pas d'étiquettes décrivant vos imperfections et ne laissez personne le faire non plus.

Reprogrammer le subconscient

Voici un exercice formidable pour vous aider, si vous avez tendance à constamment vous taper sur la tête. Il est aussi très utile pour surmonter les expériences négatives du passé.

- Étendez-vous ou assoyez-vous confortablement. Concentrez-vous sur votre respiration et détendez-vous.
- Imaginez que vous êtes dans un cinéma. Devant vous, il y a un écran immense.
- Sur cet écran, projetez une image désagréable. Ce peut être une représentation négative que vous avez de vous-même (par exemple, faisant de l'embonpoint ou mal à l'aise à une réception) ou une situation où vous vous êtes mal comporté (par exemple, vous avez perdu votre sang-froid avec quelqu'un).
- Représentez-vous cette image le plus nettement possible, comme si vous faisiez la mise au point d'un appareil photo.
- Dans le coin inférieur droit, il y a un autre (petit) écran. Sur celui-là, vous voyez la même image, mais cette fois elle est positive. Cette image est petite et embrouillée.
- Maintenant, vous avez besoin d'inspirer profondément, puis, soudain, vous expirez et dites à haute voix quelque chose comme « ouf ! » ou « ah ! ». Ce doit être un son explosif — qui propulse votre souffle à l'extérieur. Au

moment précis où vous expirez en poussant le cri, remontez la petite image, qui repousse la grande. Elle devient immense, très claire, très nette.

* Continuez de respirer. À chaque expiration (avec le son), l'image devient plus définie, plus claire.
* Goûtez à la joie et au plaisir tout simple de contempler cette grande image nouvelle vous décrivant de manière idéale. Il est vital que vous éprouviez une profonde satisfaction accompagnée d'émotions positives, quand vous regardez cette nouvelle image.

Entraîner l'esprit à enregistrer et à absorber de l'information positive

Nous pouvons concevoir notre humeur comme la mélodie de base des nombreuses mélodies interactives de notre monde intérieur. Notre niveau de satisfaction quant à notre vie – nos attentes, nos rêves, nos espoirs – est façonné et reflété par nos humeurs. Notre attitude envers les choses et nos réflexions sur la vie sont influencés par la tonalité de la musique de notre âme. Voilà pourquoi une personne peut être complètement abattue par le moindre problème, tandis qu'une autre peut garder sa bonne humeur, même face à de grands malheurs. Jusqu'à un certain point, nous voulons tous être différents, nous distinguer par notre apparence, notre prestige ou notre dynamique familiale. Nos rêves se reflètent dans nos pensées et nos désirs combinés, ce qui forme notre « ego du désir ».

Notre humeur dépend également beaucoup du degré de proximité entre l'ego du désir et l'ego de la réalité (autrement dit, ce que nous désirons et ce que nous sommes en mesure d'obtenir réalistement). Nous devons tous tenter d'adopter la bonne attitude entre la distance qui sépare les deux ego ; quelle qu'en soit la longueur. Une fois de plus, nous devons apprendre à apprécier le présent et entraîner notre esprit à se concentrer sur les aspects positifs de notre environnement.

Autrefois, les gens recouraient à la prière, pour atteindre ce but. La prière leur donnait confiance en leur succès, les encourageait à compter sur l'assistance de Dieu. De nos jours, les gens ont tendance à ne se fier qu'à eux-mêmes. C'est pourquoi il est important que nous trouvions de nouvelles façons de maintenir une disposition d'esprit et une humeur positives. Pour y parvenir, nous devons vraiment entraîner notre esprit à enregistrer et à absorber de l'information positive.

Enrichir l'énergie psychique par la positivité

Pratiquez cet exercice dans un environnement calme, le soir (au lit, si vous le voulez).

- Fermez les yeux et tentez de vous rappeler en détail ce qui vous a donné du plaisir durant la journée. Cela peut être le simple souvenir d'un repas joliment présenté ou de l'odeur d'un nouveau parfum essayé dans un grand magasin, ou encore d'une étreinte de votre enfant.
- Efforcez-vous d'éprouver à nouveau ces sentiments. Plus vos souvenirs sont détaillés et plus ils font appel aux cinq sens, plus ils sont efficaces.
- Au début, il vous sera peut-être difficile de trouver un ou deux moments agréables et positifs dans votre journée, mais plus vous entraînerez votre esprit, plus vous commencerez à percevoir des détails qui vous échappaient auparavant. Dès lors, vous verrez davantage de beauté et de joie dans des choses toutes simples telles que des gouttes de rosée sous les rayons du soleil ou le sourire d'un inconnu.

Plus vous remarquez d'aspects positifs dans votre vie, plus cette positivité vous permettra d'harmoniser la mélodie de votre âme aux vibrations plus légères et plus élevées. Cette musique de notre soi intérieur est constamment perceptible par nos yeux. Jetez un coup d'œil dans le miroir, pour voir quel genre de musique vos yeux émettent. De mon point de vue, la clé du secret de la jeunesse réside dans cette musique ainsi que dans la capacité de capter et de garder ce rythme quoi que la vie nous réserve. J'ai toujours un immense plaisir à rencontrer des personnes âgées et à regarder leur visage, surtout quand leurs yeux brillent et sont restés jeunes. Leur esprit jeune les rend beaucoup plus vivants que bien des gens dans la vingtaine.

Se débarrasser des pensées indésirables

Nos pensées sont liées de près à nos humeurs ; leur énergie nous façonne tels que nous sommes. Il faut nous demander sur quoi reposent nos pensées. Sur quoi notre âme est-elle branchée ?

Une personne vous a peut-être dit des paroles vraiment blessantes ; en conséquence, votre humeur est loin d'être joyeuse et vous êtes plein de ressentiment. Ainsi, vos pensées vous dominent ainsi que votre humeur. Il est essentiel de déterminer quelles pensées vous appartiennent et lesquelles proviennent d'une autre personne — quelqu'un dont l'énergie domine et gère votre destinée. Il est facile d'adopter les pensées de quelqu'un d'autre, et, pire encore, elles peuvent même dominer les vôtres.

Pourquoi cela se produit-il ? Pourquoi laissons-nous cela se produire? Fondamentalement, parce que nous ne nous connaissons pas ; nous sommes incapables de maîtriser nos pensées, pas plus que notre destinée. Nous ne bâtissons pas notre destin consciemment ; nous ne gérons pas notre propre énergie. Souvent, nous ne vivons pas comme des êtres intelligents (ce que les êtres humains sont en réalité !), mais plutôt comme des animaux impulsifs, passant d'une humeur à l'autre selon l'énergie extérieure du milieu environnant. Quand nous vivons ainsi, nous sommes très perméables aux vagues d'influences extérieures, comme si nous flottions, tout simplement. Nous avons tous déjà connu des moments où, soudainement, notre esprit est assailli d'intenses pensées sombres et tristes. Cela peut être dû à un manque d'harmonie dans notre esprit subconscient qui tente de rejeter quelque chose à l'extérieur, de se débarrasser d'une négativité. Les causes peuvent être diverses, mais quelles qu'elles soient, nous devrions toujours nous libérer des pensées étranges, dérangeantes ou qui nous ont été imposées.

Voici un moyen pour vous aider à rejeter les pensées indésirables.

- Inspirez profondément. Ce faisant, repoussez toutes vos pensées indésirables dans une sorte de boule imaginaire, noire ou d'une autre couleur. Si vous ne parvenez pas à les y enfermer toutes en une seule inspiration, continuez d'inspirer, comme si vous gonfliez un ballon. Vous pouvez vous représenter cette boule d'énergie dense n'importe où dans votre corps : dans votre estomac, votre cœur, ou votre gorge.
- Quand vous avez créé la boule, expirez vivement, comme si vous éternuiez ou vous mouchiez. Avec votre expiration, évacuez de votre corps cette boule indésirable. Imaginez-la remontant, sortant par le dessus de votre tête et se retrouvant à l'extérieur.
- Si vous avez l'impression que vous n'êtes pas tout à fait libéré, inspirez normalement, puis expirez encore vivement en un souffle saccadé. Continuez jusqu'à ce que vous ne perceviez plus ces sensations désagréables et que vous ayez la certitude qu'elles ne vous habitent plus.
- Imaginez maintenant que la boule que vous avez expirée flotte à environ un ou deux mètres au-dessus de votre tête. Inspirez normalement et expirez très lentement. Reprenez ensuite l'expiration vive et saccadée, comme si vous bombardiez la boule avec votre souffle, qui, à la longue, finira par la détruire. Poursuivez le bombardement jusqu'à ce que vous voyiez en imagination la boule qui éclate comme un feu d'artifice, produisant une pluie d'éclairs vifs. Les éclairs sont des particules brillan-

tes, claires et multicolores — laissez-les aller.

Travailler sur l'esprit et les émotions à partir du corps physique

Je suis consciente que les exercices de cette section du livre sont, dans l'ensemble, plutôt métaphysiques. Il est probable que certains d'entre vous se sentent mal à l'aise ou aient de la difficulté à travailler autant par l'intermédiaire de la visualisation ou de la méditation. Si c'est votre cas, il existe d'autres options. Puisque toutes les strates sont liées de près, rien ne vous empêche de travailler sur vos émotions et vos pensées à partir du corps physique. Si c'est ce que vous préférez, je vous recommande de recourir à la thérapie avec des cubes de glace, décrite dans la partie VIII, portant sur la régénération. Vous pouvez aussi effectuer le régime alimentaire alcalin, également expliqué dans la même section.

Générer de l'énergie par les vêtements

Pendant que vous travaillez à améliorer vos humeurs, je vous suggère d'accorder aussi de l'attention à vos vêtements et à votre image. Quand vous êtes de bonne humeur, vous avez davantage envie de bien paraître et de porter de jolis vêtements. Similairement, quand vous portez de beaux habits neufs et que votre image reflète vraiment la personne que vous êtes, vous êtes d'humeur plus joyeuse. Quand nous revêtons des vêtements qui nous plaisent, non seulement améliorons-nous notre humeur mais aussi notre posture et notre démarche. (Souvent, un léger sautillement dénote notre confiance envers le monde extérieur.)

Je crois que nous ne devrions pas porter de vieux vêtements ni les garder trop longtemps, parce qu'ils absorbent notre énergie et qu'après un certain temps, ils deviennent imprégnés de nos humeurs du passé, tant négatives que positives. C'est comme si vous portiez un écho d'énergie provenant de problèmes et de soucis anciens. Les vêtements neufs ont pratiquement un effet libérateur sur nous ; ils nous « propulsent » vers l'avant. Même les serpents changent de peau et même les oiseaux changent de plumes ! Intuitivement, en périodes de fêtes, nous nous habillons de beaux vêtements neufs pour tenter de laisser derrière nous, dans nos habits habituels, les soucis du quotidien. Les festivités sont souvent signes de renouveau ; ainsi, en portant de nouveaux vêtements, nous essayons inconsciemment d'attirer de l'inédit dans notre vie.

De la même façon, en portant des uniformes (au travail ou à l'école, par exemple), nous accédons plus facilement à une humeur qui nous permet de mieux nous acquitter de nos tâches. Nous devrions tous examiner nos penderies et nous demander si elles reflètent vraiment notre véritable personnalité. Vos vêtements influencent-ils votre humeur positivement ? Ou s'agit-il de simples uniformes qui vous aident à traverser vos journées ?

Un autre point à retenir : évitez de porter des vêtements trop serrés et efforcez-vous de toujours en trouver qui sont fabriqués dans des tissus naturels. Notre aura n'aime pas être limitée par des vêtements synthétiques serrés. Observez les guides spirituels des principales religions. La plupart portent des vêtements très amples qui laissent l'énergie circuler librement. Bien souvent, quand nous rentrons à la maison, nous nous changeons et revêtons des vêtements plus confortables qui nous procurent une sensation de liberté. Ainsi, quand vous êtes chez vous, aussi souvent que possible, habillez-vous de vêtements amples faits de fibres naturelles. Les fibres synthétiques réduisent considérablement le courant d'énergie ambiante.

Partie Six

LES SECRETS DES RELATIONS INTERPERSONNELLES

Chapitre Dix-huit

L'ÉCHANGE D'ÉNERGIE ENTRE LES PERSONNES

Jusqu'à présent, nous avons étudié de manière détaillée le fonctionnement de notre énergie. Nous avons acquis des moyens d'équilibrer l'énergie et de gérer les émotions et les pensées négatives. Si vous avez commencé à mettre en pratique les exercices que je vous ai donnés, vous devriez déjà avoir remarqué un énorme changement dans votre énergie et votre bien-être.

Malheureusement, il n'est pas suffisant de s'occuper uniquement de soi. Notre énergie est aussi influencée par nos interactions avec les autres. Toute personne que nous rencontrons peut avoir un effet sur notre énergie, que ce soit les membres de notre famille immédiate, nos amis, nos collègues de travail, nos employés, nos patrons, même les connaissances vagues, les personnes assises à côté de nous dans l'autobus ou qui nous servent dans un magasin.

Les différents types d'échange d'énergie négative

Il y a toujours un échange d'énergie entre les gens, et l'effet sur notre santé n'est pas nécessairement positif. Généralement, entre deux personnes amoureuses ou une mère et son enfant, il se passe un échange d'énergie sain. Par contre, les échanges d'énergie malsains surviennent par exemple quand des personnes sont en colère l'une contre l'autre, ou quand la jalousie ou la peur entrent en jeu. Commencez à remarquer les sentiments que vous éprouvez en présence des gens. Laissez votre intuition vous donner de l'information sur ces personnes, sur la manière dont votre énergie réagit à la leur, et vice-versa.

Je vous invite aussi à prendre conscience des types d'échange d'énergie négative les plus courants. Je perçois souvent des déséquilibres d'énergie qui sont le résultat d'un échange d'énergie entre mon patient ou ma patiente et une autre personne.

Cela n'est pas surprenant. Pensez à une fois où vous vous êtes disputé avec quelqu'un. N'est-ce pas difficile de se débarrasser du sentiment négatif qui en résulte ?

Mais l'énergie négative n'est que… de l'énergie négative, non ? Loin de là. En tant que guérisseuse, je diagnostique plusieurs types d'échange d'énergie négative. Il est utile pour vous d'en connaître les différents niveaux. Pas que vous deviez les traiter différemment, mais je souhaite que vous soyez au fait des conséquences possibles sur vous. Certaines personnes et situations décrites dans les prochains paragraphes vous seront certainement familières. Ces types de problèmes, à l'avenir, vous saurez comment les éviter.

Type 1 : des trous d'énergie au niveau astral de l'aura

Tout comme un matériau physique peut être déchiré ou fendu, les strates d'énergie peuvent aussi être perforées. L'aura est très vulnérable à tout type d'échange d'énergie négative, entre autres lorsqu'une personne vous envoie un flot d'énergie émotionnelle négative, par exemple lors d'une dispute. Cela peut grandement influer sur le lien entre votre énergie et le monde extérieur. Si vous êtes victime de ce genre d'échange, votre champ d'énergie, ou champ biologique, se couvrira de trous par lesquels votre énergie vitale pourrait s'échapper. En général, il peut y avoir jusqu'à sept perforations, selon le nombre de chakras touchés.

Comment cela se produit-il ? Quand une personne est verbalement agressive (entre autres durant une dispute), son champ d'énergie est en expansion et se met à vibrer à une fréquence très rapide. C'est comme si elle émettait des épines ou des flèches d'énergie. Une aura faible ou temporairement déséquilibré peut être gravement perforé par ces invasions de fréquences rapides.

Malheureusement, il n'y a pas que l'énergie négative exprimée en paroles qui peut causer des dommages. Les énergies passives, celles qui ne sont pas nécessairement exprimées, peuvent se révéler tout aussi néfastes. Dans de tels cas, les personnes transmettent des pensées émotionnelles négativement chargées, par exemple, l'envie et la haine. Prenons comme exemple un couple qui se marie. La mère du marié n'approuve pas son choix de partenaire. En canalisant continuellement des pensées négatives vers sa bru, on peut dire qu'elle tente de détruire ou d'affaiblir l'épouse de son fils.

Les gens peuvent heurter votre aura consciemment ou inconsciemment. De nombreuses personnes n'ont pas la moindre idée de la puissance de l'énergie de leurs émotions négatives. Par exemple, il peut être très épuisant de travailler ou de vivre longtemps avec un individu troublé ou très possessif. De plus, si vous passez du temps avec une personne ayant une présence énergétique très forte, mais dont la fréquence de vibration ne s'harmonise pas à la vôtre, votre aura pourrait s'ébrécher en plusieurs endroits.

Notre fréquence est personnelle et celle-ci peut changer au cours de notre vie. Selon ce que la vie vous apprend, elle peut se raffiner ou se densifier.

Nous sommes naturellement attirés vers les gens dont les fréquences s'harmonisent aux nôtres. Nous qualifions d'ailleurs ce phénomène de « chimie ». C'est aussi ce qui explique pourquoi une personne peut être votre meilleur ami et que des mois ou des années plus tard, vous vous rendiez compte que vous ne vous « accordez » plus. Vos fréquences ne se répondent plus, peut-être même qu'elles se repoussent. Cet enseignement est très précieux, puisque tant de gens pensent devoir rester amis pour la vie ou se sentent coupables d'avoir l'impression de n'avoir plus rien en commun avec leurs vieux amis qu'ils aimaient tant. Vous avez beaucoup de chance, si vos amis évoluent au même rythme que vous ; vous gardez ainsi le même niveau de chimie. Il n'est pas nécessaire de rejeter brutalement des personnes de votre vie, mais peut-être pouvez-vous songer à prendre vos distances progressivement de ces gens avec qui vous ne partagez plus beaucoup de choses.

Comment déceler une brisure dans la couche astrale de votre aura

Ces trous d'énergie, comme je l'ai déjà précisé, peuvent survenir dans tous vos chakras, et, selon vos symptômes, il vous est possible de situer (sans qu'il soit nécessaire d'être voyant) ces déséquilibres.

Si votre énergie est déséquilibrée, vous remarquerez presque immédiatement un changement subtil dans votre spectre émotionnel. Souvent, je me rends compte que les personnes présentant ce type de déséquilibre ont un grave manque d'énergie, sont irritables, impatientes, etc.

Je vais maintenant décrire les changements émotionnels les plus courants qui surviennent lorsque vous subissez des dommages causés par une énergie négative.

Les trous dans vos chakras donnent lieu à certains changements émotionnels. Ci-après sont décrits les changements émotionnels résultant des chakras endommagés.

Premier chakra

Soudain, vous vous sentez mesquin et calculateur. Il se peut que vous commettiez des actes impulsifs, que vous preniez rapidement des décisions que vous n'avez pas suffisamment mûries. Ce qui est étrange, c'est que vous trouverez probablement vos gestes absurdes sans pour autant pouvoir vous arrêter, comme si vos jambes vous menaient à l'abîme sans que vous y puissiez quoi que ce soit.

Deuxième chakra

Vous vous rendez compte soudainement qu'une relation a changé, dans votre famille. Vous perdez votre dynamisme et vous vous sentez seul, peut-être même inutile. Une fuite d'énergie dans ce chakra peut souvent être faussement diagnostiquée comme une dépression. Peut-être commencerez-vous à envier les réussites des autres, puisque ce chakra, perforé, peut faire naître des étincelles de jalousie et d'attachement obsessif. Il est probable qu'il vous soit plus difficile de dire la vérité et que vous forciez les gens à se plier à votre volonté. Dans les pires cas, certaines personnes peuvent devenir des extrémistes ou même des terroristes.

Troisième chakra

Vous commencez à vous comporter telle l'autruche proverbiale. Vous enfoncez votre tête dans le sable, craignant tout et chacun. Vous vous déresponsabilisez de votre santé et de votre travail. Quitter votre foyer vous fait peur ; vous vous méfiez des autres et même les détestez. Dans ma pratique, les personnes dans un tel état sont souvent amenées à me consulter sur les conseils d'un membre de leur famille.

Quatrième chakra

Si votre énergie est déséquilibrée dans ce chakra, vous constaterez que vous êtes en train d'adopter une personnalité cruelle, froide et cynique. Peut-être deviendrez-vous agité et anxieux. Vous vous apercevrez que vous démarrez des discussions et des débats creux et inutiles. Les gens dont cette strate de l'aura est très endommagée n'ont pas de scrupules à trahir quelqu'un et s'amusent parfois de farces cruelles.

Cinquième chakra

Votre relation avec les personnes que vous aimez se met à changer brusquement. Vous attribuez vos malheurs au passé. Les gens aux prises avec ce déséquilibre perdent soudain tout intérêt pour leurs réalisations et leurs réussites. Ils cessent d'écouter les autres. Ils ne remarquent même pas qu'ils se sont isolés complètement des autres.

Sixième chakra

Un déséquilibre dans ce chakra provoque l'étourderie et la négligence. Vous perdez votre inspiration et votre sens de l'humour. Très souvent, vous commencez à établir une distance entre vous et les autres.

Septième chakra

S'il y a des fuites ou des déchirures dans ce chakra, vous découvrirez que votre « antenne interne » en est affectée. Vous attirerez les mauvaises personnes, souvent des gens « faux ». Vous n'arrivez plus à faire les bons choix et vous ressentirez de l'agressivité envers les gens. Vous vous mettrez peut-être à faire des choses que vous rejetiez auparavant — par exemple prendre de la drogue ou consommer beaucoup d'alcool. Les gens que vous attirez dans votre vie vous poussent vers des comportements inappropriés et dysfonctionnels.

L'aura endommagée par la violence

Il est utile de savoir que nous pouvons endommager notre aura , surtout à ce niveau astral, en regardant des émissions ou des films comportant beaucoup de violence ou d'agression, ou en écoutant de la musique au son agressif et discordant. La pornographie, l'agression et la violence sont reliées aux chakras inférieurs, qui, en conséquence, peuvent en devenir imprégnés. Je crois que les jeux informatiques violents, en particulier, sont dangereux, car ils peuvent endommager le niveau astral, qui est très vulnérable, surtout chez les enfants. En Russie, les dessins animés pour enfants ne sont pas violents ; ils sont toujours très positifs, et aucune image agressive ne brise leur aura.

Puisque nous évoquons les enfants, j'en profite pour vous parler des brisures qui peuvent se produire dans l'aura d'un bébé en conséquence d'une exposition à des champs d'énergie négative. Il importe que vous sachiez que l'aura d'un bébé existe et fonctionne avant sa naissance, pendant qu'il se trouve dans l'utérus. Les parents devraient être hyper conscients de leurs émotions, car les mouvements d'humeur très forts peuvent affaiblir certains chakras du bébé à naître. Les mères, surtout, devraient faire très attention et se couper de toute information violente ou troublante. Anciennement, en Russie, une coutume voulait qu'une femme enceinte ne regarde que de belles choses paisibles durant toute sa grossesse.

Type 2 : des trous d'énergie aux niveaux astral et psychique de l'aura

Un autre type d'énergie externe, qui agit non seulement au niveau astral mais également psychique, peut nous atteindre et déchirer notre aura.

Ce déséquilibre énergétique très grave survient en présence de forces extérieures créées lorsqu'une personne canalise consciemment et délibérément des émotions négatives vers vous, accompagnées de commandes puissantes (une forme d'affirmation négative).

Dans le premier type de déséquilibre que nous venons de voir, l'énergie ne fait que fuir à partir du chakra. Dans le cas présent, toutefois, en plus de s'écouler, votre énergie se met à vibrer à une fréquence qui ne convient pas du tout à votre propre nature. Votre aura résonne selon la commande d'une autre personne, comme si vous deveniez « décodé ».

Ce type de déséquilibre énergétique n'est pas, comme vous pourriez le croire, créé par des magiciens ou des sorcières ; il est bel et bien provoqué par une personne de votre entourage, généralement lors d'un stress mutuel émotif très puissant sur le plan psychique. Prenons l'exemple d'un collègue de travail compétitif, rempli de jalousie et d'envie à votre égard. Quand vous êtes particulièrement fatigué et stressé, cette personne peut, impulsivement, du plus profond d'elle-même, vous lancer des affirmations puissantes : « Tu es minable ! » ou « Tu ne seras jamais un bon patron ». Si ce genre de phrase vous est adressé quand vous êtes dans un état de faiblesse sur le plan énergétique, cette explosion d'énergie et d'affirmations négatives combinées, canalisées directement vers vous, peut faire de vous une sorte de zombi ou peut même faire en sorte que les paroles prononcées se réalisent.

Notre précieux libre arbitre et la luminosité de notre corps astral peuvent être abolis par l'énergie d'une autre personne ou en devenir complètement dépendants. Ce type de déséquilibre grave n'est pas toujours causé par un autre individu. Malheureusement, assez souvent, je vois des personnes soumettre leur aura à un tel traitement destructeur. Très souvent, nous nous retrouvons envahis par des émotions de haine ou de déni envers nous-mêmes. Nous nous adressons à notre propre esprit en des termes peu flatteurs et dévastateurs, et c'est ainsi que nous reprogrammons inconsciemment nos vibrations légères qui deviennent alors sombres et denses.

Type 3 : « les vampires d'énergie »

Quand nous évoquons des vampires, nous nous représentons des créatures effrayantes dotées de crocs marqués du sang de leurs victimes.

Il serait très pratique que les « vampires d'énergie » soient aussi facilement repérables. Cependant, les « vampires d'énergie » se présentent sous des aspects divers — souvent anodins. Ils peuvent prendre la forme de vos parents, de vos employés, de votre patron, ou simplement de l'homme ou de la femme qui se trouve à vos côtés dans l'autobus. Même certains animaux et certaines plantes peuvent drainer votre énergie.

Il y a trois types de « vampires d'énergie » : les conscients, les inconscients et les temporaires. Examinons chacun.

Les « vampires d'énergie » conscients

Ils agissent de manière préméditée et se nourrissent consciemment de votre énergie, parce qu'ils savent, à partir d'expériences passées, qu'en volant l'énergie de quelqu'un d'autre, ils se sentent mieux. Ils deviennent pratiquement des « drogués d'énergie », et leur comportement ressemble à celui de personnes intoxiquées. Ces personnes provoquent délibérément chez les autres des réactions fortes — habituellement la colère — directement canalisées vers elles, obtenant ainsi facilement leur « dose » d'énergie.

Les gens qui déclenchent ces réactions fortes sont les « vampires », et leur méthode consiste généralement à diminuer les autres ou à dire des commentaires humiliants, s'en prenant aux plus petits et aux plus faibles. Parfois, ils entreprennent de longs discours condescendants afin de faire naître la réaction énergique qu'ils recherchent. Ils poussent les autres à s'enflammer rageusement et à hurler de colère. À ce moment précis, l'énergie est libérée et transmise du donneur en colère au « vampire » provocateur. Vous trouverez souvent de tels vampires dans les foules, dans les transports publics ; en général, ils tentent de créer une dispute. Ils peuvent être profondément irritants et vous empester la vie ; ils s'enquièrent de tout et de rien auprès de vous, sollicitant des conseils dont ils n'ont pas besoin ou qu'ils ne suivent pas.

Les tyrans sont des « vampires », puisqu'ils se nourrissent de l'énergie du désespoir, de la peur et de la soumission.

Même si je qualifie ce type de déséquilibre « conscient », il peut se manifester sous une forme très subtile, souvent plus impulsive que préméditée. Ce genre de « vampire » est fréquemment tout à fait inconscient de sa maladie. Tout ce qu'il sait, c'est qu'il se sent bien quand les autres vont mal ; il cherche donc à faire ce qui est nécessaire pour se sentir mieux. Lorsque nous communiquons avec ce type de personne, nous ressentons un malaise soudain, tandis qu'elle se sent mieux.

Ces « vampires » cherchent à créer chez les autres un mélange de culpabilité, de peur et d'anxiété. Ils torturent les autres en se donnant des airs très mystérieux, en étant obscurs ou en utilisant des phrases incomplètes. Ils aiment marmonner et se plaindre.

Les « vampires d'énergie » inconscients

Dans ma pratique de guérisseuse, je constate souvent des dommages chez mes patients causés par des « vampires » inconscients qui, malheureusement, assez souvent, sont leur mère. Peut-être trouvez-vous cela surprenant, alors permettez-moi de vous expliquer. Nous sommes liés à notre mère par un cordon d'énergie invisible, semblable au cordon ombilical. Jusqu'à l'âge de cinq ou six ans, nous restons liés à notre mère par le deuxième chakra, partageant la même enveloppe énergétique, ou cocon, qu'elle. Après la sixième année, ce « cordon » d'énergie disparaît peu à peu et nous obtenons notre propre bulle d'énergie complète, individuelle et indépendante.

Si la mère a fortement besoin de la présence de son enfant, souvent à cause d'un divorce ou d'un autre type de difficulté, elle utilisera l'énergie de celui-ci pour demeurer à flot sur le plan émotionnel. Inconsciemment, elle tire sur le cordon par lequel elle se nourrit, empêchant ainsi la séparation. Fréquemment, dans de telles interactions, l'énergie de la mère se transforme en un amour étouffant ou en une relation amour-haine très turbulente. Dans de tels cas, en raison de cette énergie de la mère, l'enfant ne pourra jamais être autonome. Toute sa vie, il vivra en symbiose. Si vous croyez que c'est votre cas, il vous serait profitable d'effectuer l'exercice appelé « Couper les cordons d'énergie », décrit aux pages 197-198. De plus, continuez de travailler sur votre premier chakra, qui est sous-développé.

Les « vampires d'énergie » temporaires

Le « vampire d'énergie » temporaire est le plus répandu. Si nous ne faisons pas attention, nous pouvons tous le devenir de temps à autre. Quand nous nous sentons malades, quand nous avons envie de nous plaindre et de pleurer sur une épaule, nous agissons comme des « suceurs » d'énergie. Les personnes âgées en particulier ont souvent besoin d'être nourries sur le plan énergétique.

Ce type de personne n'est pas particulièrement menaçante pour notre énergie. Cela ne vous nuira aucunement de partager temporairement votre énergie avec une autre personne. Votre aura refera rapidement le plein, et, qui sait, peut-être qu'un jour cette personne partagera son énergie avec vous. Ne craignez pas de donner à quelqu'un qui a vraiment besoin de vous. Toutefois, prenez garde de ne pas vous épuiser ; restez bien enraciné et pratiquez des exercices d'énergie pour stabiliser votre propre champ énergétique. Votre force doit d'abord vous servir, à vous, avant de servir aux autres.

Si vous vous accordez un moment pour y réfléchir, je pense que vous découvrirez exactement qui sont vos « vampires d'énergie ». Ce sont les personnes de qui vous appréhendez le coup de téléphone, car vous savez qu'à la fin, vous vous sentirez déprimé. Ce sont les gens qui vous drainent à chaque rencontre.

L'abus d'énergie mutuel est devenu une véritable épidémie de notre époque. Nous vivons tellement dans une tension continue, tant sur les plans émotionnel que physique, que lorsque nous interagissons avec les autres, nous avons tendance à nous déséquilibrer et à nous déstabiliser mutuellement.

Dans ma pratique, je rencontre parfois des « vampires d'énergie » qui ne veulent pas vraiment guérir. Ce qu'ils veulent en réalité, c'est se nourrir de mon énergie émotionnelle. Ces gens qui tentent de puiser dans mes réserves personnelles plutôt que de prendre l'énergie gratuite que je canalise pour eux sont vraiment épuisants.

Les cordons d'énergie dans nos chakras

Nous savons déjà qu'il existe un espace autour de notre corps physique rempli de notre bioénergie : l'aura. Nous qualifions souvent ce lieu « d'espace personnel ». Pour nous sentir équilibrés, notre corps physique ne doit pas être envahi, et c'est aussi le cas de cet espace où réside l'aura.

Nous venons de nous pencher sur les déséquilibres et les brisures sur le plan de l'énergie, provoqués par la volonté et les émotions d'autrui. Nous examinerons maintenant d'autres types de déséquilibre pouvant se produire lorsque nous nous attachons trop à d'autres personnes, ou vice-versa. Dans un tel cas, les champs énergétiques se croisent et créent un cordon d'énergie. L'énergie de la personne la plus faible devient directement dépendante de celle de la personne la plus forte. Cela crée un rapport de maître à serviteur. Ces cordons peuvent se former à partir de l'énergie de différents chakras et sont grandement influencés par l'endroit où ils sont rattachés. Je vais décrire les effets qui peuvent survenir, selon le chakra touché.

Premier chakra

Ce chakra est le centre de la survie dans notre aura. Si un cordon d'énergie part de ce chakra vers une autre personne, c'est comme si vous lui disiez : « J'ai besoin de ton énergie. » Ce cordon peut se former naturellement entre parents et enfants, quand les uns se préoccupent sincèrement des autres et tentent de les aider à survivre. Dans des circonstances plus négatives, ce cordon d'énergie peut exister, par exemple au travail, quand une personne utilise vos idées pour son compte personnel.

Deuxième chakra

Voici le chakra de l'intimité sexuelle et émotionnelle. Un cordon peut se former au niveau de ce chakra entre vous et une personne qui s'intéresse à vous uniquement sur le plan sexuel et non comme individu entier.

Il peut aussi exister entre vous et des personnes qui comptent énormément sur votre soutien émotionnel.

Troisième chakra

Ce chakra est une sorte de génératrice d'énergie dans notre corps. Si vous êtes relié à une autre personne par ce chakra, il est fort probable que l'un de vous désire fortement se nourrir de l'énergie de l'autre. Cela ressemble à ce qui se passe au premier chakra, mais, ici, il s'agit davantage d'une volonté de partage de l'image, de la personnalité.

Quatrième chakra

C'est le chakra de l'amour. Quand vous éprouvez de l'amour ou une affection profonde et sincère envers une personne, ou vice-versa, vous créez un lien très solide au niveau de ce centre. Si vous êtes joint à quelqu'un par ce cordon, vous devez assumer la responsabilité de l'effet positif que ce lien produit. Cela peut être une expérience très spirituelle et enrichissante pour vous deux. Normalement, ce lien apparaît de manière mutuelle, mais il peut aussi être imposé par une seule personne, dans le cas d'un amour non partagé.

Cinquième chakra

C'est le chakra de l'esthétisme et de la communication. Un lien ici signifie : « Je veux communiquer avec toi. » Quelquefois, l'accumulation d'énergie dans ce centre peut même vous donner mal à la gorge — par exemple, quand votre patron vous impose son désir de communiquer sans que vous en ayez envie.

Sixième chakra

C'est le chakra de l'intuition et de la clairvoyance. Quand une personne ne cesse de penser à vous, ou vice-versa, un lien énergétique très puissant s'installe entre vous deux. C'est également le cas quand un individu veut constamment savoir ce qui se passe dans l'esprit de quelqu'un d'autre.

Septième chakra

Voici le chakra de la véritable connaissance. Quand une personne veut vous dominer ou vous faire agir selon sa volonté, elle vous impose ce cordon d'énergie. Il est bien connu que des enseignants, par exemple dans certaines écoles occultes, créent ce lien énergétique avec leurs élèves afin de les maintenir sous leur joug. Les politiciens qui procèdent par lavage de cerveau en vue de nous contrôler et façonner nos pensées constituent un autre exemple. Cela crée également une accumulation énergétique entre vous et la puissante énergie du système politique.

Les mains

Vous pouvez aussi être joint aux autres par une accumulation d'énergie dans vos mains. Il s'agit d'un centre d'énergie créatrice. Ici, c'est comme si quelqu'un vous criait : « Fais ceci pour moi ! » ou « Sois comme moi ! » C'est une forme d'énergie très dominatrice. Quand un lien est formé ici, les gens ont constamment l'impression d'avoir les mains liées et que tout leur échappe.

La plante des pieds

Ces centres vous relient à la terre très fortement. S'il y a des blocages d'énergie dans ce chakra, vous perdez le sens de la réalité et vous vous mettez pratiquement à flotter dans le ciel. Vous devenez déraisonnable et déraciné.

Le rituel du bain de noix

Voici un bain rituel, conçu pour vous aider à vous débarrasser de ces liens d'énergie. La noix a le pouvoir de défaire les liens et de vous amener à recommencer à neuf. Elle favorise le renouveau.

- Faites tremper six noix (dans leur coquille) toute une nuit.
- Faites-les ensuite bouillir dans environ 1,5 litre d'eau. Évitez de vous servir d'une casserole en aluminium. Pendant que les noix bouillent, ajoutez de l'eau au besoin.
- Vous obtiendrez un liquide noir. Laissez-le refroidir.
- Remplissez la baignoire d'eau (à la température que vous préférez). Ajoutez le liquide provenant des noix bouillies, puis entrez dans la baignoire. Restez-y huit minutes. Si vous le pouvez, immergez tout votre corps sous l'eau sept fois. Chaque fois, demandez aux énergies de l'Univers de vous aider à couper les cordons.

Les « entités », les fantômes et les esprits qui habitent le monde des vivants

Je dois vous entretenir brièvement de ce que j'appelle « entités ». Voilà un sujet mal compris que j'aimerais clarifier. En tant que guérisseuse, je travaille avec l'énergie au quotidien. Les gens viennent me rencontrer pour que je travaille à partir de leur énergie. Comme je viens tout juste de l'expliquer, quand les personnes ne savent pas comment se protéger, comment garder leur aura en bonne santé, leur champ énergétique sera très faible et la strate protectrice de leur bulle d'énergie sera très poreuse et vulnérable. À l'opposé, lorsque nous sommes en bonne santé, nous profitons d'une protection solide, semblable à du caoutchouc. Une aura forte repoussera facilement la négativité. Par exemple, si vous vous fâchez et que vous commencez à me dire des paroles agressives, vous dirigez vers moi de l'énergie empreinte d'une horrible fréquence. Cependant, puisque mon aura est forte et solide, cette énergie rebondira loin de moi. C'est cette énergie négative que j'appelle « entités ». Généralement, il s'agit de l'énergie désagréable d'une autre personne qui s'accroche à vous ou pénètre par votre aura pour y dévorer la vôtre. Cela peut être aussi la présence de l'énergie émotionnelle ou psychique d'une autre personne, ou une manifestation intentionnelle d'énergie négative de la part de quelqu'un.

Oui, il existe des entités décharnées, des esprits qui habitent le monde des vivants, mais je dois dire qu'ils sont rarement la cause de nos problèmes. Je reçois de nombreux appels téléphoniques de personnes qui me disent : « Dr Alla, j'ai été attaqué psychiquement. » J'affirme que dans 99 pour cent des cas, le problème ne vient pas de l'extérieur, de « là-bas ». Oui, ces gens ont l'impression que quelque chose d'étranger les habite, mais c'est eux-mêmes qui provoquent ce phénomène dans leur corps.

Cela se produit généralement quand la personne ne maîtrise pas ses émotions ou se laisse dominer par quelqu'un d'autre. Voilà pourquoi je trouve essentiel d'apprendre à adopter la bonne attitude par rapport à nos émotions. C'est aussi la raison pour laquelle j'ai insisté sur le fait que vous ne devriez pas craindre vos émotions, qu'elles soient positives ou négatives. Vous devez considérer les émotions comme un processus vital, et non les redouter. Peut-être avez-vous vécu une situation traumatisante, et si vous ne l'avez pas traitée ou maîtrisée, cela peut être très troublant.

Dans environ un pour cent des cas, l'entité vient de l'extérieur et est ce qu'on pourrait appeler un fantôme ou un esprit. Habituellement, il s'agit d'un reste d'énergie venant d'une personne qui à sa mort était trop prise par un problème terrestre, soit par exemple qu'elle buvait trop ou qu'elle s'est suicidée. L'énergie d'un tel individu est très dense et lourde ; ainsi, elle flotte autour de nous et cherche à se raccrocher à notre énergie.

La guérison de masse et les médiums

Je vous déconseille fortement les séances de guérison de masse. La guérison se passe dans l'intimité, entre deux personnes, dans un environnement neutre et sûr. Lors des séances de guérison de masse, l'énergie circule simplement d'une personne à une autre, et vous pouvez fort bien vous retrouver avec un bagage qui ne vous appartient pas, rempli d'énergie négative. Je n'apprécie pas plus les séances de guérison qui se déroulent durant les salons professionnels ou les festivals : les chaises sont alignées à proximité les unes des autres et

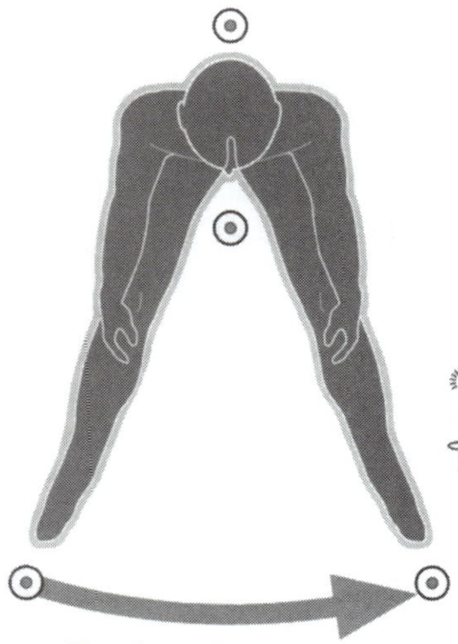

Vue frontal

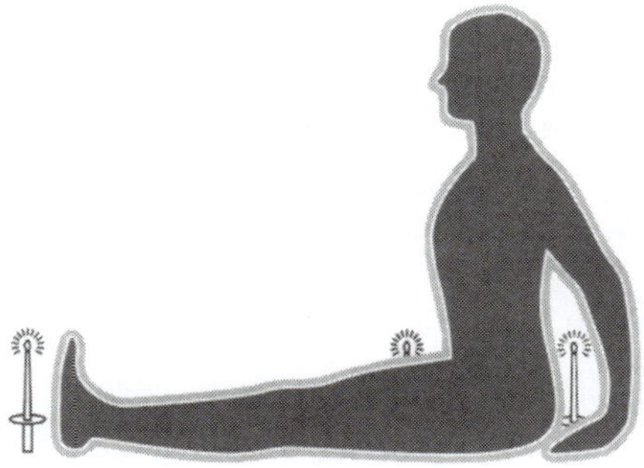

Vue de côté (jambes écartées)

chaque personne envahit le champ énergétique des autres. Ce n'est pas possible de guérir de cette façon. Vous ne faites qu'absorber le bagage des autres.

Si vous souhaitez consulter un médium, vous devriez garder à l'esprit que même s'il travaille avec des entités de lumière évoluées, la plupart du temps d'autres entités moins évoluées les accompagnent (comme des papillons nocturnes attirés par la lumière). Un dicton russe transmet bien cette idée : « Rien ne paraît plus doux aux yeux du diable que l'âme d'un saint. »

Puisque durant la séance vous êtes dans un état très ouvert, vous risquez particulièrement d'être infesté par des entités sombres. Je devine toujours quand un de mes patients a consulté un médium — je le sens. En guise de protection contre ces amas d'énergie malsaine, il est bien de mettre en pratique quelques-uns des exercices et des techniques proposés dans le prochain chapitre. Par la suite, prenez un bain de sel (voir la page 52).

Une méthode sibérienne pour supprimer les entités

Si vous croyez que des entités décharnées s'accrochent vraiment à vous, je vous suggère d'utiliser cette ancienne méthode sibérienne très efficace qui se réalise avec une chandelle allumée, puisqu'aucune entité ne peut survivre au contact du feu. La cire est une matière pouvant absorber de l'information énergétique. Ainsi, la cire capte l'énergie négative tandis que la flamme la consume.

Vous aurez besoin de trois chandelles en cire d'abeille pure et de trois bougeoirs Traditionnellement, les bougeoirs étaient en malachite, mais n'importe quelle matière fera l'affaire.

- Pieds nus, assoyez-vous par terre, jambes aussi écartées que possible sans forcer.
- Placez une chandelle entre vos jambes, près de l'os pubien.
- Placez une autre chandelle derrière votre dos, près de votre coccyx.
- Posez la troisième chandelle devant la plante de votre pied droit.
- Imaginez que vous êtes une flamme brûlant vivement. La base de la mèche est ancrée profondément dans la terre, et votre corps en est le prolongement. Il y a du feu tout autour de vous. Vous êtes entouré de flammes dorées ou violettes dans lesquelles toutes les pensées et tous les sentiments négatifs sont consumés. Ils brûlent vivement. Aucune émotion négative ne peut survivre dans cette flamme.
- Après environ sept ou huit minutes, déplacez la troisième chandelle devant la plante de votre pied gauche.
- Poursuivez votre méditation encore sept ou huit minutes.

La douche énergétique

Pour résoudre ce problème, vous pouvez aussi prendre une douche, telle que décrite au chapitre 5. Le sel favorise l'absorption et la neutralisation de toute énergie négative que pourrait porter votre aura ce jour-là.

- Préparez un mélange salin en versant un peu d'huile d'amande dans une poignée de sel marin — juste assez pour faire une pâte épaisse. Ajoutez deux ou trois gouttes d'huile essentielle de bois de santal, de sauge ou de genévrier.
- Debout, dans la douche, étendez le mélange sur tout votre corps. (Vous pouvez éviter la tête et le visage.)
- Rincez-vous sous la douche. (Réglez l'eau à la température de votre choix.) Demandez sincèrement et en toute confiance à l'eau de vous libérer de toute énergie négative accumulée durant la journée. L'eau qui rince le sel de votre corps doit absolument couler sur le dessus de votre tête.

! Évitez l'huile de sauge, durant la grossesse.

Chapitre Dix-neuf

LA PROTECTION

Maintenant que vous avez conscience du problème, je crois qu'il est vital que vous sachiez comment vous en protéger. Nous devrions tous maîtriser certaines pratiques protectrices afin de nous prémunir contre les influences extérieures négatives comme celles que je viens de décrire dans le chapitre 18.

Voici le plus important que je puisse vous révéler à ce sujet : n'oubliez jamais que personne n'a le pouvoir de vous influencer négativement, si vous maintenez une aura forte et si vous ne laissez pas les autres prendre de l'emprise sur vous. Ma mère a marqué cette devise dans ma psyché depuis que je suis une petite fille.

Nous avons toujours un choix — participer ou non à l'échange d'énergie. L'énergie d'une personne tout simplement à vos côtés ne se mêle pas à la vôtre ou n'entre pas en interaction avec elle inévitablement. Nous avons tous une strate finale extérieure d'énergie protectrice dans notre aura. Cette énergie s'apparente à une fine membrane qui enveloppe notre aura afin de la protéger. Quand vous êtes en bonne santé et bien équilibré, cette couche est élastique et étanche. Dans le cas contraire, elle devient faible et poreuse. Quand vous êtes en état d'équilibre, toute énergie négative canalisée vers vous rebondira contre l'enveloppe. En état de faiblesse, elle s'infiltrera et endommagera toutes les strates de votre aura.

Si, à un moment ou un autre, vous sentez une menace, avez conscience de subir une attaque ou avez l'impression que quelqu'un envahit votre espace, la meilleure option consiste à vous lever et à quitter les lieux. Cependant, quand cela est impossible, vous aurez tendance à croiser les bras instinctivement sur votre plexus solaire.

Malheureusement, ce geste ne vous aidera pas vraiment. Je vais donc vous enseigner une technique qui vous sera très utile pour fermer votre circuit d'énergie. Les autres auront alors de la difficulté à entrer dans votre espace énergétique personnel.

La protection du diamant

- Placez vos mains devant vous, confortablement posées sur vos cuisses.
- Les index et les pouces se rencontrent à leur extrémité, créant la forme d'un diamant ou d'une larme.
- Les autres doigts de votre main droite sont courbés et reposent sur ceux de la main gauche.

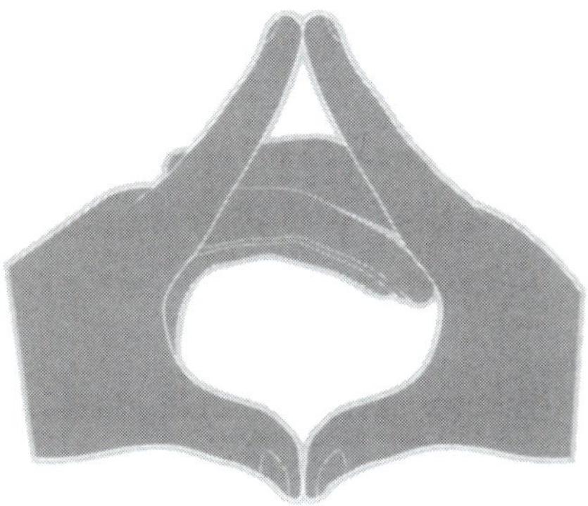

En plaçant vos mains de cette façon, vous formez un « diamant » protecteur devant votre corps, qui fermera votre circuit d'énergie. La beauté de cet exercice réside en sa subtilité : personne ne saura ce que vous êtes en train de faire ni pourquoi.

Une protection plus forte

Il est possible de vous protéger davantage juste avant des réunions importantes ou des entrevues d'emploi, afin de ne pas être intimidé. Il s'agit de placer votre main gauche sur votre main droite, puis de poser la paume de votre main droite sur votre plexus solaire. Simultanément, dites-vous très clairement et fermement :

> *« Mon énergie n'ira nulle part. Mon énergie reste toujours avec moi. »*

Tentez d'agir sur vous-même en ancrant profondément en vous la croyance que jamais personne ne peut vous soumettre à son influence. Si vous pratiquez souvent cet exercice d'énergie, jamais vous ne vous sentirez intimidé ou démoli en présence d'une autre personne. Votre énergie restera bien équilibrée et enracinée.

La protection de la rose blanche

Dans la prochaine partie du livre, je vous parlerai des propriétés protectrices du sel et de l'eau, mais il existe une autre arme merveilleuse pour se protéger : la rose blanche. Lorsque vous savez que vous devez participer à une rencontre difficile où peut émerger de l'agressivité, déposez un vase contenant des roses blanches entre vous et les autres participants. Elles neutraliseront superbement l'échange d'énergie négative. Je suggère de placer un vase de roses blanches dans les salles de réunion des lieux de travail, de même que dans les bureaux personnels.

L'autoprotection de votre être profond

Si vous avez l'impression d'avoir subi une attaque sur le plan psychique ou si quelqu'un essaie de faire des ravages dans votre énergie mentale en semant des graines de peur, d'anxiété et de désespoir, vous devriez immédiatement vous rebrancher sur votre soi profond. Je vous conseille de vous tenir bien droit, la tête bien haute, et de fixer un point au-dessus de la tête de la personne qui vous agresse. Ce faisant, dites-vous très clairement et fermement :

> « *Je rejette les influences nocives de toute personne et de toute circonstance. Je proclame ma suprématie sur ces influences.* »

Je vous suggère aussi de tenter de déterminer dans votre esprit pourquoi la personne envahissante a besoin de vous attaquer par la peur, l'anxiété, l'appréhension, etc. La prise de conscience de telles raisons est le premier pas dans la prévention de ces agressions dirigées contre vous.

La protection par l'écran mental

Dès que vous vous rendez compte que vous êtes agressé par une personne qui veut délibérément vous irriter et vous obliger à éprouver des émotions et des pensées négatives, essayez ceci. Disposez un écran mental – un mur solide – entre vous et cette personne. Ou encore, amusez-vous à l'imaginer sous une énorme coupe de verre. Quand vous la regardez à travers le verre épais, ses paroles vous semblent lointaines et étouffées.

Si vous parvenez à créer une telle vision, jamais votre espace ne peut être envahi. Quand vous êtes capable de rire de la personne assaillante ou de la percevoir de manière humoristique, jamais vous ne devenez sa victime. L'humour est l'une des meilleures protections que vous puissiez avoir. Allez-y, mettez sous verre vos agresseurs et vos « vampires » !

Résoudre les disputes

Je peux vous donner un autre truc qui vous épargnera beaucoup d'énergie et vous protégera. Vous et votre partenaire ne devriez jamais vous mettre au lit, si une dispute n'a pas été réglée. En fait, je vous suggère d'établir une règle dans votre foyer selon laquelle tous les conflits doivent être résolus avant l'heure du coucher. En Angleterre, il existe un dicton qui affirme : « On ne doit jamais aller au lit sur une dispute. » Voici pourquoi. Si vous vous couchez fâché, l'énergie hostile que vous ressentez l'un envers l'au-tre vous polluera tous les deux, puisque l'énergie se déplace encore plus librement pendant que vous dormez. Ainsi, quand une autre personne est couchée près de vous, cette énergie a toutes les chances de s'entremêler.

L'une des façons les plus simples de résoudre les disputes consiste à accorder votre pardon et à embrasser la personne (même si ce n'est que dans votre esprit).

La protection à l'heure du coucher

Toutefois, si pour une raison quelconque vous n'arrivez pas à vous réconcilier et que vous devez tout de même dormir dans le même lit, la visualisation suivante pourra vous protéger.

- Imaginez qu'un écran est suspendu entre vous et l'autre personne. Il est important que vous « voyiez » cet écran partant du plafond et descendant au sol.
- Chaque fois que vous expirez, imaginez que votre souffle canalise davantage d'énergie dans cet écran protecteur. À chaque expiration, il devient de plus en plus épais.
- L'effet peut être accru en poussant davantage votre imagination. Par exemple, représentez-vous un écran fait d'un matériau très solide comme de l'acier, du plomb, des briques, etc.

Un rituel de pardon

Lorsque vous refusez de pardonner et que vous portez une énergie agressive durant votre sommeil, vous risquez de vous autodétruire. Cette énergie hostile vous dévorera durant votre sommeil et empêchera votre énergie positive de se régénérer. Je vous conseille donc de faire ce qui suit, même s'il vous est difficile d'exprimer votre pardon à une personne.

- Placez votre paume droite sur votre clavicule gauche. Demandez aux énergies universelles de vous purifier.
- Puis, amenez votre paume droite sur votre front, juste au-dessus de votre sixième chakra (troisième œil).
- Baissez légèrement la tête et dites clairement dans votre esprit : « Je me pardonne. Je pardonne à tout le monde. Je me pardonne, je me pardonne, je me pardonne. »

Se protéger des attaques psychiques

Si vous avez l'impression que des « vampires d'énergie » ou toute autre forme d'agression psychique vous mettent en danger, imaginez immédiatement que vous vous trouvez au centre d'une sphère tourbillonnante, semblable à une toupie. Imaginez qu'elle tourne autour de vous, dans le sens des aiguilles d'une horloge, de plus en plus vite. Ce faisant, il est bon également de vous visualiser à l'intérieur d'un cocon d'énergie de couleur laiteuse, contenu dans la sphère. Si toutefois vous sentez que vous subissez une tension énorme, vous devriez vous représenter un cocon noir.

Couper les cordons d'énergie

Il est possible aussi que vous ayez l'impression que des personnes se sont reliées à vous par des cordons d'énergie indésirables (tels qu'ils sont décrits dans le chapitre 18). Vous serez certainement en mesure de savoir qui est cette personne qui draine votre énergie ou tente de la modifier à son gré. Il vous faut couper ces cordons. Voici comment.

- Imaginez cette personne dans votre esprit. Si cela est difficile, regardez une photo.
- Fermez ensuite les yeux et efforcez-vous de vous rappeler tous les aspects de cette personne : sa voix, ses yeux, sa démarche, l'expression de son visage, afin de vous aider à reproduire une image bien nette de cette personne.
- Ouvrez maintenant les yeux et imaginez qu'elle est près de vous. Sentez sa présence, avec tous vos sens.
- Fermez les yeux en conservant une image claire de la personne devant vous.
- Tout en la visualisant, voyez-la en train de devenir de plus en plus petite.
- En peu de temps, elle ne sera plus qu'un point noir. Puis, ce point se perdra dans l'éternité.
- Tentez ensuite de vous représenter à nouveau cette personne et de sentir sa présence. Cependant, cette fois, imaginez que vous tendez des ficelles d'énergie vers elle à partir de votre chakra du cœur et de votre chakra du plexus solaire.
- À nouveau, voyez la personne rétrécir pendant qu'elle est suspendue à la ficelle d'énergie projetée, telle une marionnette. Intégrez cette image en vous.
- Puis, voyez-vous en train de couper les ficelles d'énergie avec une grosse paire de ciseaux bien affilés. Une fois de plus, le point noir auquel est réduite la personne disparaîtra dans l'éternité.
- En disparaissant, le point trace une figure en huit.

Vous pouvez reprendre cet exercice autant de fois que vous le voulez, jusqu'à ce que vous sentiez que vous êtes complètement libéré de l'énergie accablante de cette personne et que vous ne ressentiez plus de sentiments négatifs envers elle.

Vous devriez éviter de pratiquer cette méditation, si l'autre personne se trouve physiquement près de vous.

Afin de maximiser l'effet libérateur de cet exercice consistant à couper les cordons d'énergie, vous pouvez le combiner au rituel du bain de noix, expliqué à la page 189.

Un autre bon moyen de secouer l'emprise qu'a une autre personne sur vous consiste à mettre en pratique l'exercice appelé « Reprogrammer le subconscient », présenté au chapitre 17 (pages 171-172).

Chapitre Vingt

LA CONSERVATION DE L'ÉNERGIE

Les personnes dont l'énergie est équilibrée possèdent une excellente pulsion d'autoconservation. Quand cette pulsion est forte, nous nous maintenons fondamentalement en bonne santé. Nous ne sommes pas tentés de consommer des aliments qui pourraient nous être néfastes (et même nous tuer). Nous ne créons pas de liens avec des individus qui nous déroutent. Nous n'habitons pas des lieux imprégnés d'énergie négative.

Cependant, la plupart d'entre nous ont tellement de blocages que notre intuition ne fonctionne tout simplement pas. Nous n'écoutons ni ne suivons notre pulsion d'autoconservation. En conséquence, d'autres personnes ont l'occasion de nous détruire psychiquement et émotionnellement ; nous nous permettons un régime alimentaire qui nous tue physiquement. Je n'aime pas condamner les aliments, car je crois en la maxime « tout avec modération », mais quand nous ne sommes plus en lien avec notre intuition, nous ne savons plus ce que signifie « modération » pour nous. Nous mangeons et buvons excessivement. Nous ne choisissons plus avec soin les aliments que nous mettons dans notre estomac, tout comme nous cessons d'être sélectifs envers les personnes que nous laissons nous approcher.

Avant tout, je vous suggère d'économiser votre énergie en évitant les événements superflus. Si vous deviez évaluer la quantité de force vitale que vous avez utilisée pour assister à des fêtes inutiles où vous avez supporté des conversations creuses, vous vous poseriez la question : « Pourquoi est-ce que j'agis ainsi ? » Nous consacrons volontairement notre énergie à des choses vides et insensées, alors que nous pourrions plutôt l'utiliser à converser en tête-à-tête avec un ami proche, ou à lire un bon livre, ou encore à marcher dans la nature.

Pour conserver votre énergie, évitez les interactions avec les foules et essayez plutôt d'entrer en contact avec des groupes moins grands.

Tellement de gens fréquentent toutes les fêtes possibles sans trop savoir pourquoi. D'autres ont tendance à passer pratiquement tout leur temps libre à bavarder de tout et de rien. Ils rencontrent des personnes qui ne les intéressent pas vraiment ; ils gaspillent ainsi une quantité phénoménale de leur précieuse énergie, ce qui diminue leur niveau de conscience.

Vous devriez commencer à éviter les foules et à passer plus de temps avec un groupe de personnes de même mentalité, sur la même longueur d'onde que vous. Ce faisant, non seulement vous gardez votre énergie, mais vous l'enrichissez. N'oubliez pas que l'Univers ne nous envoie pas toujours des personnes pour la vie. Certaines personnes entreront admirablement dans votre vie durant une seule journée ; d'autres resteront un peu plus longtemps. Si vous avez de la chance, quelques personnes spéciales maintiendront un lien véritable avec vous tout au long de votre voyage dans la vie. Ne vous attendez pas à ce que les mêmes personnes vous suivent durant tous les cycles de votre vie et ne dépensez pas d'énergie émotionnelle à tenter de garder le contact avec elles, si vous n'êtes plus en harmonie. Vous avez le choix d'accepter ces différences et de cesser d'espérer que se recrée le lien ancien, ou de continuer votre chemin.

Regardez autour de vous, consultez votre carnet d'adresses, et tentez de distinguer les personnes qui enrichissent votre vie de celles qui traînent des fardeaux et drainent votre énergie. Lorsque vous savez clairement de qui il faut vous distancer, vous devriez le faire en envoyant à ces personnes beaucoup d'amour. Dans votre esprit, remerciez-les d'avoir été dans votre vie (peu importe la durée), puis laissez-les partir. Évidemment, il y a des personnes dans votre vie envers qui vous avez des responsabilités — vos parents, par exemple. Même si cela peut être ardu, il est vital de pratiquer l'amour inconditionnel envers vos parents. Évitez de porter des jugements sur leurs actions passées ou leur mode de vie. Rappelez-vous qu'eux aussi sont en apprentissage. Je crois aussi que l'âme choisit ses parents selon les leçons de vie qu'elle souhaite assimiler.

Découvrir ce qui est le plus important dans votre vie

Quand vous aurez appris à voir chacune de vos actions à travers le prisme de l'énergie dépensée, vous réaliserez à quel point vous en avez gaspillé par le passé. Cela vous sera également utile de déterminer ce qui a le plus d'importance dans votre vie et ce qui est secondaire. Ce niveau de conscience vous permettra de vous ancrer davantage.

Afin de vous aider à établir ce qui est le plus important dans votre vie, effectuez la méditation suivante, qui repose sur la respiration.

- Trouvez un endroit calme. Assoyez-vous confortablement et respirez de manière détendue.
- Inspirez en vous demandant : « Qu'est-ce qui a le plus d'importance dans ma vie ? »
- Expirez en vous demandant : « Qu'est-ce qui a le plus d'importance dans ma vie ? »
- Respirez simplement en vous posant cette question à chaque inspiration et à chaque expiration, pendant environ trois minutes. Vous découvrirez que tout devient très clair et ordonné.

La respiration parfaite de yoga

Le yoga nous enseigne quelques exercices de respiration pour nous aider à conserver notre énergie. Celui-ci s'appelle la « respiration parfaite de yoga ». Il vous procurera une sensation de légèreté et de vitalité. Il stimule également la sécrétion des glandes, particulièrement au niveau du système digestif. La première fois, il est possible que vous vous sentiez étourdi, mais cela passera rapidement.

- Étendez-vous sur le sol ou sur un lit ferme. Gardez votre corps aussi droit que possible.
- Posez une main sur votre nombril et l'autre sur votre poitrine.
- Fermez les yeux et inspirez lentement et profondément. Vous sentirez gonfler votre poitrine, et votre ventre devrait aussi se dilater naturellement. Le mouvement que vous percevez dans vos mains vous indiquera si vous respirez correctement.
- Ne forcez pas votre respiration.
- Expirez lentement ; appliquez une légère pression sur votre ventre avec vos mains de manière que votre nombril soit pratiquement attiré vers votre colonne. Vous aurez l'impression de comprimer l'air de votre ventre vers votre poitrine. Puis, l'air est comprimé par votre cage thoracique et remonte pour être expulsé par votre nez.
- Refaites l'exercice entre 10 et 15 fois.

- Reprenez votre respiration normale et restez étendu au moins une minute, à la fin de l'exercice. Demeurez détendu et n'essayez pas de vous lever trop vite.

Partie Sept

DES SECRETS TRADITIONNELS RUSSES DE GUÉRISON

Chapitre Vingt et Un

LA GUÉRISON PAR L'EAU

Dans cette partie de mon livre, je partagerai avec vous quelques-uns des plus merveilleux outils et techniques magiques qui nous viennent des anciens guérisseurs russes. Ce sont les règles, les puissants exercices d'énergie, avec lesquels j'ai grandi. Nous parlerons des propriétés curatives magiques du sel, de l'eau, des œufs et des miroirs. Il s'agit de la suite du travail que nous avons amorcé dans la partie VI, puisqu'il sera question de moyens encore plus formidables d'éliminer l'énergie négative et de favoriser l'équilibre et l'harmonie de vos corps énergétiques.

Ces exercices vous paraîtront peut-être bizarres, et, pour être honnête, bon nombre d'entre eux me font aussi cet effet, puisque je n'arrive pas à expliquer rationnellement les réactions qu'ils provoquent. Pourtant, ils sont vraiment efficaces. Ils ont servi des siècles durant et font partie de la tradition de guérison russe depuis de nombreuses générations. Encore une fois, je vous invite à garder l'esprit ouvert. Comme je vous l'ai déjà dit, jamais je ne propose des méthodes qui ne fonctionnent pas. À ce stade-ci, votre intuition devrait être aiguisée ; je n'aurai donc probablement pas besoin de travailler fort à vous stimuler !

L'eau stabilisatrice et purificatrice de l'énergie

Depuis de nombreux siècles, les gens se lavent non seulement pour être propres physiquement, mais aussi pour se purifier sur les plans psychologique et spirituel. L'action curative et énergétique de l'eau est connue depuis des milliers d'années. Voilà pourquoi elle apparaît souvent dans les rites vitaux de nombreux cultes et pratiques de guérison ou de magie. L'immersion du corps dans l'eau fait partie du rituel du baptême et symbolise la révocation du péché d'Adam.

Dans l'islamisme, l'acte de se laver avant la prière démontre la volonté des croyants d'être purs devant Dieu. En Russie, une grande quantité de temples et de monastères ont été construits à proximité de rivières. Les lacs, les rivières et les sources ont la propriété particulière d'éliminer la douleur, la tristesse et la peur d'autrui.

Cet intérêt persistant pour l'eau est compréhensible, et même de nos jours, on se penche sur ses propriétés. L'eau a vraiment de nombreuses qualités particulières, la plus importante étant sa capacité de maintenir un certain temps des changements d'infrastructure. Cela paraît complexe, mais signifie simplement que l'eau a une mémoire. Même si cela suscite encore des débats scientifiques, c'est la théorie qui sous-tend l'homéopathie, une méthode utilisant des remèdes ne contenant pas une seule molécule de la substance originale mais qui portent sa « mémoire », son empreinte énergétique. Les remèdes à base de fleurs et de pierres suivent le même principe.

Que l'eau « mémorise » les effets de la radiation électromagnétique est un fait très important. Dans les années 1930, un chercheur italien, J. Piccardi, a démontré un lien entre l'activité du soleil et certains paramètres de la qualité de l'eau. Exposée au soleil, l'eau vibrait différemment et absorbait plus d'énergie. Bientôt, il est apparu clairement que l'eau « se souvenait » non seulement des effets de toute radiation électromagnétique, mais aussi des actions des vibrations techniques, des ultrasons, des courants électriques faibles, etc. Depuis des siècles, les guérisseurs russes chantent au-dessus de l'eau pour l'imprégner d'énergie ; ils peuvent ensuite l'utiliser à des fins curatives.

Les yogis nous font aussi découvrir les propriétés magiques de l'eau. Selon eux, l'eau contient une grande quantité d'énergie de l'espace, le prana, dont une partie est absorbée par notre corps quand nous en buvons ou nous y baignons — surtout s'il a besoin d'un surplus de vigueur. Quand vous ressentez la soif, vous n'avez probablement pas seulement besoin du liquide physique, mais vous cherchez aussi désespérément à absorber l'énergie de l'eau. Un verre d'eau bu à un moment approprié donnera de nouveaux pouvoirs à votre corps et en accroîtra le rendement. Rappelez-vous qu'un verre d'eau vous procurera instantanément un regain d'énergie, quand vous vous sentez faible. Vous devez boire l'eau lentement, par petites gorgées, et la garder dans votre bouche quelques secondes avant de l'avaler.

Toute notre vie, nous utilisons inconsciemment l'eau pour rééquilibrer notre énergie. Par exemple, quand une personne se sent soudainement faible ou malade, instinctivement notre premier geste sera de lui apporter un verre d'eau et de l'aider à prendre doucement quelques gorgées. Il est bien connu qu'une personne qui a été agressée sexuellement ou qui regrette d'avoir partagé une intimité physique éprouve une forte envie de passer beaucoup de temps — pratiquement dans un état méditatif ou de transe — sous la douche dans une tentative de se libérer de l'énergie de l'individu qui a envahi son espace.

Bon nombre d'entre nous dépensent beaucoup d'argent pour acheter des cristaux qui purifient et équilibrent l'énergie. Nous oublions que l'eau est le cristal le plus puissant et le plus facilement disponible. L'eau, un cristal ? Étonnamment, oui. Une simple molécule d'eau vue à travers un microscope ressemble à un grand cercle (l'oxygène) avec deux plus petits cercles (l'hydrogène) semblables aux oreilles de Mickey Mouse. Toutes les molécules d'eau cherchent à se raccrocher à d'autres molécules d'eau (créant ce qu'on appelle des « ponts hydrogène ») ; ainsi, l'eau est constituée de milliards de minuscules structures s'apparentant au cristal. En fait, plus la structure est cristalline, plus l'eau est saine et énergétique. Ces formations en grappes permettent à l'eau d'emmagasiner de l'information. Les scientifiques affirment qu'il existe au moins 36 « types » d'eau, dont les combinaisons d'hydrogène et d'oxygène varient. En réalité, la désignation H_2O est vraiment très simpliste.

En apprenant à vous servir de l'eau pour équilibrer votre énergie quotidiennement, simultanément vous la purifiez et la multipliez.

L'eau vive absorbe constamment l'énergie du cosmos, qu'elle libère à son tour dans le milieu environnant. Plus le courant d'eau coule rapidement, plus le champ énergétique qui l'entoure est élevé.

Certains bassins d'eau ont un effet drainant sur notre énergie — tels les étangs et les lacs, surtout ceux qui sont contaminés par de vieilles feuilles ou branches et autres débris. Ils agissent comme des vampires, drainant notre énergie. Voilà pourquoi je vous recommande fortement d'éviter les endroits à proximité d'une étendue d'eau stagnante, quand vous choisissez un lieu pour vous reposer, méditer ou refaire le plein d'énergie. Je vous conseille également d'écarter les représentations, sous forme de peintures ou d'images, d'eau stagnante ou dans laquelle pousse une végétation touffue, car elles auront un effet drainant sur votre énergie.

Bien sûr, il n'est pas toujours possible de trouver des sources jaillissantes et énergétiques, dans la vie courante.

Toutefois, il y a tout de même un moyen de profiter du pouvoir de l'eau. Je vous suggère d'effectuer l'exercice d'énergie suivant, dont l'eau est le principal élément, très efficace pour évacuer l'énergie négative.

Exercice avec de l'eau pour équilibrer l'énergie

- Assoyez-vous dans un lieu calme et buvez lentement un grand verre d'eau de source naturelle.
- Sentez l'eau qui coule en vous.
- Sentez la fraîcheur et l'humidité de l'eau – particulièrement quand elle arrive dans votre estomac.
- Concentrez-vous sur la sensation que vous éprouvez.
- Ouvrez maintenant le robinet d'eau froide de votre évier. Tenez-vous devant, le dos bien droit.
- Tendez les bras et les mains vers le jet d'eau froide. Placez vos paumes face à face, de part et d'autre du jet. L'eau doit couler entre vos paumes sans les toucher – constamment et tout doucement.
- La sensation de fraîcheur se transforme sous peu en une impression de régénération et de puissance qui se répand dans tout votre corps à partir de vos mains.
- Lorsque vous ressentez cette nouvelle vitalité et cette pureté, terminez l'exercice. Dans votre esprit, remerciez l'eau du pouvoir qu'elle vous a donné.

Méditation sur une chute d'eau

Cette méditation allie les aspects physique et métaphysique de l'eau.

Les chutes d'eau naturelles font des merveilles pour disperser l'énergie négative. Malheureusement, la plupart d'entre nous n'habitent pas à proximité de chutes. Cependant, vous pouvez recourir à la méthode russe pour purifier l'énergie en déversant une grande quantité d'eau au-dessus de votre tête. En Russie, les gens versaient littéralement des bacs d'eau sur leur tête, mais vous pouvez adapter l'exercice avec une douche. Dans les villages russes, les habitants se mettaient pieds nus afin que l'eau s'écoule directement dans le sol et les relie à la terre. Si vous avez un jardin ou si vous pouvez vous rendre quelque part dans la nature pour procéder à cette purification, profitez de cet avantage. Ce sera beaucoup plus efficace que dans votre salle de bain. Ne soyez pas tenté de bouger votre tête de manière que l'eau arrive simplement sur vos épaules ; assurez-vous qu'elle coule sur le dessus de votre tête, à partir de votre chakra coronal.

Après avoir soigné des patients dont l'énergie est déséquilibrée – surtout celle qui est troublée par des entités – il m'arrive parfois d'effectuer immédiatement cet exercice.

Si vous optez pour la douche (j'admets que c'est la façon la plus facile), assurez-vous que la pression d'eau n'est pas trop forte et que vous vous tenez directement sous le jet. Réglez l'eau à une température confortable. Placez à proximité un peignoir propre que vous pourrez enfiler par après. Voici la méditation sur une chute d'eau, que vous devriez pratiquer pendant votre douche.

Douche et méditation sur une chute d'eau

- Concentrez-vous sur votre respiration. Inspirez et expirez profondément et naturellement. Entrez dans la douche et fermez doucement les yeux. Tenez-vous près du jet d'eau.
- Imaginez qu'une belle chute d'eau claire comme du cristal coule à proximité. L'eau a la pureté du diamant.
- Avancez maintenant sous le jet d'eau et imaginez que vous êtes sous la chute. Elle coule directement dans le champ de votre aura et entraîne avec elle l'énergie à basse fréquence plutôt passive, les blocages accumulés durant la journée.
- L'eau pure et fraîche vous revigore et vous rafraîchit.
- Placez votre tête sous le jet d'eau. Imaginez qu'elle pénètre en vous par le dessus de votre tête, votre chakra coronal.
- Elle traverse tout votre corps et s'écoule par le bout de vos doigts et de vos orteils.
- L'eau qui sort de vos doigts et de vos orteils vous semble peut-être brouillée et sombre.
- Laissez l'eau parcourir votre corps jusqu'à ce que sa couleur soit aussi claire que celle de la chute d'eau.
- À ce moment, imaginez que vous remplissez votre espace intérieur de cette eau claire et pure, revigorante et revitalisante.
- Maintenant, sortez de la « chute » (et aussi de la douche). Revêtez le peignoir que vous avez préparé. Ce faisant, imaginez que vous vous enveloppez d'une couche protectrice qui empêche toute invasion de votre espace physique.
- Respirez profondément ; remuez vos doigts et vos orteils. Faites-vous un large sourire.

Les propriétés magiques de l'eau

J'aimerais vous offrir quelques derniers trucs faisant appel aux propriétés magiques de l'eau.

- Quand vous devez rencontrer des gens, placez un verre d'eau entre eux et vous. Ne buvez pas cette eau et, à la fin de la journée, jetez-la dans la toilette. Il s'agit d'un moyen subtil de protéger votre énergie de celle des autres.
- Lorsque vous apprêtez des aliments, que vous buvez du thé, de l'eau ou du vin, prenez soin de ne pas entretenir de mauvaises pensées dans votre esprit. L'eau (même sous forme de thé, d'alcool ou de liquide de cuisson) se souviendra de tous les mots colériques ou agressifs. Lorsque nous portons un toast en entrechoquant nos verres, nous effectuons inconsciemment un rituel sans nous rendre compte qu'en réalité, nous conférons à notre boisson le pouvoir de nos paroles positives.
- Ne partagez pas l'eau de votre bain. Ce n'est pas une bonne pratique, sur le plan énergétique. L'autre personne pourrait capter l'énergie négative qui trempe dans l'eau. Jetez l'eau utilisée.

L'eau protectrice durant le sommeil

Pendant que vous dormez, il est possible que vous soyez exposé à certaines formes d'énergie négative, puisque vos défenses sont abaissées. Toutefois, l'eau vous offre une merveilleuse protection. Nos systèmes d'énergie libèrent une grande quantité d'énergie négative, la nuit, et il est bien de la neutraliser avant qu'elle pollue notre espace. Cette cérémonie pour protéger notre énergie durant le sommeil est connue sous l'appellation « Dormir avec l'eau ». Je suis sûre que beaucoup d'entre vous effectuent déjà ce rituel sans le savoir, sans jamais avoir réfléchi à son but véritable.

Dormir avec l'eau

- Avant de vous mettre au lit, prenez un verre d'eau et posez-le près du dosseret de votre lit. Il doit se trouver au même niveau que votre tête, quand vous dormez. Une table de chevet est idéale pour cet usage. Ne buvez pas l'eau ; laissez-la tout simplement là.
- Le matin, jetez le contenu du verre dans la toilette en utilisant votre main non dominante. Rincez le verre trois fois sous l'eau courante et chaque fois jetez l'eau dans la toilette (beaucoup plus symbolique qu'un simple évier). Ceci évacuera tout ce qui a été accumulé dans le verre durant la nuit.

Si vous faites des rêves troublants ou si vous craignez les entités environnantes pendant votre sommeil, ajoutez quelques gouttes de camphre dans le verre d'eau. Vous n'avez besoin que d'une quantité infime (à peu près l'équivalent du bout d'une allumette).

Il est essentiel de toujours utiliser votre main plus faible (pas celle avec laquelle vous écrivez), pour jeter l'eau. En vous servant de cette main, vous refusez symboliquement de reprendre tout ce qui a été capté par le verre.

Chapitre Vingt-Deux

LE POUVOIR DU SEL ET DES ŒUFS

Le sel et les œufs ont été utilisés depuis des siècles par les guérisseurs russes. Commençons d'abord par étudier le rôle du sel. En Russie, le sel symbolise l'éternité et l'immortalité, puisque jamais il ne perd son goût ni ne pourrit. Les guérisseurs russes font l'éloge du sel pour ses qualités magiques, croyant qu'il possède la propriété surnaturelle d'absorber toutes les impuretés de notre énergie. Ainsi, le sel intervient dans de nombreux rituels de guérison comme outil pour éloigner les énergies négatives et les entités. J'ai déjà parlé de l'usage du sel pour équilibrer l'énergie à l'intérieur de la maison, dans la partie II. Je veux maintenant examiner plus en profondeur ce merveilleux cristal et ses propriétés fantastiques.

Les cristaux de sel : histoire et traditions

En tant que cristal, le sel est capable d'absorber toute information énergétique – négative ou positive – venant d'un large spectre de fréquences. Les cristaux de sel sont d'excellents porteurs d'information. Toute l'information canalisée est enregistrée dans la structure des cristaux du sel. Non seulement le sel est-il un bon capteur, mais il transmet aussi l'information énergétique et, en raison de ces qualités, les cristaux de sel ont souvent été utilisés dans le matériel technique comme émetteurs de signaux.

Les Celtes ont fait usage du sel pour traiter de nombreux problèmes. Il est intéressant de noter que le mot celte pour désigner le sel est « hall », tiré de « heil », qui signifie « tout ». En géologie, les cristaux de sel purs sont appelés « halite », un mot dont les racines celtes sont « hall » (sel) et « lit » (léger). Ainsi, au sens figuré, cela signifie « vibrations légères ». Le sel a sa propre structure cristalline. La structure cubique du sel est construite à partir de photons, de l'énergie lumineuse pure.

Le mot anglais « salt » est dérivé du mot latin « sol » (soleil) et du mot celte « hall », qui a le même sens que le mot allemand « seele » (âme). Les Celtes croyaient que l'âme venait de l'océan, d'où le mot « salin ».

Si vous vous servez de sel pour travailler avec l'énergie, assurez-vous qu'il s'agit de gros sel marin cristallin. Les cristaux n'ont pas été broyés, et leur énergie est ainsi plus vibrante.

Dans les familles russes, une ancienne tradition voulait que l'on place toujours une salière au milieu de la table. Avant chaque repas, on récitait des prières et ainsi le sel se chargeait d'énergie positive. On croyait également qu'il purifiait et équilibrait l'atmosphère autour de la table et qu'il absorbait les émissions négatives. Même en Grande-Bretagne, quand nous dressons une table, le sel est l'une des premières denrées que nous y posons, en plein centre.

Dans de nombreuses traditions, du sel renversé annonce une malchance. Cela s'explique certainement par son lien à l'énergie.

Dans la tradition russe, le sel symbolise souvent la force de lumière purifiante de la terre. En Russie, une journée de la semaine était consacrée à la purification : le jeudi. « Jour de purification » était synonyme de jeudi, et le sel qu'on utilisait à cette fin s'appelait « le sel du jeudi ». Je vous ai déjà parlé des douches et des bains de sel. À ce sujet, j'ajouterais qu'il est préférable de procéder à ce nettoyage salin durant la pleine lune parce que selon la croyance, toutes les énergies et les entités négatives se concentrent à la surface de la peau à ce moment. Ainsi, le sel peut les absorber plus facilement. Je vous rappelle que vous devez n'utiliser que du gros sel pour cet usage.

Charger le sel d'énergie positive

Le sel utilisé pour purifier l'énergie sera encore plus efficace, si vous le chargez d'énergie positive au préalable. En Russie, on croit que le creux d'un arbre est doté d'un pouvoir magique, puisque l'arbre y envoie toutes ses énergies curatives. Les enfants malades sont parfois placés dans le creux d'un arbre afin d'en puiser l'énergie bienfaisante. Un arbre fendu à partir de la racine possède un pouvoir similaire.

Selon la croyance, parmi tous les arbres, le chêne est celui qui peut le mieux recharger notre énergie.

Je crois que c'est pourquoi beaucoup de personnes choisissent le chêne pour les planchers et les meubles de leur maison. Si vous avez la chance d'avoir des planchers en chêne, assurez-vous d'y marcher pieds nus le plus souvent possible. Le chêne est un arbre commun, surtout en Europe. Avant que le christianisme devienne la religion officielle en Russie, les Russes vouaient un culte à cet arbre et fabriquaient souvent des autels dans ce bois.

Quand vous choisissez un lieu pour méditer ou pour charger le sel d'énergie positive, si cela est possible optez pour l'un des endroits décrits ci-dessus. Pour charger le sel de l'énergie d'un arbre, placez-le dans un sac en fibres naturelles et déposez-le dans le creux ou suspendez-le à une branche. Laissez-le là pendant 24 heures, puis votre merveilleux sel rempli d'énergie sera prêt à l'usage.

Bien sûr, tout le monde n'a pas facilement accès à un arbre ou à l'intimité nécessaire pour faire cet exercice. Une autre option consiste à placer le sel dans un récipient de verre transparent, accompagné d'un cristal de quartz rose. Posez-le sur le rebord d'une fenêtre afin qu'il capte les rayons du soleil pendant 24 heures. Il est nécessaire qu'il « voie » deux fois de suite le soleil matinal. Vous devez donc le placer à cet endroit un matin et l'y laisser jusqu'au lendemain matin.

Vous pouvez utiliser ce sel plusieurs fois, mais n'oubliez pas de neutraliser d'abord ses émissions négatives. Pour ce faire, placez simplement le sel dans un four chaud pendant 10 minutes. La chaleur intense détruira les émissions d'énergie de toutes sortes.

Les bains pour détruire l'énergie négative

Je vais vous décrire deux types de bains. Les deux favorisent la destruction des énergies négatives de vos corps subtils et purifient l'aura. Réglez l'eau à la température que vous préférez.

Première méthode

- Dans un pot de 1 litre, mélangez 250 ml d'eau, 250 ml d'ammoniaque et 10 g de sel.
- Ajoutez encore 250 ml d'eau.
- Versez le contenu du pot dans une baignoire bien remplie et baignez-vous pendant cinq minutes.
- Immergez-vous complètement sous l'eau trois fois. Assurez-vous que toutes les parties de votre corps incluant la tête sont immergées.
- Chaque fois, imaginez que l'énergie négative est délogée.

! *Ne prenez pas un tel bain, si vous avez la peau sensible.*

Seconde méthode

- Ajoutez 25 g de bicarbonate de soude et 30 g de sel marin dans une baignoire bien remplie d'eau.
- Comme dans la première méthode, immergez votre corps complètement sous l'eau trois fois. Assurez-vous que toutes les parties de votre corps, incluant la tête, sont immergées. Chaque fois, imaginez que l'énergie négative est délogée.

! *Vous devriez toujours prendre une douche après l'un et l'autre des bains décrits ci-dessus.*

Bain de pieds à la fin de la journée

Je recommande un bain de pieds particulier le soir. Il vous aidera à évacuer les énergies pathologiques accumulées au fil de la journée. L'eau peut drainer par la plante de vos pieds de nombreuses impuretés énergétiques. Voilà pourquoi il est important de garder vos talons propres et sans corne. Prenez soin que la peau de vos talons soit toujours souple et bien hydratée en la massant avec de l'huile ou de la crème hydratante. Ainsi, votre système pourra plus facilement éliminer les impuretés énergétiques par vos talons. Matin et soir, lavez vos pieds à l'eau courante froide. En plus de purifier votre énergie, cela stimule les points biologiquement actifs sous vos pieds. Cela vous est peut-être familier, si vous connaissez la réflexologie.

C'est pour cette raison que je recommande les pédicures à mes patients. Les peaux mortes sont porteuses d'information sur la mort. De plus, rappelez-vous que l'énergie de la terre pénètre en vous par vos pieds. Ceux-ci doivent donc être de belles entrées d'énergie terrestre ! Voilà un bon prétexte pour vous faire dorloter un peu.

Comment neutraliser l'énergie des bijoux et des peintures

Avec l'aide du sel, non seulement pouvez-vous vous purifier ainsi que votre maison, mais aussi épurer vos bijoux et vos peintures. C'est très important, surtout s'il s'agit de bijoux d'occasion ou hérités de quelqu'un. Vous devez nettoyer et neutraliser l'énergie du propriétaire précédent ; vous ne voulez certainement pas porter son aura en plus de ses bijoux !

- Versez 30 g de gros sel dans un verre d'eau froide.
- Placez le bijou dans le verre.
- Mettez le verre au réfrigérateur pour maximiser l'énergie de l'eau. Laissez-le là pendant 24 heures.
- Sortez le verre du réfrigérateur. Retirez le bijou du verre et rincez-le sous l'eau froide du robinet.

Pour les peintures et les photographies, procédez comme suit :

- Posez la peinture ou la photo sur une surface plane, recto vers le haut.
- Mettez une feuille de papier sur la peinture ou la photo, et répandez-y du sel uniformément. Attendez de 10 à 15 minutes.
- Par la suite, jetez ou brûlez le sel et le papier.

Le pouvoir des œufs

En Russie, les œufs sont tenus en haute estime et ont toujours eu une grande importance dans la tradition des guérisseurs. Pratiquement dans toutes les maisons russes, il y a un œuf en bois ou un œuf peint, exposé en tant qu'amulette. Les œufs symbolisent une vie nouvelle, le développement et la croissance. Ils représentent aussi un état de pureté : en eux se trouve le potentiel d'un véritable pouvoir divin. Ils évoquent également la conception, le début de la vie.

En plus de leurs sens symboliques, les œufs sont l'un des outils les plus efficaces pour absorber la négativité spirituelle et psychique. Le champ énergétique entourant un œuf est très puissant, puisque l'énergie vitale elle-même se concentre à l'intérieur. Cette énergie alliée à celle de la croissance crée des fréquences légères très fortes autour de l'œuf, favorisant la dispersion de la négativité. Très souvent, on purifiait les maisons en y plaçant un œuf dans tous les coins. On croyait fermement que les œufs allaient assimiler toute l'énergie négative. On laissait les œufs dans tous les coins de la maison pendant sept jours, après quoi on les jetait sans les briser. Cependant, les œufs n'ont d'effet que dans leur milieu immédiat, contrairement à d'autres substances (le sel, l'oliban, les bougies) servant à purifier les énergies d'une maison. Les œufs sont donc recommandés pour une purification précise, bien localisée.

Les œufs, comme le sel, sont utilisés en Russie depuis de nombreuses générations, et les méthodes sont transmises de famille en famille. Il existe une foule de méthodes merveilleuses et étranges faisant appel aux œufs, mais la plupart sont extrêmement compliquées et nécessitent une grande compétence. Par contre, le rituel efficace que voici est la simplicité même.

Rituel avec un œuf à l'heure du coucher

Si votre sommeil est souvent perturbé ou si la même personne apparaît constamment dans vos rêves, essayez ce rituel russe très ancien avec un œuf.

- Écrivez votre nom sur la coquille d'un œuf avec un crayon ou une plume.

- Placez l'œuf sur votre table de chevet, au niveau de votre tête.
- Laissez-le à cet endroit durant sept jours. Si l'œuf se fissure, c'est qu'il a absorbé trop d'énergie négative. Jetez-le et remplacez-le par un autre.
- Après sept jours, jetez l'œuf sans le briser.

Note importante : Pour travailler avec l'énergie, n'utilisez que des œufs biologiques.

Chapitre Vingt-Trois

LES MÉDITATIONS DEVANT LE MIROIR

Les miroirs incitent à la pensée profonde. Quand nous contemplons notre reflet dans un miroir, c'est comme si nous nous immergions dans notre monde intérieur. Se regarder dans un miroir peut être une méditation en soi. Comme si nous tentions de comprendre notre vraie nature, notre être intérieur, en examinant à fond notre être extérieur. Projetons-nous fidèlement notre réalité intérieure ? Ou, quand nous voyons notre reflet dans le miroir, percevons-nous une personne complètement différente, que nous ne connaissons pas, peut-être même qui nous effraie ? Vous regarder dans un miroir vous donne l'occasion de vous poser des questions, d'essayer de vous comprendre de même que vos actions et vos décisions. Vous pouvez vous demander : « À quel point ma conscience est-elle pure ? À quel point suis-je honnête avec moi-même ? À quel point suis-je honnête avec les gens qui m'entourent ? » Projetez-vous l'image que vous voulez donner de vous-même ou celle que vous souhaitez que vos proches perçoivent ? C'est comme si vous exploriez les profondeurs de votre être véritable à travers les pupilles de vos yeux afin de percer votre vraie nature. Cela vous donne l'impression de vous purifier et de découvrir votre vérité.

Se regarder directement dans les yeux dans un miroir s'apparente à une autoconfession. Un miroir est une fenêtre qui s'ouvre sur une réalité autre, qui n'est pas entièrement contrôlée par notre conscience, mais pouvant avoir une influence sur notre vie. Les femmes, surtout, le font souvent quand elles sont assises à leur table de toilette — ce n'est pas de l'orgueil, mais un véritable examen introspectif.

Selon la sagesse séculaire, le miroir reflète notre âme.

En Russie, selon une superstition très répandue, on ne devrait pas regarder dans un miroir cassé, car cela peut provoquer une faille dans l'aura et la force vitale.

Je vais maintenant vous présenter quelques bonnes façons de travailler avec des miroirs. Ces méthodes s'ajoutent aux exercices que vous avez déjà accomplis pour équilibrer votre corps astral et, par le fait même, votre aura.

Le choix et l'entretien des miroirs

Choisissez avec soin les miroirs avec lesquels vous voulez travailler. Idéalement, ils devraient être neufs et propres. N'utilisez pas de modèles antiques et surtout pas des miroirs ternis ou cassés.

Vraisemblablement, les miroirs absorberaient de l'information du milieu ambiant – aussi bien l'énergie négative que positive. C'est pour cette raison que traditionnellement, on recouvrait les miroirs dans une maison, quand une personne mourait ; ainsi, ils ne pouvaient absorber l'énergie de la mort. Vous devez donc bien nettoyer vos miroirs avant chaque utilisation, sinon ils deviendront des générateurs d'énergie négative. Avec un chiffon en tissu naturel, essuyez-les dans le sens des aiguilles d'une horloge. Si vous le voulez, versez un tout petit peu d'ammoniaque sur le chiffon, pour un nettoyage plus en profondeur.

Exercice avec un miroir pour la fin de la journée

Cet exercice permet d'éliminer de l'aura les influences négatives. Il fera disparaître toute sensation d'inconfort et de déséquilibre ayant pu se manifester durant la journée. Il diminuera aussi votre stress et purifiera votre âme.

À la fin de chaque journée, vous devriez prendre cinq minutes pour l'effectuer.

- Assurez-vous que votre miroir est propre, puis tenez-vous ou assoyez-vous devant lui.
- Analysez votre journée en vous regardant dans les yeux et en surveillant vos expressions faciales. Ramenez à votre esprit les émotions positives et négatives éprouvées dans la journée.
- Explorez vos réactions à certaines situations ; voyez si elles étaient justes ou non. C'est une façon de clore la journée.

Exercice avec un miroir pour alléger votre corps astral

Lorsque l'exercice précédent vous est devenu familier, vous pouvez passer à un niveau plus avancé dans votre travail avec un miroir. Cette méthode agit avec puissance pour nettoyer votre aura, alléger et nourrir votre corps astral.

Utilisez un miroir accroché au mur ou sur pied. N'oubliez pas de le nettoyer au préalable. Effectuez cette méditation deux jours consécutifs, idéalement à 13 heures.

- Avancez vers le miroir et arrêtez-vous à environ 30 cm.
- Regardez directement dans le miroir pendant 10 minutes ; efforcez-vous de cligner des yeux le moins souvent possible. Fixez vos yeux profondément.
- Pendant ce temps, il est primordial que vous entreteniez des pensées positives dans votre esprit (de beaux souvenirs, des moments réconfortants). Vous pouvez aussi simplement répéter votre nom.
- Si vous le désirez, écoutez votre musique favorite ou vous rappelant des moments agréables. Personnellement, je trouve que la musique de Mozart a des effets très positifs, durant cette méditation.

Méditation avec un miroir pour attirer l'amour

Quand nous avons un amour dans notre vie, il neutralise toutes les émotions et les énergies négatives en nous et autour de nous. L'amour purifie toutes les couches de notre aura en profondeur. L'amour est la meilleure des nourritures et des protections pour tous nos corps. Une merveilleuse méditation issue de la tradition russe aide à attirer l'amour dans notre vie.

Si vous vous sentez triste ou esseulé, ou si vous avez l'impression de ne pas pouvoir vivre un jour de plus sans amour, vous devriez pratiquer cette méditation. Vous aurez besoin d'un miroir de grandeur moyenne et de neuf fleurs fraîches (sauf des lis et préférablement des roses rouges). Enlevez toutes les épines de la tige. Vous pouvez les cueillir dans votre jardin ou les acheter. La nature, sous forme de fleurs, est une immense source d'énergie remplie d'amour. Comme vous le savez probablement, les roses sont un symbole de l'amour.

Cette méditation devrait être réalisée dans la solitude. Débranchez votre téléphone et ignorez la sonnette de votre porte. Revêtez une tunique ample de manière à pouvoir toucher facilement votre peau.

- Disposez les fleurs dans un grand vase et posez le miroir à proximité, à une hauteur où vous pourrez voir votre visage.
- Assoyez-vous confortablement ou agenouillez-vous devant le vase.
- Prenez une fleur dans le vase et frottez-en les pétales sur vos cheveux, votre

front et vos oreilles. Puis, descendez sur vos joues et votre menton.

- Ouvrez-vous à l'énergie de l'amour, qui irradie de la fleur.
- Fermez les yeux et caressez vos paupières avec les pétales en disant à haute voix : « Je vois l'amour. »
- Déplacez la fleur au niveau de votre nez et respirez son parfum ; nourrissez-en votre âme. Murmurez : « Je respire l'amour. »
- Ouvrez les yeux et soulevez la fleur au-dessus de votre tête. Prononcez : « L'amour est entre mes mains. »
- Pressez la fleur contre votre cœur de manière que ses pétales s'ouvrent contre votre peau. Sentez l'amour qu'elle renferme se déverser en vous. Dites clairement : « Je sens l'amour. »
- Pressez doucement la fleur contre votre plexus solaire (à nouveau sur votre peau nue) et dites : « J'absorbe l'amour. »
- Tenez maintenant la fleur devant vous et contemplez votre reflet dans le miroir. Fixez directement vos yeux et maintenez votre attention. Prononcez les paroles suivantes à haute voix : « Devant moi, l'amour. Derrière moi, l'amour. À mes côtés, l'amour. Au-dessus de moi, l'amour. En dessous de moi, l'amour. En moi, l'amour. L'amour irradie de moi et vient vers moi. Je resplendis d'amour. »
- À la fin de cette méditation, placez le vase et les fleurs dans un endroit où vous circulez fréquemment et pourrez les voir en tout temps.
- Si vous le désirez, portez sur vous la fleur utilisée durant la méditation jusqu'à ce qu'elle sèche. Puis, enterrez-la en la remerciant pour son énergie.

Il est très important de prononcer vos affirmations clairement, d'un ton déterminé.

Partie Huit

LES SECRETS DE LA RÉGÉNÉRATION

Chapitre Vingt-Quatre

LE RÉGIME DE RÉGÉNÉRATION

Tout le monde cherche à paraître plus jeune, à vivre plus longtemps et mieux. Le marché des crèmes et des soins esthétiques, avec ses promesses d'élimination de rides et de corps plus fermes, est énorme. Cependant, si vous voulez vraiment vous offrir une cure de jouvence, il vous faut aller plus loin. Une bonne nouvelle : si vous avez suivi les programmes que je vous ai proposés pour détoxiquer votre maison, votre corps, votre esprit et vos émotions, vous êtes déjà sur la bonne voie pour vous régénérer sur tous les plans. Dans cette section, je vous donnerai d'autres moyens d'amplifier les effets du travail que vous avez déjà accompli et de favoriser une véritable régénération.

Dans les quelques chapitres suivants, nous nous attarderons davantage sur le régime alimentaire. Espérons que maintenant que votre intuition fonctionne à merveille, vous ne faites plus de mauvais choix alimentaires. Vous ne devriez plus être tenté de manger des aliments qui renferment une énergie négative ou mortelle, qui polluent et menacent vos cellules. Votre régime alimentaire devrait vous procurer une formidable énergie qui favorise votre mieux-être.

Nous savons que la nourriture est un combustible ; sans elle, nous n'avons pas d'énergie physique et, à long terme, nous mourons. Par contre, peu d'entre nous prennent le temps de donner à leur corps les aliments dont il a besoin. Si vous souhaitez vous purifier physiquement et libérer votre esprit, vous devez prêter attention aux aliments que vous offrez à votre corps, pas seulement dans le cadre de la détoxication mais en tout temps. De plus, n'oubliez pas qu'une énergie subtile habite toute chose. Il va donc sans dire que votre nourriture doit contenir les meilleures vibrations possibles, qu'elle doit regorger de vie et d'énergie.

Je crois fermement que nous devons accorder une grande attention aux aliments que nous consommons. La plupart des aliments qui sont offerts de nos jours sont pollués ; ce sont des denrées mortes qui n'émettent aucune énergie ou, pire encore, une énergie malsaine et nocive. Heureusement, il n'est vraiment pas difficile de bien se nourrir. Vous n'avez qu'à suivre quelques principes tout simples.

Des principes de base pour une alimentation saine

Je vais vous donner un modèle pour vous alimenter sainement. Si vous arrivez à modifier votre régime alimentaire et à adopter ce modèle, vous offrirez à votre corps la meilleure alimentation possible et l'énergie maximale.

Efforcez-vous de prendre ces bonnes habitudes alimentaires. N'exigez pas trop de votre corps et de votre volonté en changeant tout de manière soudaine. Procédez par petits changements et, chaque fois, remarquez à quel point vous êtes mieux dans votre corps. Également, de cette façon, il est plus facile de parfaire votre régime alimentaire.

Quoi manger et boire

Dans toute la mesure du possible, cherchez les aliments les plus frais et les plus purs. Si vous en avez les moyens, achetez des aliments biologiques, cultivés sans pesticides ni fongicides et sans trop de nitrates. Les bons aliments sont frais, de saison, d'origine locale et sains. Travaillez avec la nature : les produits alimentaires qui poussent durant la saison où ils sont censés le faire sont idéaux pour notre santé. La nature est intelligente : des légumes-feuilles rafraîchissants l'été ; des légumes-racines consistants l'hiver, quand nous avons besoin de chaleur et de repas plus nourrissants. Je sais qu'il est tentant d'acheter des fraises en hiver –, mais votre corps appréciera davantage les pommes et les poires.

- Profitez au maximum des légumes et des fruits biologiques frais. Faites-en les principaux éléments de vos repas.
- Augmentez votre consommation de grains. Tous les grains entiers sont excellents. Plus tard, j'expliquerai comment cuire les grains pour en retirer les meilleurs avantages.
- Les haricots et les légumineuses sont aussi excellents – et encore meilleurs quand ils sont germés. J'aborderai la germination plus loin.

- Les noix et les graines fournissent des protéines essentielles et sont une bonne source d'oligo-éléments.
- La viande et le gibier biologiques et maigres peuvent être consommés avec modération en dehors de la détoxication. Évitez de surcharger votre système de viande.
- Le poisson est une source idéale de vitamines et de minéraux vitaux. Assurez-vous qu'il ne provient pas d'eaux polluées et qu'il ne s'agit pas d'une espèce menacée d'extinction. Malheureusement, les fruits de mer sont souvent pollués.
- Buvez beaucoup d'eau fraîche — environ deux litres par jour. Utilisez un filtre, si vous buvez l'eau du robinet. Achetez l'eau minérale en bouteille de verre et non en plastique, afin de contrer la prolifération de bactéries.
- L'alcool devrait être consommé strictement avec modération. Réduisez le plus possible votre consommation d'alcool. N'oubliez pas qu'il n'y a pas du tout d'alcool dans le programme de détoxication.
- Pour cuisiner, utilisez de l'huile d'olive pressée à froid. Pour les vinaigrettes ou pour assaisonner les grains, l'huile de noix et l'huile de lin pressées à froid (surtout celles qui sont des sources d'acides gras oméga-3, 6 et 9) sont très appréciées.
- Les produits de soya fermentés tels que le tofu et les tempehs sont recommandés.
- Le lait d'amande et de riz ainsi que leurs dérivés remplacent avantageusement les produits laitiers ou de soya non fermentés.
- Buvez des tisanes d'herbes et de fruits. Le sbitin, dont je parlerai bientôt, est une autre boisson merveilleuse — c'est un breuvage russe épicé et réconfortant.
- Consommez modérément les aliments qui vous font plaisir. Les aliments ne sont pas des démons. Donc, de temps en temps, accordez-vous un peu de chocolat ou de café, ou ce que vous désirez le plus. Choisissez la meilleure qualité possible, c'est-à-dire des croustilles faites avec de « vraies » pommes de terre et du « vrai » café (plutôt que du décaféiné).

Peut-être vous dites-vous que cela semble difficile. Où sont les repas cuisinés pratiques qu'on n'a qu'à insérer au four à micro-ondes ? Comment est-il possible de ne pas s'arrêter chez McDonald de temps en temps ? Vraiment, c'est facile. Si vous suivez mon programme et consommez le plus possible d'aliments crus, vous passerez très peu de temps à apprêter vos repas. Une salade ne prend que quelques minutes à préparer. Les soupes et les jus se font en un rien de temps. Même la préparation d'aliments conventionnels « à cuisson lente », par exemple les grains et les légumineuses, peut être grandement facilitée, comme je vais vous le montrer.

Quoi ne pas manger et boire

Comme je l'ai déjà dit, pour moi, les aliments ne sont pas des démons. J'espère que maintenant que vous avez complété mon programme et redécouvert les pouvoirs de votre intuition, vous serez peu tenté de consommer des aliments non biologiques et nocifs. Ce ne sera plus concevable pour vous. Toutefois, je vous donne certaines règles, juste au cas. N'oubliez pas qu'il n'y a pas de nourriture « défendue » , juste des aliments et des boissons qui ne soutiendront pas votre corps et n'équilibreront pas votre énergie.

- La caféine : diminuez et, éventuellement, coupez complètement le café, le thé, les boissons gazeuses et le chocolat.
- La caféine stresse les glandes surrénales et vous rend tendu et anxieux.
- Les aliments transformés, les repas-minute, les plats cuisinés et la camelote alimentaire : ce sont tous des aliments « morts », remplis d'additifs toxiques. Prenez garde aux additifs ! À vue de nez, si vous voyez un terme chimique long, c'est probablement un additif.
- Les aliments gras, tels que les saucisses et les tartes : les graisses saturées bloquent les artères. De plus, en général, ces aliments sont remplis d'additifs.
- Les aliments cuits sur un feu ou un barbecue : cette méthode de cuisson rend les aliments potentiellement cancérogènes.
- Le sel fait augmenter la tension artérielle, stresse les reins et favorise le ballonnement.
- Les grains « blancs » transformés, c'est-à-dire le pain, les pâtes et le riz blancs, sont des aliments vides qui font grimper le taux de glycémie.
- Les produits laitiers favorisent énormément la formation de mucus.
- Le lait de soya et ses produits dérivés (sauf les variétés fermentées) produisent elles aussi beaucoup de mucus.
- Le sucre et les aliments qui en contiennent : ils donnent des calories vides et déstabilisent le taux de glycémie.
- L'alcool en quantité excessive.

La nourriture qui nous soutient et nous fournit de l'énergie

La nourriture, en plus d'influer sur notre santé physique, affecte aussi notre bien-être émotionnel et psychique. Comme je l'ai expliqué auparavant, les autres ainsi que les événements stressants peuvent drainer votre énergie. Cependant, la plupart des gens ne se rendent pas compte que les aliments peuvent aussi avoir une influence sur eux et leur enlever leur énergie. Ce n'est pas uniquement une question de contenu nutritionnel, mais aussi de l'énergie que renferme l'aliment consommé. Même si vous utilisez des produits enrichis de vitamines, d'enzymes et dotés d'une bonne énergie, vous pouvez en détruire les bonnes propriétés par une mauvaise préparation. Trop de chaleur peut éliminer l'énergie de l'aliment de même que son contenu nutritionnel. Je vous suggère de toujours tenter d'éviter les températures élevées, quand vous apprêtez vos aliments. Les légumineuses sont la seule exception : faites-les tremper toute une nuit, puis bouillir à feu vif. Pour faire cuire les grains, suivez la méthode russe que je donne à la page suivante. Mangez le plus souvent possible vos fruits et vos légumes crus.

Si vous voulez des légumes cuits, cuisez-les à l'étuvée quelques minutes.

Recette russe pour cuire les grains au four

En Russie, les grains symbolisent la vie et l'on reconnaît qu'ils sont pleins de précieuses vitamines et enzymes. Ils nécessitent une préparation particulière, et c'est pourquoi nous les apprêtons de la façon décrite ci-après.

Quand vous mangez des grains, en plus d'absorber leurs propriétés nutritives, je souhaite que vous puissiez aussi bénéficier de l'énergie qu'ils procurent. Au fil des siècles, les grains (surtout le blé entier et les produits du sarrasin) ont été appréciés partout en Russie et sont pratiquement devenus des aliments-cultes. Jusqu'à aujourd'hui, le pain a été traité avec grand respect et tout Russe est à peu près incapable de jeter cette denrée.

Je ne vais pas expliquer la valeur nutritive de chaque grain, car vous pouvez très bien trouver cette information dans d'autres ouvrages. Je m'attarderai plutôt à l'énergie de cet aliment et aux moyens de la préserver pour votre bénéfice. Voici comment faire cuire les grains à la russe.

- Avant de faire cuire tout type de grains, faites-les tremper deux heures dans une grande quantité d'eau fraîche.
- Jetez l'eau de trempage et faites bouillir les grains dans de l'eau fraîche.
- Faites-les mijoter de 5 à 7 minutes, puis ôtez-les du feu. Couvrez-les hermétiquement et placez-les dans un four préchauffé à 150 °C (300 °F), de 10 à 15 minutes environ.

- Ajoutez un peu d'huile de votre choix pressée à froid ; et voilà, c'est prêt !

Il est particulièrement salutaire de manger des grains germés, parce que ceux-ci contiennent une protéine plutôt qu'un glucide et qu'ainsi leur énergie est beaucoup plus grande que celle des grains non germés. Je vous invite donc à ajouter régulièrement des grains et des graines germés dans votre régime alimentaire. C'est une source précieuse de vitamines, de minéraux et de force vitale universelle. De plus, ils ne produisent pas beaucoup de mucus. Aussi souvent que vous le pouvez, ajoutez dans vos salades des graines germées non cuites. Je parlerai de la germination dans le chapitre 26.

De nos jours, nous avons tendance à être obsédés par la valeur nutritionnelle des aliments, surtout de la valeur calorique, sans trop nous attarder aux propriétés énergétiques. Les aliments ont une énergie soit lourde soit légère. Ils portent de l'information sur la vie ou la mort.

Les aliments à l'énergie négative peuvent affecter directement notre propre énergie avec leurs mauvaises vibrations. Toutes les denrées raffinées en conserves, renfermant des additifs, ont une énergie très lourde et vide. Il existe aussi des produits fabriqués qui imitent la saveur des produits originaux naturels : leur énergie dense peut gravement parasiter la nôtre.

Toutefois, évitez de devenir obsédé par votre régime alimentaire. J'ai déjà souligné que rien ne vous empêchait de manger de temps à autre des aliments qui vous faisaient plaisir (de la meilleure qualité possible). Je sais que cela paraît étrange, mais, par exemple, si vous avez envie de croustilles, assurez-vous qu'elles sont faites avec des pommes de terre de bonne qualité et cuites au four plutôt que d'un mélange synthétique bizarre. Choisissez du chocolat noir biologique fabriqué à partir des ingrédients les plus purs, les meilleurs et ne renfermant pas d'additifs. Optez pour le vrai beurre entier. Si vous désirez à tout prix une tasse de café, évitez le type décaféiné. Gardez toujours à l'esprit que la technologie qui sert à restructurer les aliments peut avoir des effets nocifs sur notre corps, tant sur le plan physique qu'énergétique.

Je crois très fermement que tout est bon, consommé avec modération. Toutefois, il est essentiel que vous restiez branché sur votre intuition et que vous la laissiez vous guider pour savoir ce que vous devez choisir et ce que vous ne devez pas choisir, de même que pour savoir quand il temps de manger et quand il est temps de vous arrêter.

Chapitre Vingt-Cinq

D'AUTRES SECRETS À PROPOS DU RÉGIME DE RÉGÉNÉRATION

Dans ce chapitre, je vous donnerai d'autres renseignements utiles pour vous assurer d'adopter le meilleur régime alimentaire possible.

Supprimer la pollution de la nourriture

Dans un monde idéal, notre nourriture serait entièrement pure, non polluée, exempte de pesticides et autres toxines. Dommage, nous ne vivons pas dans un monde idéal. Les aliments biologiques semblent être la solution – de façon générale, ils ne contiennent pas de toxines, mais ils coûtent très cher et ne sont pas toujours aisément disponibles. Donc, si nous souhaitons mener une longue vie en bonne santé, il nous faut être pragmatiques et trouver des façons de réduire notre charge en substances toxiques.

Il y a plusieurs sortes de toxines dans notre nourriture : les pesticides, les herbicides, les fongicides ; le surplus de nitrates ; les métaux lourds (comme le mercure et le plomb) ; les antibiotiques et les hormones dans la viande. Et cette liste n'est pas exhaustive.

Mon but n'est pas de vous alarmer, mais je pense qu'il est essentiel que vous sachiez ce que contient la nourriture que vous mangez couramment.

Prenons comme exemple la teneur en nitrates des aliments que nous consommons. Le composé chimique du nitrate consiste en des sels d'acide nitrique, sources majeures de la croissance et du développement des végétaux. Les nitrates sont présents dans la terre depuis toujours, et de tout temps les végétaux en ont consommé. Cependant, en raison de l'urgence de notre monde moderne d'accroître la productivité de la terre, celle-ci a été trop fertilisée.

Les végétaux ne peuvent qu'absorber la quantité de fertilisant absolument nécessaire, ainsi aucun surplus ne se retrouve sur notre table et dans notre corps. Malheureusement, les tentatives d'abandonner les fertilisants à base de nitrates ont échoué, puisque la quantité et la qualité des légumes produits seraient grandement réduites.

Devrions-nous nous préoccuper de la teneur en nitrates de nos aliments ? Certainement. On suspecte que de grandes quantités d'acide nitrique dans le corps humain ont un effet cancérogène. Dans le système digestif, les nitrates sont transformés en nitrites, des substances 30 fois plus toxiques.

Les nitrites contribueraient aussi à la formation de métahémoglobine, une forme spéciale d'hémoglobine incapable de fournir du sang aux tissus du corps, désorganisant ainsi le métabolisme et entravant le système immunitaire.

Les aliments que nous consommons peuvent également contenir des sels de métaux lourds tels que le plomb et le mercure, transportés dans la terre par l'eau renfermant des déchets hautement toxiques venant des installations industrielles, du gaz d'échappement des voitures ou d'agents chimiques nocifs utilisés dans les procédés agricoles. Ces impuretés et d'autres encore qui se retrouvent dans notre nourriture ont des effets cancérogènes et mutagènes (agissant sur nos gènes) sur le corps humain. De plus, elles peuvent provoquer des allergies et affaiblir le système immunitaire.

Que pouvons-nous faire pour limiter l'absorption de ces nombreuses substances toxiques ? Nous ne pouvons changer les procédés de fertilisation selon lesquels nos fruits et nos légumes sont cultivés. Nous ne pouvons obliger les éleveurs de bétail à cesser d'utiliser des hormones et des antibiotiques. Acheter biologique est la solution évidente. Toutefois, si cela est impossible pour vous, ne paniquez pas. Il est préférable de manger des fruits et légumes non biologiques que de ne pas en consommer du tout. Vous pouvez aussi réduire la pollution par ces moyens.

- Faites tremper les fruits et les légumes non biologiques dans de l'eau additionnée d'un peu de sel. Jetez ensuite l'eau et rincez vos fruits et légumes à l'eau courante.
- En épluchant vos fruits et légumes, vous éliminez la moitié des nitrates, des pesticides, des herbicides, du plomb et du mercure.

- Faites cuire vos légumes entiers. Coupez-les ou tranchez-les une fois qu'ils sont cuits.
- Retirez les feuilles extérieures du chou, de la laitue, etc. Ne mangez pas les légumes détériorés ; jetez toute feuille coupée ou déchirée.
- Choisissez des fruits et des légumes mûrs, car ils contiennent moins de nitrates que ceux qui ont été cueillis avant le mûrissement complet.
- Les légumes marinés et les fruits confits ne renferment pratiquement pas de nitrates. Faites-en bon usage.
- Consommez le moins possible de viande de non biologique. Quand vous en mangez, accompagnez-la de légumes verts frais ; la vitamine C qu'ils contiennent neutralisera les agents chimiques.
- Choisissez vos poissons soigneusement. Malheureusement, beaucoup de poissons sont contaminés par des métaux lourds, comme le plomb et le mercure. Pour cette raison, mangez moins de thon. Je ne conseille plus à mes patients d'utiliser de l'huile marine ; je leur suggère plutôt d'acheter l'huile Udo's Choice[MD] (offerte dans les boutiques d'aliments naturels).

L'équation pH

Nous pouvons faire un autre ajustement dans notre régime alimentaire afin d'optimiser notre santé et notre régénération : prêter attention au pH de nos aliments. Il s'agit d'un aspect primordial de la nutrition, et je vous assure que prochainement, les débats sur l'alimentation ne porteront plus sur la question de consommer ou non des aliments à forte teneur en glucides ni sur l'indice glycémique de votre nourriture, mais bien sur le pH des aliments.

Le pH d'une substance est une mesure de 0 à 14 qui indique son degré d'acidité ou d'alcalinité. De 7 à 14, la substance est alcaline ; au-dessous de 7, elle est acide. Chez une personne en parfaite santé, le pH du sang est de 7,4 ; autrement dit, il est alcalin.

Quand le pH du corps se rapproche trop du côté acide, vous risquez de tomber malade, puisque les agents pathogènes se développent dans un milieu acide. Le surplus d'acide s'accumule dans les os et les articulations. Le manque de calcium et l'excès d'acidité sont des problèmes physiques majeurs. Dommage, les suppléments n'apportent aucune aide. Peu importe la quantité de calcium que vous ingérez, si votre corps est acide, celui-ci sera utilisé pour tenter de stabiliser l'équilibre acide/alcalin. Quelqu'un a dit : « Nous ne sommes pas ce que nous mangeons, mais ce que nous absorbons. » Un pH stable aide à absorber la nourriture, les vitamines et les minéraux de manière optimale. Il stabilise également vos émotions et vos réactions, comme l'ont prouvé de nombreuses recherches.

Afin de retrouver et de maintenir cet équilibre, nous devons surveiller notre régime alimentaire. Idéalement, les aliments que nous mangeons chaque jour devraient être à 80 % alcalins et à 20 % acides. Si vous avez l'habitude de faire beaucoup d'exercice, vous pouvez vous permettre d'augmenter votre quantité d'aliments acides — sans exagération. Presque toutes les impuretés et les toxines du corps sont de nature acide.

Il est donc important de compenser ce phénomène avec des aliments, des fruits et des légumes alcalins. Certains des aliments qui apparaissent dans le tableau ci-dessous vous surprendront peut-être. Bien des gens pensent que les agrumes, entre autres, sont acides à cause de leur goût. Ce n'est pas la saveur qui compte, mais plutôt les effets sur notre corps.

! Les femmes enceintes ne doivent pas consommer de produits laitiers non pasteurisés.

Les aliments acides, alcalins et neutres

Aliments acides	*Aliments doux ou neutres*	*Aliments alcalins*
	Substituts de viande et de protéine	
Fruits de mer (homard, huîtres)	Poisson	Tofu
Œufs		
Poulet		
Viande rouge (bœuf, porc)		
	Légumes	
Sauce tomate concentrée, cuite (sauce à pizza)	Aubergine	Ail
	Citrouille	Artichaut
	Courge Butternut	Asperge
	Courge gland	Avocat
	Haricots secs (rognon, de Lima, mungo, rond blanc, pinto, soya, fève blanche)	Bette à cardes
		Betterave et feuille de betterave
		Carotte
	Lentille	Chou
	Patate douce	Chou-chine
	Pois-manioc	Chou-fleur
	Pomme de terre	Concombre
		Coriandre
		Courgette

Les aliments acides, alcalins et neutres

Aliments acides	*Aliments doux ou neutres*	*Aliments alcalins*
		Cresson
		Épinard
		Germe de soya
		Graminée
		Haricot vert
		Kohirabi
		Laitue
		Navet
		Oignon
		Okra
		Persil
		Poireau
		Pois
		Poivron
		Racine de lotus
		Radis
		Tomate
	Fruits	
Abricot		Baies sucrées
Ananas		Banane
Baies surettes		Citron
Canneberge		Figue
Mangue		Kaki
Melon		Limette
Orange		Nectarine
Papaye		Noix de coco
Pêche		Pamplemousse
Poire		
Pomme		
Prune		
Raisin		
Tangerine		

Les aliments acides, alcalins et neutres

Aliments acides	*Aliments doux ou neutres*	*Aliments alcalins*
	Grains	
Blé blanc	Amarante	Épeautre
Riz blanc	Avoine	Millet
	Blé entier	Riz brun
	Blé kamut	Sarrasin
	Quinoa	
	Produits laitiers	
Fromage	Beurre	
Yogourt	Ghee	
	Lait	
	Noix, graines et légumineuses	
Arachide	Graines de sésame	Amande
		Cajou
		Graine de citrouille
		Noix du Brésil
	Condiments	
Jambon	La plupart des huiles (avocat, noix de coco, olive, graine de citrouille)	Algue
Saindoux	Miel	Gingembre
	Sel marin	Mélasse
	Sirop de riz	Miso
		Sauce soya
		Vinaigre de cidre
	Boissons	
Boissons gazeuses	Thé vert	Eau minérale
Jus de fruits		Jus de légumes
	Divers	
		Bicarbonate de soude

Les herbes

Certaines herbes ont la propriété d'acidifier ou d'alcaliniser. Il est de toute évidence sensé de consommer beaucoup d'herbes qui favorisent l'alcalinité. Ajoutez-en à volonté dans vos recettes. Toutefois, si vous décidez de prendre des herbes sous forme de suppléments concentrés, je vous conseille de vous renseigner au préalable auprès d'un professionnel de la santé, parce que certaines comportent des contre-indications.

Herbes fortement acidifiantes

Bulbe de lis
Cenelle
Feuille de fraise
Poivre de Cayenne

Herbes favorisant fortement l'alcalinisation

Amla
Centella asiatique
Curcuma
Écorce de pau d'arco
Feuille de thym
Luzerne
Ortie
Poivre noir
Racine de yucca
Réglisse

Vérifier votre pH

Il est facile de vérifier votre niveau de pH à la maison. Vous pouvez ainsi contrôler les variations de votre pH et savoir quand il devient déséquilibré. Vous devrez vous procurer un nécessaire d'analyse du pH (offert dans la plupart des pharmacies). Pour procéder à l'analyse, vous pouvez utiliser soit votre salive ou votre urine.

- Avec la salive : Procédez toujours à l'analyse avant le petit-déjeuner. Un taux normal se situe entre 6,8 et 7,5.
- Avec l'urine : Trempez la languette réactive dans votre urine recueillie en milieu d'écoulement n'importe quand dans la journée, sauf au lever. Autrement dit, évitez d'analyser votre première urine de la journée.

Méthode d'analyse

- Prenez une languette et trempez-la dans la salive ou l'urine.
- Le bleu indique l'alcalinité.
- Le rose indique l'acidité.
- Votre nécessaire contient une languette de coloration servant à déterminer précisément votre taux.

Je vous recommande d'analyser votre pH une fois par semaine durant la période où vous tentez de l'équilibrer. Une fois que le taux est équilibré, testez-le une fois par mois.

L'œuf qui favorise l'alcalinisation

Si votre taux d'acidité est trop élevé, vous devriez essayer cette méthode russe pour favoriser l'alcalinisation.

- Prenez un œuf biologique et lavez-le à grande eau.
- Faites-le cuire pendant six ou sept minutes.
- Enlevez la coquille et conservez-la ; c'est elle qui vous servira. Écrasez-la pour en faire une poudre fine.
- Chaque matin, avalez entre 0,5 et 3 g de cette poudre (selon votre taux d'acidité) avec quelques gouttes de jus de citron, puisque le calcium est mieux absorbé avec de la vitamine C.

Remarque : N'oubliez pas que le jus de citron a un effet alcalin sur le corps, contrairement à ce qu'on pourrait croire.

Les articles de cuisine

Pour la cuisson, l'acier inoxydable et l'émail sont les meilleurs matériaux. Je n'utilise jamais d'accessoires en aluminium, dans ma cuisine.

Équilibrer le pH par la respiration

Il n'y a pas que les aliments qui influent sur votre pH. Les émotions de colère, de stress et d'anxiété provoquent la libération d'hormones de stress qui rendent votre pH plus acide. Quand vous vous sentez calme et détendu, cet état favorise l'équilibre de votre pH. Les exercices que vous avez appris, entre autres l'état d'attention intermédiaire (pages 126-128), vous seront également utiles en ce sens, mais je voudrais aussi vous montrer une technique appelée « respiration purifiante » qui aide à rétablir un pH normal en diminuant l'acidité et en équilibrant les glandes surrénales.

- Agenouillez-vous ; posez vos fesses sur vos talons.
- Assurez-vous que votre dos est bien droit (mais non rigide). Posez les mains sur vos genoux.
- Si vous avez mal au dos ou si vous n'êtes pas à l'aise, vous pouvez placer un petit coussin sous vos fesses.
- Inspirez profondément par la bouche en plaçant vos lèvres en forme de tube.
- Puis, chassez l'air de vos poumons par la bouche en plusieurs expirations brèves. Votre langue doit se trouver derrière vos dents, produisant le son « th-th-th ».
- Pendant l'expiration, penchez-vous lentement vers l'avant jusqu'à ce que

votre front touche le sol devant vos genoux. Si cela est trop difficile, penchez-vous simplement le plus possible.

- En inspirant par le nez, redressez-vous lentement.

Essayez de pratiquer cet exercice respiratoire environ six fois par jour. Il est aussi très bénéfique avant et après tout exercice physique.

Chapitre Vingt-Six

LES SUPERALIMENTS ET LES SUPPLÉMENTS

Je n'ai pas tendance à recommander à mes patients de prendre des tonnes de suppléments. Lorsque vous avez détoxiqué votre corps et qu'il peut ainsi absorber les nutriments de manière maximale, quand votre régime alimentaire est sain et équilibré, ils sont superflus. Cependant, je veux attirer votre attention sur quelques herbes et quelques aliments bien spéciaux que j'appelle « superaliments ».

Le pouvoir du miel

J'aimerais en premier lieu vous confier l'un des plus merveilleux secrets de la santé russe : le miel. En Russie, nous utilisons depuis très longtemps les produits de l'abeille dans le domaine de la santé, et je vous conseille de suivre cet exemple et de commencer à inclure ces « superaliments » dans votre régime alimentaire quotidien.

L'élevage des abeilles remonte à une époque lointaine. Cet art s'est transmis non seulement de génération en génération, mais aussi d'un État à l'autre. Dans l'Égypte ancienne, l'un des endroits où la civilisation a pris naissance, l'abeille était un symbole de la première dynastie de pharaons, évoquant la soumission et l'obéissance au maître. Les Égyptiens voyaient la ruche comme un modèle d'État détenant des esclaves, régi par un pharaon. C'est ici qu'on a repéré les premières traces d'apiculture « nomade ». La floraison se produisant plus tôt dans le sud du pays, les ruches ont été transportées de la Basse-Égypte à la Haute-Égypte. Il n'est donc pas étonnant que les habitants de la Basse-Égypte aient choisi l'abeille comme emblème.

Les produits de l'abeille (le miel, la propolis, la gelée royale, etc.) ont été utilisés par les prêtres presque partout dans le monde dans le cadre de rituels. Par exemple, dans la Rome classique, les offrandes aux dieux Bacchus et Asclépios étaient généreusement arrosées de miel.

Tandis que les Égyptiens momifiaient les cadavres de leurs souverains, les Assyriens, eux, ciraient leurs corps et les immergeaient dans le miel pour les conserver.

De plus, l'abeille accompagnait fidèlement de nombreux dieux, par exemple le Krishna indien et la divinité grecque Artémis, dont le temple, à Éphèse, était considéré comme l'une des sept merveilles de l'Antiquité. Les prêtresses du temple d'Artémis portaient le nom de « Mélisse », ce qui signifiait « miel ». Ainsi, les armoiries d'Éphèse étaient ornées du laborieux insecte ailé.

Cet insecte était aussi révéré dans l'ancienne mythologie indienne. Le dieu suprême Vishnu était souvent représenté sous la forme d'une abeille.

Les habitants de la région du Caucase connaissaient bien, eux aussi, l'apiculture. En fait, les membres des communautés arméniennes qui vivaient dans l'État d'Urartu étaient des éleveurs d'abeilles accomplis et fabriquaient des ruches artificielles avec de l'argile et des brindilles. Les peuples voisins de Karabakh, quant à eux, recueillaient le miel et la cire dans des creux d'arbres protégés. Selon un ancien document écrit, les montagnes de Géorgie étaient peuplées de ruches. Les Scythes, qui ont habité en Russie aux 3e et 4e siècles avant notre ère, étaient reconnus pour leur commerce des produits de l'abeille.

Dans l'ancienne Ukraine, on a retrouvé des lois spéciales sur l'élevage des abeilles dans des annales intitulées « La vérité russe ». Le miel était un produit courant non seulement dans le commerce domestique, mais on l'exportait aussi au nord, dans les pays scandinaves et en Grande-Bretagne, et au sud, en Grèce et à Rome, même aussi loin qu'à Jérusalem, où le miel russe avait une valeur beaucoup plus grande que la variété locale.

La production de miel russe a atteint son sommet dans la seconde moitié du 16e et au début du 17e siècles. À cette époque, les populations entières de certains villages travaillaient à la production de miel et un apiculteur pouvait posséder entre 100 et 1 000 ruches.

Le miel était l'une des denrées favorites de la famille royale russe, et en 1698, Pierre le Grand a installé ses propres ruches à Strelna, un petit hameau tout près de la ville qui allait devenir Saint-Pétersbourg, la nouvelle capitale. Il voulait que cette nouvelle ville devienne la capitale mondiale du miel. Il a publié un décret selon lequel un tilleul devait être planté dans chaque cour à l'intérieur de Saint-Pétersbourg afin d'assurer une production continue de miel.

La capitale nordique produisait bientôt divers miels plus rares à partir de nombreux types de fleurs telles que le muguet, le réséda, le lilas et le chrysanthème, tandis que les variétés fabriquées à partir du framboisier, du fraisier et du cerisier sauvages étaient considérées comme plus communes.

Vous pouvez utiliser le miel à volonté — pour sucrer vos boissons, pour faire vos vinaigrettes, pour glacer vos viandes et vos légumes, pour tartiner votre pain ou vos rôties. Ou encore, plongez votre cuiller dans le pot ! N'oubliez jamais, toutefois, que l'excès en toute chose peut être nocif.

! Si vous êtes allergique au pollen, si vous avez tendance à retenir l'eau ou si vous souffrez d'hypertension artérielle, utilisez le miel parcimonieusement.

Le sbitin

Une délicieuse façon de profiter du miel est de le goûter dans le sbitin. Il existe plusieurs variantes de cette célèbre boisson russe qui date de plus d'un millier d'années. Le mot russe « sbitin » signifie « fouetter », comme dans « crème fouettée ». C'est une boisson délicieuse à la fois sucrée et épicée faite avec de l'eau, du miel, des herbes et des épices. Elle ne contient pas d'alcool et pendant des années (jusqu'à la fin du 19e siècle), elle a été un substitut du thé et du café en Russie. Les Russes boivent du sbitin toute la journée, mais surtout le matin. En plus d'être rafraîchissant, il est très nourrissant et fortifiant. Pourtant, il ne renferme aucun stimulant artificiel. Je le trouve vraiment utile dans le cadre de la détoxication, puisque tellement de gens ne peuvent imaginer la vie sans boissons chaudes comme le thé ou le café. Le sbitin est la solution — une boisson chaude et réconfortante qui, de surcroît, est bénéfique pour vous. Que voulez-vous de plus ?

Voici la recette de base du *sbitin.*

- Faites bouillir 1 litre d'eau.
- Ajoutez 100 g de miel, ainsi que de la cannelle, du clou de girofle, de la cardamome et du gingembre au goût. Vous pouvez aussi mettre un grain de poivre noir et trois cuillérées de menthe séchée. Faites bouillir tous ces ingrédients pendant 30 minutes.
- Tamisez l'infusion, et elle est prête à servir. Le sbitin se boit chaud ou froid.

Si vous n'avez pas le temps de préparer souvent du sbitin frais, faites d'avance une grande quantité de sbitin concentré, puis diluez-en quelques petites cuillérées au goût dans de l'eau bouillante. Voilà un bon truc pour boire du sbitin au travail.

Le sbitin *concentré*

- Faites bouillir 300 ml d'eau.
- Ajoutez une grande cuillérée de chacun des ingrédients suivants : clou de girofle, cannelle, gingembre, cardamome et muscade, ainsi que deux feuilles de laurier.
- Ramenez le mélange à ébullition et retirez-le du feu dès qu'il commence à bouillir.
- Couvrez le mélange et laissez-le infuser pendant une heure.
- Tamisez l'infusion.
- Ajoutez 200 g de mélasse et faites à nouveau bouillir le mélange, jusqu'à ce qu'il prenne une teinte rouge foncé.
- Laissez refroidir l'infusion jusqu'à ce qu'elle soit tiède (environ 40 °C).
- Ajoutez 500 g de miel et remuez le mélange à fond.
- Versez le liquide dans un pot stérilisé que vous fermerez hermétiquement. Conservez ce mélange dans un lieu sombre et frais.

Chaque fois que vous avez envie d'un bon sbitin, vous n'avez qu'à ajouter une petite cuillérée de ce mélange dans une tasse d'eau bouillante. Pour obtenir un goût plus riche, augmentez la quantité. Faites des essais, pour voir comment vous le préférez.

Le sbitin *sec*

- Ajoutez une grande cuillérée de chacun des ingrédients suivants : poivre rouge moulu, poivre noir moulu, gingembre moulu, cardamome, clou de girofle, muscade et cannelle, ainsi qu'une feuille de laurier.
- Mélangez bien tous les ingrédients.
- Conservez le mélange dans un pot en verre, fermé hermétiquement, dans un endroit frais et sec.

Quand vous aurez le goût d'un sbitin, faites bouillir de l'eau et ajoutez une petite cuillérée (ou plus) de ce mélange sec, et ramenez la boisson à ébullition. Laissez-la refroidir durant 15 minutes avant d'ajouter du miel au goût. À vous de décider si vous voulez une boisson plus ou moins concentrée.

Le *sbitin* est un bon allié dans la détoxication, puisqu'il aide à réchauffer et à ramollir les toxines et le mucus contenus dans le corps. C'est aussi une boisson très appréciée durant les mois d'hiver. Si vous vous sentez déprimé en raison d'une longue privation de soleil, ajoutez à votre mélange d'épices une petite cuillérée de millepertuis.

! *Si vous prenez des médicaments, consultez votre médecin, avant de consommer du millepertuis. Ce n'est pas recommandé, par exemple, si vous prenez des antidépresseurs conventionnels ou la pilule anticonceptionnelle.*

Adoptez la coutume russe et servez-vous du sbitin en tout temps !

Les suppléments qui donnent de l'énergie

En Russie, certains fruits et herbes sont considérés comme des moyens essentiels d'accroître l'énergie. Je les recommande souvent à mes patients, dans le cadre du programme de régénération.

Le thé

En Russie, il n'y a pas si longtemps que le thé a été découvert. Initialement, il a été introduit en tant que présent de la part du khan mongole et perçu tel un trésor. Plus tard, le thé chinois est apparu en Russie. À partir du 19e siècle, on a fait la culture du thé en Géorgie et en Azerbaïdjan. Puisque le thé contient de la caféine, je vais vous offrir d'autres options. Anciennement (et encore aujourd'hui quelques Russes en font usage), le thé était remplacé par du zeste de citron et d'orange infusé dans de l'eau chaude. Voilà une option toute simple, savoureuse et rafraîchissante. De plus, beaucoup de Russes font pousser de la menthe fraîche dans leur jardin ou leur cuisine, qu'ils font aussi infuser dans l'eau bouillante. Ces deux solutions russes pour remplacer le thé sont aussi très efficaces pour accroître l'énergie.

Le ginseng sibérien

Le ginseng est reconnu comme un véritable tonique depuis des milliers d'années. En Russie, cette racine magique a surtout été cultivée en Sibérie et a servi principalement à améliorer la performance des sportifs et à hausser l'énergie physique et mentale des cosmonautes. Si vous souhaitez diminuer votre stress et améliorer votre capacité de gérer une vie très remplie, les suppléments de ginseng peuvent vraiment vous être utiles.

Les scientifiques russes ont mené de nombreuses études sur les propriétés des suppléments de cette plante et ont conclu que le ginseng sibérien est un adaptogène qui aide à résister à toute forme de stress, en raison de son effet équilibrant sur les glandes surrénales. La plupart des Russes savent aussi que le ginseng sibérien améliore l'alimentation en oxygène des cellules, procurant ainsi plus d'énergie et de vivacité. Si vous vivez une période de stress et avez besoin d'un coup de pouce, je vous conseille de prendre 200 g de racine de ginseng séchée une ou deux fois par jour. Cependant, n'oubliez pas que vous ne devriez jamais en prendre pendant plus de trois mois de suite.

Assurez-vous d'acheter du ginseng sibérien (Eleutherococcus) — une plante complètement différente du ginseng chinois, coréen ou américain.

La rhodiola russe

Aussi appelée « racine dorée », la rhodiola croît dans la région arctique de la Sibérie. Elle est connue comme stimulant depuis des centaines d'années, en Russie. Tout comme le ginseng sibérien, la rhodiola est un adaptogène que je vous recommande, quand vous vous sentez déprimé (c'est un merveilleux antidépresseur naturel) et quand vous voulez accroître votre vivacité d'esprit. On a également découvert que la rhodiola renforçait le système immunitaire et avait des propriétés anticancéreuses, puisqu'elle était riche en antioxydants. La rhodiola regorge de vitamines ; une dose de 200 mg trois fois par jour aux repas est recommandée.

La noix (fruit du noyer)

En Russie, les noix se cultivent dans les jardins des monastères depuis des siècles. Elles sont un excellent combustible pour le corps, parce qu'elles renferment de nombreux nutriments en plus de l'énergie vivifiante du soleil. La noix provenant du noyer, en particulier, est l'une des rares plantes sources d'acides gras oméga-3 (qui aide à garder votre cœur en bonne santé) ; elle est aussi riche en stérols végétaux (qui peuvent favoriser une diminution du taux de cholestérol sérique). De plus, elle est une bonne source de fibres et de protéines, et fournit un impressionnant cocktail de vitamines et de minéraux : vitamine E, cuproprotéine, acide folique et magnésium. C'est, en plus, un puissant antioxydant. Le fruit du noyer est vraiment le roi de toutes les noix. En Russie, nous avons quelques recettes qui montrent comment se servir des noix pour stimuler le système immunitaire et favoriser la vitalité. Des rumeurs affirment même que les cosmonautes russes avaient l'habitude d'emporter avec eux dans l'espace une pâte et une crème à base de noix. Voici maintenant une recette pour renforcer le système immunitaire, stimuler la régénération et restaurer l'énergie.

- Mélangez 500 g de noix finement hachées à 300 g de miel de Manuka et à 100 ml de jus d'aloès.
- Versez ensuite le mélange dans un pot en verre. Fermez le pot hermétiquement et rangez-le dans un lieu sombre et frais.
- Consommez une grande cuillérée de ce mélange trois fois par jour avant les repas.

La germination

Les graines germées sont une source riche de vitamines, de minéraux et de phytonutriments. Le trempage et la germination libèrent des enzymes qui seraient dormantes autrement et augmentent considérablement le contenu d'oligo-éléments des graines. Par exemple, dans les trois jours suivant la germination, le taux de vitamine C est quintuplé.

De plus, les germes regorgent d'énergie vitale. Les graines utilisent celle-ci pour se développer, et quand vous mangez les germes, vous absorbez en même temps cette énergie spéciale remplie de vie.

Les germes sont de puissants agents régénérateurs, surtout en raison de leur taux élevé d'antioxydants (qui neutralisent les radicaux libres, responsables en grande partie du processus de vieillissement). Je promeus tous les types de graines germées – la luzerne, le radis, la moutarde, le haricot adzuki, le mungo, le quinoa, le trèfle rouge, le fenugrec, les pois chiches, les lentilles, etc.

Mais je recommande particulièrement les graines de brocoli. Leurs propriétés étonnantes ont été étudiées à l'école de médecine de la Johns Hopkins University à Baltimore, dans le Maryland. (Les résultats ont été publiés dans Proceedings of the National Academy of Sciences.) On a découvert que le brocoli contient beaucoup de sulforaphane glucosinolate (SGS), un précurseur du sulforaphane. Le sulforaphane est un composé très fort qui déclenche la production d'une armée d'antioxydants qui neutralisent les radicaux libres et aident à détoxiquer les agents chimiques cancérogènes. Dans les jeunes plants de brocoli âgés de trois jours, la concentration de SGS est de 20 fois supérieure à celle des plants plus matures. Et ces effets puissants sont durables !

En plus d'être bons pour votre santé, les germes sont savoureux. Ajoutez-en dans vos salades pour leur donner du croquant ou mangez-les simplement comme collation.

Méthode de germination

Vous pouvez acheter des germes dans la plupart des boutiques d'aliments naturels ou dans Internet. Toutefois, ceux que vous cultivez vous-même chez vous sont les meilleurs – leur fraîcheur est garantie.

Choisissez des graines biologiques et achetez-les en petites quantités pour assurer la fraîcheur. Vous pouvez vous procurer du matériel spécial (des trousses de germination sont disponibles dans Internet), mais ce n'est pas vraiment nécessaire. Vous n'avez besoin que de quelques grands récipients. Il s'agit simplement de mettre quelques cuillérées de graines séchées dans des récipients recouverts d'un filet pour que l'eau puisse s'écouler et l'air, circuler. Pour le filet, vous pouvez utiliser du treillis pour jardins ou en nylon ; fixez-le avec un élastique. Votre but est de faire pousser les germes rapidement et de les manger quand ils sont jeunes, frais, et que tous leurs oligo-éléments sont intacts. Vous devrez faire tremper vos grains, vos graines ou vos légumineuses durant plusieurs heures, pour amorcer le processus. La durée varie selon le type de germe : la luzerne, les radis, la moutarde, le fenugrec, le trèfle rouge et le quinoa nécessitent de 5 à 7 heures de trempage, tandis que les lentilles, les haricots adzukis, les mungos et les graines de brocoli en requièrent entre 8 et 12 ; quant aux pois chiches, faites-les tremper environ 15 heures.

Pour que l'eau s'écoule et que l'air circule, les récipients doivent être inclinés à l'envers, en angle de 45 degrés. Installez-les sur un panier à vaisselle ou un accessoire semblable. Les germes sont assez résistants et faciles à cultiver, mais ils ont besoin de chaleur (pas directe, cependant) et doivent être protégés de la lumière directe, durant la germination. Ne les placez donc pas sur les rebords de fenêtres ou au-dessus des radiateurs. Si vous en avez un, vous pouvez les faire démarrer dans un placard d'aération. Rincez-les deux fois par jour (trois fois, si la température est élevée, ce qui les fera croître plus vite). Manipulez toujours les germes délicatement et prenez garde de ne pas endommager les pousses et les feuilles.

! *Certaines personnes sont allergiques aux germes. Évitez d'en consommer, si vous avez le lupus. Si vous prenez la pilule anticonceptionnelle ou suivez une hormonothérapie substitutive, mangez peu de germes de luzerne à cause de leur teneur en phytoestrogènes. En cas de doute, consultez un nutritionniste.*

L'agropyre

L'agropyre est un autre superaliment que je conseille fortement. Pourquoi ? Parce qu'il est riche en bêta-carotène, en vitamine K, en vitamine B6 (pyridoxine) et en calcium. C'est aussi une extraordinaire source de protéines — il renferme tous les acides aminés essentiels dans les quantités que requiert le corps. Il est possible également que la chlorophylle qu'il contient prévienne les mutations de l'ADN.

Vous pouvez acheter ou cultiver les agropyres. Bien des gens aiment en ajouter dans leurs laits frappés, surtout au petit-déjeuner. Voilà une façon saine de démarrer la journée.

Chapitre Vingt-Sept

L'ÉNERGIE PAR LA GLACE ET LE FROID

Peut-être cela vous surprend-il, mais la glace et le froid sont probablement les méthodes les plus efficaces pour régénérer votre corps et votre esprit. Dans ce chapitre, je partagerai avec vous les secrets russes de la régénération avec de l'eau froide et des cubes de glace.

L'équilibre à l'aide de températures froides

En Russie, tout autant que nous apprécions la chaleur du banya, nous aimons le froid ! Notre pays peut connaître des températures froides et même très froides, mais plutôt que d'éviter ces extrêmes, nous nous réjouissons des avantages que cela nous procure pour notre santé.

Les ouvrages d'Hippocrate, d'Avicenne et d'autres documents médicaux anciens font mention de l'usage thérapeutique des températures froides. Au début du 17e siècle, les ambassadeurs étrangers en Russie rapportaient que les Russes lançaient de l'eau froide sur leur corps l'hiver immédiatement à la sortie du banya et qu'ils sautaient même dans un tas de neige pour s'en enduire le corps comme si c'était du savon. Lorsque Pierre Le Grand a visité Paris, les cadets russes ont fait montre de leur vigueur aux Parisiens en nageant dans l'eau glacée après le banya. Les Français ont été étonnés et sont venus en foule pour voir ce spectacle. Ils étaient stupéfaits de constater que cette activité apparemment cinglée ne provoquait ni la mort ni la maladie, mais qu'elle augmentait plutôt l'endurance et la vitalité des cadets.

Cette coutume n'est pas exclusivement russe. Dans bien des parties du monde éloignées de la Russie, des religions anciennes ont prôné la tempérance par l'usage de l'eau froide.

En russe, nous avons un mot spécifique pour « tempérer » qui signifie « endurcir et renforcer le corps par l'usage du froid et de la glace ». Il n'y a pas d'équivalent en français. De nombreux temples étaient intentionnellement construits à proximité de sources de montagne ou de forêt, ou de rivières.

Pour le philosophe Platon comme pour Hippocrate, le traitement à l'eau froide constituait un aspect important de la médecine. Les deux le recommandaient fortement dans leurs enseignements.

Un célèbre commandant russe, A. B. Suvorov (1730-1800), était affligé d'une mauvaise santé depuis sa naissance. Il a pourtant réussi à mener une vie bien remplie et active. Selon lui, c'était grâce à son habitude de faire usage de l'eau froide. Il s'en versait régulièrement un seau sur tout le corps.

De nombreux autres Russes s'adonnaient aussi à cette pratique. Léon Tolstoï, l'auteur bien connu, en était un adepte. Dans sa maison, à Iasnaïa Poliana, il avait fait construire deux bains spéciaux. Au 19e siècle, le célèbre médecin G. A. Zaharyn a été l'un des premiers docteurs en Russie à enseigner à ses étudiants les vertus des traitements à l'eau froide. Selon lui, partout dans le monde, chacun devait avoir accès à de l'eau, et son usage, même très simple, pouvait être bien plus bénéfique pour la santé que n'importe quel médicament moderne. De nos jours, les naturopathes seraient d'accord avec lui.

Que se passe-t-il donc au cours d'un traitement à l'eau froide ou, comme nous disons en Russie, « morzevanye » (argot russe signifiant « baignade d'hiver à la manière des morses ») ?

Exposé à des températures froides, le corps a une série de réactions consécutives. Au début, nous éprouvons de l'anxiété et de la peur (une émotion naturelle innée), ce qui amène nos glandes surrénales à libérer de l'adrénaline, l'hormone du stress, dans notre circuit sanguin. En retour, notre peau et nos vaisseaux sanguins (sauf ceux du cœur, du cerveau et des poumons, qui se dilatent) se contractent. Toutes ces réactions surviennent parce que notre corps tente d'empêcher le changement de température et le refroidissement de nos organes internes. En conséquence, l'activité cardiaque est stimulée. La tension artérielle augmente, alimentant nos tissus musculaires et notre cerveau en sang et en nutriments. Tous ces phénomènes aident l'élévation de la température du corps, optimisant la série de réactions biochimiques, ce qui fournit au corps une énergie supplémentaire. Simultanément, nous expérimentons un accès d'émotions, puisque notre sang reçoit davantage d'endorphines.

Tout cela nous fait sentir plus alertes et plus énergiques. De plus, cela éloigne les matières toxiques, élimine l'envie de manger excessivement, améliore la mémoire et la concentration.

Quand vous prenez une douche ou un bain, je vous invite à terminer en vous arrosant avec de l'eau froide, ne serait-ce que pendant une seconde. Augmentez la durée au fil du temps. L'eau froide combinée à un massage en douceur est très salutaire. Je vais maintenant vous expliquer comment prendre un bain de vapeur froid — selon la technique du tapotement.

! *L'exercice suivant ne convient pas pour les personnes ayant des problèmes cardiaques ou de circulation. En cas de doute, veuillez consulter votre médecin.*

Le tapotement à l'eau froide

L'eau combinée à un massage doux a un bon effet sur tout le corps et ses systèmes.

- ⁕ Dans votre salle de bain, enlevez vos vêtements.
- ⁕ Placez une main sous l'eau froide qui s'écoule du robinet, puis tapotez énergiquement la paume de l'autre main avec votre paume mouillée, jusqu'à ce que les deux prennent une teinte légèrement rosée.
- ⁕ Continuez de mouiller une main (au choix) sous l'eau froide du robinet et de tapoter de manière énergique et rythmée votre poitrine, vos bras, vos jambes, et ainsi de suite, jusqu'à la plante de vos pieds.

La douche à l'eau salée

Voici une autre méthode bénéfique, avec de l'eau froide salée. En plus d'aider à « tempérer » le corps, elle stimule à la fois la détoxication physique et de l'aura. Pratiquez-la le matin ou le soir.

- ⁕ Préparez un bol d'eau un peu plus froide que la température ambiante et faites-y dissoudre environ 25 g de sel.
- ⁕ Trempez vos mains dans le bol, puis frottez doucement votre corps avec l'eau salée.
- ⁕ Tapotez ensuite votre peau de façon rythmée, de la tête aux pieds, en dirigeant toujours votre mouvement vers votre cœur, c'est-à-dire des doigts aux aisselles, des pieds à l'aine.
- ⁕ Prenez une douche. Les femmes devraient avaler rapidement une gorgée d'eau froide et prendre une douche tiède, pour stimuler l'énergie féminine. Les hommes devraient d'abord prendre

une douche tiède, avant d'avaler l'eau froide, pour éveiller l'énergie masculine.

Travailler avec de la glace

J'aimerais maintenant vous décrire l'une de mes façons favorites de travailler avec de la glace. Ce traitement renforce le corps et stimule les endorphines (des agents chimiques favorisant la sensation de bien-être).

Les endorphines sont des calmants et des antidépresseurs naturels. Elles vous apaisent lorsque vous êtes surexcité et vous stimulent quand vous vous sentez déprimé. À l'opposé des drogues, jamais elles ne perturbent votre perception de la réalité. Elles vous remettent en équilibre sur le plan émotionnel. Quand vous avez suffisamment d'endorphines, vous ne craignez pas les événements malheureux et, s'ils se produisent, vous ne passez pas votre temps à les ruminer.

Cette méthode fait des merveilles pour les problèmes hormonaux et d'excès de nourriture. De plus, ses effets sur la dépression sont fantastiques et elle peut énormément aider les personnes souffrant de dépendance ou ayant fait le choix de l'abstinence.

Je vous recommande de suivre ce traitement durant 28 jours. Durant cette période, vous devez éviter de consommer :

- des stimulants (café, thé, boissons gazeuses, etc.) ;
- des aliments gras et lourds ou épicés ;
- toute nourriture avec excès ;
- de l'alcool, des narcotiques.

Si vous prenez des somnifères, efforcez-vous de vous en sevrer, avant d'entreprendre ce programme. Si vous prenez des antidépresseurs, il est aussi préférable que vous terminiez votre médication (sous surveillance de votre médecin). De toute évidence, c'est un sujet dont vous devrez discuter avec votre médecin, et il est probable qu'il vous déconseille de cesser votre traitement pour l'instant. Dans ce cas, vous pouvez quand même suivre mon programme, mais les résultats seront moins spectaculaires.

Vous devez éviter d'interrompre le programme plus longtemps que trois jours. Si cela se produit, il vous faudra le reprendre du début.

! *Si vous êtes asthmatique, épileptique, ou si vous souffrez de toute autre maladie, consultez votre médecin, avant de commencer ce programme. Vous pourrez probablement le suivre, sous surveillance médicale toutefois.*

Le traitement avec des cubes de glace

Dans le cadre de cette méthode, vous travaillerez deux points : l'un se trouve sur le coccyx, à la base de la colonne vertébrale ; l'autre est le fan fu de l'acupuncture chinoise (voir le dessin ci-dessous), et c'est le seul endroit du corps humain où il est possible de travailler directement sur le cerveau. Précisément sous ce point se trouve le bulbe rachidien, qui commande les centres de la respiration et de la circulation sanguine. Juste au-dessus de cette partie, plus profondément dans le cerveau, se trouvent l'hypothalamus et les glandes pituitaires. Ces centres nerveux corticaux conditionnent un grand nombre de fonctions du corps, le métabolisme énergétique, le système immunitaire, le siège du plaisir et celui de l'abus. Depuis 2000 ans, les médecins chinois ont stimulé ce point à l'aide d'herbes combustibles (moxa). Toutefois, je pense que l'effet peut être accru avec de la glace, comme nous le faisons en Russie.

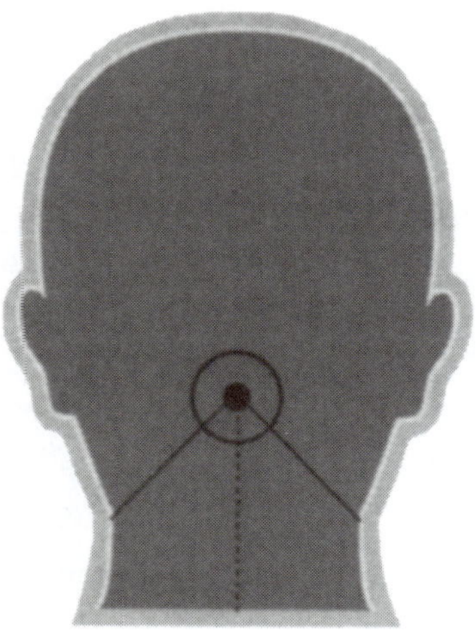

Première semaine

Suivez la procédure suivante deux fois par jour, le matin et le soir. De deux à quatre heures avant de commencer le traitement, vous devez rester à jeun. Évitez de consommer de la nourriture, mais vous pouvez boire de l'eau à volonté. Assurez-vous que la pièce où vous vous installez est bien ventilée. Vos séances devraient durer environ 25 minutes chacune. Vous serez étendu sur le ventre et vous vous concentrerez sur le traitement. Respirez lentement et résistez à l'envie de lire ou de regarder la télé.

- Placez sur votre tête un bandeau élastique de manière à couvrir la partie inférieure arrière jusqu'au haut du cou (à l'endroit où le cou rejoint la tête).
- Ramenez délicatement les cheveux de la partie décrite ci-dessus vers le haut.
- Étendez-vous sur le ventre. Situez avec le bout de vos doigts le creux qui se trouve à l'arrière de votre cou (là où le cou rejoint le tête).
- Placez un glaçon sous le bandeau dans le creux de votre cou, à l'endroit où vous sentez votre crâne (dans la région de la première vertèbre cervicale).
- Le cube de glace doit être posé directement sur la peau (sur les cheveux).
- Entourez votre cou d'une serviette, pour absorber l'eau.

- Au début, vous éprouverez une forte sensation plutôt inconfortable. Endurez-la, car, après cet inconfort initial, la douleur disparaîtra et la glace fondra sans provoquer de malaise.
- Placez un second glaçon sur votre coccyx (à la base de votre colonne, dans la fente de vos fesses). Maintenez-le en place avec une ceinture ou un morceau de tissu élastique. Prévoyez une serviette pour absorber l'eau.

Deuxième semaine

Le matin, reprenez la même procédure que durant la première semaine.

Le soir, au lieu de placer un glaçon sur votre coccyx, remplacez-le par un cataplasme à base de farine de moutarde (ou tout autre cataplasme que vous trouverez à votre pharmacie, conçu pour réchauffer la peau). La partie couverte doit mesurer environ 2 cm × 2 cm. Vous pouvez aussi utiliser une bouteille remplie d'eau chaude. Ce contraste de température entre le haut et le bas de la colonne accroît grandement l'effet thérapeutique.

! *La peau est très délicate au niveau du coccyx et ne peut endurer très longtemps des températures élevées. Vous pouvez insérer une serviette ou un morceau de tissu entre la peau et la bouteille d'eau chaude. Quand la chaleur devient intolérable, enlevez la bouteille ou le cataplasme et ne laissez que le cube de glace pour le reste du traitement.*

Troisième et quatrième semaines

N'appliquez que le glaçon dans le cou, une fois par jour, préférablement le matin.

Une infusion russe à l'ail

Pendant que vous suivez ce puissant traitement avec des cubes de glace, vous pouvez en accroître les effets en consommant une infusion russe à base d'ail. Les guérisseurs russes l'utilisent depuis des centaines d'années pour purifier les vaisseaux sanguins, qui deviennent aussi très souples. En prime, le corps profite d'une cure de jouvence.

- Remplissez au tiers un récipient (obligatoirement en verre) d'une capacité de 0,5 litre avec 350 g d'ail épluché et broyé.
- Couvrez l'ail de vodka biologique.
- Fermez le récipient et rangez-le dans un endroit sombre pendant deux semaines. Chaque jour, secouez le récipient.
- Après deux semaines, l'infusion est prête à boire. Consommez-en quotidiennement durant les 28 jours du traitement aux glaçons : cinq gouttes diluées dans une petite cuillérée d'eau froide, trois fois par jour avant chaque repas.

Si vous vous souciez de votre haleine, mastiquez un peu de persil frais pour enlever l'odeur de l'ail.

Les bienfaits du traitement aux glaçons peuvent être amplifiés, si vous pratiquez l'exercice du « sourire intérieur », appris durant le programme de détoxication (page 94).

Le traitement avec des cubes de glace provoque un afflux de sang au cerveau très puissant et régulier, alimentant ainsi ce dernier en profondeur ainsi que toutes ses fonctions longtemps après les 28 jours. Une fois le traitement terminé, vous pouvez appliquer de la glace dans votre cou, lorsque vous aurez besoin d'un petit surplus d'énergie ou quand vous voudrez tout simplement mieux ressentir vos émotions positives.

Des exercices énergiques pour favoriser la régénération

Je termine ce chapitre en vous proposant quelques autres exercices très utiles pour recharger votre énergie et favoriser la régénération.

Le « souffle de vie »

P. K. Ivanov (1898-1983) a été l'un des plus célèbres adeptes russes d'un mode de vie sain. C'était un personnage-culte qui prônait l'importance d'une saine alimentation, de l'exercice physique et de la respiration adéquate. C'était aussi un grand amateur des thérapies par la glace et le froid : il avait coutume de marcher pieds nus dans la neige ! Il enseignait à ses étudiants l'exercice de respiration suivant, qu'il appelait « le souffle de vie ».

- Sortez dehors. Étirez votre tête doucement vers le haut et regardez le ciel. (Ne soumettez pas votre cou à une tension excessive.)
- Ouvrez la bouche et inspirez lentement par le nez. (Il est important que vous inspiriez par le nez.) Imaginez que vous absorbez l'air du ciel au-dessus de vous.
- Lorsque l'inspiration prend fin naturellement, au lieu d'expirer avalez votre salive. Cela peut prendre un peu de pratique ; ne vous en faites pas si vous ne réussissez pas immédiatement. Pendant la déglutition, visualisez l'énergie vitale de l'air inhalé qui se répand dans tout votre corps.
- Expirez par le nez et recommencez.

Cet exercice est très puissant, et vous ne devriez pas l'effectuer plus de trois ou quatre fois de suite. Par contre, il est sans danger (et très bon pour vous) de le refaire à différents moments de la journée. En plus de renforcer votre aura, cet exercice vous aidera à limiter votre consommation de nourriture. Pratiquez-le avant chaque repas.

Recharger votre énergie à l'aide d'une chandelle

J'aimerais vous apprendre deux excellents exercices avec des chandelles. Le premier est un puissant stimulant que je vous conseille de mettre en pratique régulièrement, surtout lorsque vous ressentez de la fatigue ou quand vous avez besoin d'énergie.

- Allumez une chandelle en cire d'abeille et assoyez-vous à proximité.
- Placez la paume de votre main droite au-dessus de la flamme pour en sentir la chaleur (sans vous brûler !).
- Déplacez ensuite votre main comme si vous tentiez de recueillir la flamme. Il s'agit de faire comme si vous vouliez ramasser de l'eau entre vos mains.
- Quand vous avez l'impression d'avoir absorbé suffisamment d'énergie dans votre paume, fermez vos doigts comme si vous vouliez serrer la flamme de plus près.
- Tournez votre main pour que votre paume se retrouve vers le haut, puis ouvrez les doigts. Imaginez l'énergie de la chaleur que vous avez recueillie ; sentez-la dans votre paume.
- Imaginez une boule d'énergie aussi clairement que possible. Puis, déplacez délicatement votre main derrière votre dos (en gardant toujours l'image dans votre esprit et dans votre main) jusqu'à la base de votre colonne.
- Imaginez maintenant que vous faites bondir la boule et qu'elle pénètre dans votre coccyx.
- La boule roule le long de votre colonne tel un tapis qui est déroulé ou une balle de laine qui se défait. En remontant le long de votre colonne, elle se transforme en un cordon doré tout brillant, semblable à un rayon de lumière. Elle offre sa lumière à votre colonne et projette de l'énergie dans tout votre corps.
- En montant le long de votre colonne, la boule devient de plus en plus petite. Quand elle parvient au haut de votre tête (au chakra coronal), c'est un point doré. Ce point est expulsé par le haut de votre tête.

Le deuxième exercice est utile lorsque vous vous sentez faible ou si votre système immunitaire a besoin d'être renforcé. Faites-le pendant sept jours consécutifs pour accroître votre énergie interne.

- Allumez une chandelle et placez vos paumes de part et d'autre de la flamme, à environ 10 à 15 cm. Vos paumes doivent se trouver devant la flamme.

- ⁕ Respirez lentement, de manière détendue. Approfondissez graduellement votre respiration.
- ⁕ À chaque inspiration, imaginez l'énergie de la flamme qui pénètre dans vos paumes. À chaque expiration, l'énergie se rend jusqu'à votre plexus solaire.
- ⁕ Cet exercice ne doit pas durer plus de cinq minutes.

CONCLUSION

J'espère de tout cœur qu'en suivant mon programme, vous aurez découvert votre propre identité énergique. Votre personnalité ne devrait jamais se perdre et se confondre à d'autres. Chacun de vous doit apprécier tel un trésor l'être qu'il est et garder ses acquis. Une chorale produit un chant magnifique et harmonieux parce que chaque membre chante sa propre partie avec sa voix unique. Lorsque vous joignez votre voix à celle de la chorale, n'oubliez jamais qu'elle est unique et tentez toujours de conserver le son que vous entendez dans votre cœur. C'est ainsi que vous maintenez votre identité en tant que partie vitale de l'ensemble.

Afin de protéger votre vibration personnelle, vous devez prêter une attention particulière à votre énergie, écouter ce dont elle a besoin pour se développer naturellement et en harmonie. Pour mener une vie équilibrée, il vous faut subvenir aux besoins de votre propre vibration. C'est aussi absolument nécessaire à votre santé. Rappelez-vous qu'une saine énergie équivaut à un corps sain. Les malaises et les maladies prennent racine lorsque vous vous laissez envahir par des vibrations étrangères, différentes et destructrices.

Chacun de nous a une mission dans la vie, choisie individuellement pour soi. Peut-être sera-t-elle difficile, mais non impossible. Personne ne reçoit plus qu'il ne peut supporter. Ainsi, votre mission vous fera avancer et influera sur votre façon de mener votre vie ; elle fera grandir votre âme toujours davantage.

De plus, n'oubliez pas que rien d'injuste ne vous sera donné. Si des problèmes et des difficultés se présentent devant vous, ils sont là pour être surmontés, et je vous assure que vous possédez les moyens d'y arriver.

Posez-vous cette question : « Quelle leçon puis-je tirer de cette expérience ? » Ne renoncez jamais. Ne vous soumettez jamais au problème.

En Russie, il existe une blague à propos de deux grenouilles qui tombent dans un pot de lait. La première abandonne rapidement tout espoir et se noie. Par contre, la deuxième se met à agiter les pattes énergiquement, sans aucun répit, même si la situation paraît plutôt désespérée. Un peu plus tard, la grenouille sent une surface dure sous ses pattes et, bientôt, elle est capable de bondir hors du pot. Qu'avait fait la grenouille ? Elle avait fouetté le lait et fabriqué du beurre !

Évidemment, dans certaines circonstances, il est plus sensé de se soumettre et d'abandonner, mais il y a aussi des occasions où vous devez agir, pour changer les choses. Fiez-vous à votre intuition pour déterminer si la patience est la seule solution ou si vous devez vous activer et agir au plus vite.

Il n'existe pas de recette universelle et il n'y en aura jamais. La seule voix qui peut vous aider est celle de votre conscience et de vos profonds sentiments intuitifs. La soumission et l'activité sont deux pôles de notre comportement, tout comme le sont le repos et le mouvement. Ne négligez jamais l'un d'eux, car ils sont de même importance. De façon générale, la liberté personnelle réside dans la découverte de votre manière unique d'affronter les tâches de votre vie. Pour chacun d'entre nous, la vie s'apparente à la création d'une œuvre d'art. Cette œuvre peut être créée dans des styles et des genres différents, mais vous devez avoir la liberté de la créer pour vous-même. Jamais vous ne devez imiter ou copier les autres ; écoutez plutôt le son mélodique de votre âme. Ce n'est qu'à cette condition que votre œuvre aura de la valeur. En vous exprimant harmonieusement dans votre vie, vous contribuez au monde qui ainsi peut s'épanouir et évoluer.

Vous avez maintenant terminé ce livre. En russe, nous avons un mot intéressant : « iskhod ». Il signifie, entre autres, « la finale » ; dans l'expression « iskhodnaya tochka », il veut aussi dire « le moment d'un recommencement ». Ainsi, même si vous êtes arrivé à la fin du livre, j'espère que ce sera également pour vous un nouveau début — iskhodnaya tochka !

En terminant, je voudrais vous faire part de la meilleure définition du mot « professeur » que j'ai trouvée. Imaginez que vous êtes perdu dans une forêt et que vous rencontrez un professeur. Vous dites : « Je suis perdu, s'il vous plaît, aidez-moi à retrouver mon chemin. »

Le professeur vous guide dans la bonne direction. Vous suivez donc ce chemin et le professeur reprend sa propre route. J'espère que les connaissances que j'ai partagées avec vous seront un tel guide pour vous, comme elles l'ont été — et le sont encore — pour moi. Qu'elles vous soient utiles pour réintégrer votre chez-soi et vous encouragent à rester sur votre propre voie.

Que la chance vous accompagne, durant votre voyage.

ANNEXE : DEUX CHANTS

Voici deux chants de G. N. Sytin. Le premier s'intitule Un esprit sain et le second, Un mode de vie sain.

Comment utiliser les chants

Ces chants ont été traduits du russe rigoureusement. À la première lecture, ils vous sembleront peut-être étranges, mais ils n'ont pas été composés comme de la poésie. Les répétitions et les traits d'union entre les mots sont voulus, de même que les phrases très longues. Ces chants sont psalmodiés sur un ton et un rythme monotones, à peu près à la manière de moines récitant une prière. Il s'agit d'une forme de méditation. Exercez-vous jusqu'à ce que vous parveniez presque à un état hypnotique quand vous les prononcez.

Durant les programmes dépuratifs de la partie IV, l'un, l'autre, ou les deux chants vous seront proposés. Toutefois, vous pouvez les lire tous les jours à n'importe quel moment, que vous soyez dans un autobus ou allongé dans votre lit avant de vous endormir. Le mieux est de les lire à votre famille. Essayez de mémoriser ces chants ; ainsi, vous serez en mesure de refaire le plein d'énergie et d'harmoniser vos pensées dès que vous en éprouverez le besoin, tout simplement en vous les récitant intérieurement. C'est aussi une bonne idée de les enregistrer afin de pouvoir les écouter en tous lieux – en vous rendant au travail ou quand vous avez un moment de répit durant la journée.

Chant 1 : *Un esprit sain*

Ce chant stimule la force et la santé de façon globale. Il vous servira aux étapes consacrées au côlon, au foie et aux reins du programme dépuratif.

Une toute nouvelle vie saine se déverse en moi, et je suis rempli de cette vie saine toute-toute nouvelle.
Une vie nouvelle extrêmement puissante se déverse dans ma tête.
Une jeune âme extrêmement puissante prend naissance en moi.
Un esprit sain extrêmement puissant prend naissance en moi.
Un immense esprit sain extrêmement puissant prend naissance en moi. Un esprit sain invincible prend naissance en moi.
Je tente de le comprendre de mon mieux.
Un esprit sain invincible prend naissance en moi.
L'esprit sain fait naître de saines-saines pensées.
L'esprit sain fait naître de saines-saines pensées.

Une vie nouvelle extrêmement puissante génératrice de vie se déverse dans ma tête.
Une jeune âme extrêmement puissante prend naissance en moi. Un esprit sain invincible prend naissance en moi.
L'esprit sain crée la vie : l'esprit sain donne naissance à de saines-saines-pensées-joyeuses.
L'esprit sain fait naître de saines-saines-pensées-joyeuses.
L'esprit sain fait naître de nouvelles-pensées-saines-joyeuses-heureuses-renouvelées.

Une vie nouvelle extrêmement puissante génératrice de vie se déverse dans ma tête.
Une jeune âme nouvelle innocente extrêmement puissante prend naissance en moi.
Une âme saine-saine-joyeuse-innocente prend naissance en moi.
Une jeune âme joyeuse-heureuse prend naissance en moi.

La jeune âme nouvelle fait naître une jeune tête solide et saine.
La jeune âme fait naître une tête solide-saine.
La jeune âme saine et invincible fait naître une tête solide-saine, fait naître de saines-pensées-nouvelles-joyeuses, de nouvelles-pensées-jeunes, de nouvelles-pensées-jeunes.

L'âme entière est remplie de saines-pensées-vives-joyeuses.
L'âme entière est remplie de saines-pensées-vives-heureuses.

Une jeune âme extrêmement puissante remplit ma tête d'une énorme énergie vitale.
Une énorme énergie vitale se déverse dans tous les mécanismes de mon cerveau.
Une énorme force vitale se déverse dans tous les mécanismes de mon cerveau.
Une énorme force vitale se déverse dans tous les mécanismes de mon cerveau.

Tous les mécanismes de mon cerveau sont nés forts et en bonne santé.
La jeune âme produit des mécanismes sains dans mon cerveau.
L'esprit sain fait naître des mécanismes sains-sains dans mon cerveau.
L'esprit sain fait naître des nerfs solides-sains.
L'esprit sain fait naître un système nerveux solide-sain.
L'esprit sain fait naître un système nerveux solide-sain-robuste.

Une immense force d'esprit prend naissance en moi.
Une immense force d'esprit prend naissance en moi.
Un esprit sain invincible prend naissance en moi.
L'esprit sain fait naître un corps solide-sain.
L'esprit sain fait naître une tête solide-saine-courageuse.

Une jeune âme extrêmement puissante prend naissance en moi.
Une jeune âme puissante et invincible prend naissance en moi.
Une jeune âme enjouée-joyeuse prend naissance en moi.
Une jeune âme heureuse enjouée prend naissance en moi.

Une domination complète de l'esprit sur le corps prend naissance en moi.
L'esprit sain fait naître une tête solide et saine.
L'esprit sain fait naître de saines-pensées-joyeuses-joyeuses-heureuses.
L'esprit sain fait naître de saines-pensées-joyeuses-joyeuses-heureuses.
Une vie nouvelle immense génératrice de vie s'insinue dans ma tête.

Une énorme énergie vitale s'insinue dans ma tête.
Une immense énergie de jeunesse irrépressible s'insinue dans ma tête. L'esprit sain fait naître de saines pensées heureuses.
Une jeune âme saine, enjouée, prend naissance en moi.
Une jeune âme enjouée-joyeuse-heureuse prend naissance en moi.
Une jeune-âme-nouvelle-innocente prend naissance en moi.

Une jeune-âme-nouvelle absolument saine prend naissance en moi.
Un esprit absolument sain prend naissance en moi.
L'esprit sain fait naître une tête solide-saine.
Une jeune âme extrêmement puissante fait naître des mécanismes énergiques-solides dans mon cerveau, fait naître des mécanismes énergiques et solides dans mon cerveau, fait naître un cerveau et une moelle épinière sains énergiques-solides.
La jeune âme saine fait naître un système nerveux sain solide-robuste, fait naître une tête solide-saine.
Ma tête est remplie d'une immense énergie de jeunesse irrépressible.
Une tête énergique-solide prend naissance.
Une tête énergique-solide prend naissance.

Une vie nouvelle extrêmement puissante génératrice de vie s'insinue dans ma tête.
Une jeune âme nouvelle courageuse-déterminée-audacieuse prend naissance en moi.
Une âme courageuse-déterminée-audacieuse prend naissance en moi.
Je suis une personne audacieuse, sûre d'elle et confiante depuis la naissance.
Je suis une personne audacieuse, sûre d'elle et confiante depuis la naissance.
J'ai de l'audace et je peux tout faire.

Je peux maîtriser mes pensées et mes sentiments.
Je crois fermement que je peux maîtriser mes pensées,
que je peux maîtriser mes sentiments.
Une domination complète de l'esprit sur les pensées prend naissance en moi.
Une domination complète de l'esprit sur les sentiments prend naissance en moi.

Une jeune âme extrêmement puissante prend naissance en moi.
Une jeune âme saine invincible prend naissance en moi.
Une jeune âme joyeuse-enjouée-joyeuse-enjouée prend naissance en moi.
Une jeune âme nouvelle innocente joyeuse-heureuse-enjouée prend naissance en moi.

Une étincelle de joie brille dans mes yeux ; un sourire lumineux, pur, éclaire mon visage.
La jeune âme fait naître un joli visage jeune et innocent.
La jeune âme fait naître un joli visage jeune innocent.
La jeune âme fait naître de jolis yeux jeunes et innocents,
des yeux déterminés et intelligents.
Une immense force d'esprit brille dans mes yeux.

Une domination complète de l'esprit sur les pensées prend naissance en moi.
Je peux maîtriser parfaitement mes pensées et mes sentiments.
Je peux maîtriser parfaitement mon état.
Je possède une détermination qui vient à bout de tout.

La détermination brille dans mes yeux, une immense force d'esprit brille dans mes yeux et tout mon entourage connaît la force qui m'habite.
Une âme déterminée et audacieuse prend naissance en moi.
Une âme courageuse-audacieuse prend naissance en moi.
Je suis une personne audacieuse, sûre d'elle, depuis la naissance.
J'ai de l'audace et je peux tout faire.
Une domination complète de l'esprit sur le corps, une domination complète de l'esprit sur les pensées prend naissance.

L'esprit sain fait naître un corps sain, solide et robuste.
L'esprit sain fait naître un corps solide, sain et herculéen.
Je suis rempli d'une immense force herculéenne saine.
Une jeune âme extrêmement puissante fait de moi une personne qui vient de naître dotée d'une force immense.
Une force herculéenne prend naissance en moi en ce moment.
La bravoure prend naissance dans mon âme.
Une force herculéenne prend naissance en moi.

Une vie nouvelle immense source de vie se déverse dans ma tête.
Un esprit sain invincible prend naissance en moi.
L'esprit sain crée la vie ; l'esprit sain fait naître de jeunes-pensées-joyeuses, de saines-pensées-joyeuses-heureuses. Mon âme entière est remplie de saines-pensées-joyeuses-heureuses.

Je nais joyeux-énergique-joyeux.
Une flamme de joie brille dans mes yeux.
Un sourire lumineux pur éclaire mon visage.
L'âme chante le bonheur et la joie de vivre.
Tous les organes internes deviennent plus joyeux, plus enjoués et plus joyeux-énergiques.
Mon cœur est rempli de joie et de bonne humeur.
Mon cœur est rempli de joie et de bonne humeur.
La jeune âme fait naître un cœur joyeux-joyeux-heureux.
Un cœur joyeux-joyeux-riant.
Un cœur joyeux-joyeux éclatant de rire.

L'esprit sain fait naître un jeune cœur solide et sain.
L'esprit sain fait naître un cœur sain herculéen.
Un cœur herculéen très solide prend naissance.
Le cœur est très conscient de sa force herculéenne.

Je cours, je vole comme un oiseau, mon souffle est libre et léger, je cours, je vole sur des ailes comme un oiseau : j'ai pleinement conscience de mon élan vigoureux, j'ai pleinement conscience de ma force herculéenne.

Une jeune âme nouvelle innocente prend naissance en moi.
Une jeune âme extrêmement puissante prend naissance en moi.
Une jeune âme saine invincible prend naissance en moi.
Une âme saine invincible débordant de jeunesse prend naissance en moi.
L'esprit sain crée la vie ; l'esprit sain fait naître de jeunes pensées saines joyeuses-heureuses.
L'âme est remplie de jeunes pensées joyeuses-heureuses.
J'ai pleinement conscience de moi-même nouvellement né joyeux-heureux.

L'âme est remplie de rêves clairs de bonheur futur.
Un esprit fort invincible prend naissance en moi.
Une immense force d'esprit prend naissance en moi.
Une domination complète de l'esprit sur le corps, une domination complète de l'esprit sur les pensées prend naissance en moi.
L'esprit sain fait naître de saines-pensées-joyeuses-joyeuses.
L'esprit sain fait naître de saines-saines-pensées-joyeuses.
Dans 30 ans et plus, je serai une personne jeune-joyeuse absolument saine.
Dans 50 ans et plus, je serai une personne jeune-joyeuse absolument saine.
Dans 100 ans et plus, je serai un jeune Hercule jeune-joyeux absolument sain doté d'un corps puissant.
Grâce à ma vision intérieure, je m'imagine plus clairement et plus distinctement dans 30 ans, dans 50 ans et plus comme un être jeune-joyeux, jeune-joyeux absolument sain, et cette vision me remplit de joie de vivre.
Ma vie est toujours plus joyeuse-joyeuse-gaie, une étincelle de joie brille dans mes yeux, tout mon corps rayonne d'une immense énergie et je suis rempli de l'immense et inépuisable énergie de la jeunesse.

Chant 2 : *Un mode de vie sain*

Voici le chant que nous récitons durant l'étape préparatoire du programme dépuratif. Il active votre volonté et votre désir de réussir à vous créer une vie plus saine et à vaincre vos mauvaises habitudes. Il vous aidera à modifier vos habitudes alimentaires et à entreprendre le programme. Peut-être serez-vous étonné de constater à quel point il décrie avec ardeur l'usage de l'alcool. Cependant, je me suis rendu compte que beaucoup de mes clients trouvent vraiment qu'abandonner l'alcool — ne serait-ce que pendant quelques semaines — représente un défi de taille. Je suis très stricte en ce qui concerne l'alcool dans le cadre de mon programme parce qu'il nuit vraiment au traitement. Si vous avez conscience d'avoir une autre dépendance — le sucre, les médicaments, la caféine, etc. —, vous pouvez adapter le chant afin d'en tenir compte. Toutefois, la première fois, il est préférable de le réciter tel quel.

Une force inflexible, une force inflexible, une force inflexible se déverse
dans ma psyché, dans tous mes nerfs.
Une force inflexible puissante se déverse dans ma personnalité.
Une force spirituelle invincible se déverse en moi.
J'ai une volonté de fer invincible.
Ma volonté de fer invincible brille dans mes yeux et tout mon entourage en est conscient.
Je suis une personne audacieuse et sûre d'elle, j'ose tout faire,
je peux tout faire et je n'ai peur de rien.
Je suis comme un roc au milieu des ouragans et des tempêtes de la vie,
qui viennent s'échouer contre moi.
Je crois fermement que même si tous les problèmes m'assaillent soudainement simultanément, ils ne pourront ébranler ma volonté.

J'affronte le monde sans aucune crainte et je maintiens un mode vie sain
malgré toutes les forces adverses.

Tous les jours, je m'ajuste avec entêtement à un mode de vie sain, je surmonte constamment les forces nuisibles qui m'empêchent de réaliser ce mode de vie sain, je crée une structure puissante pour soutenir mon mode de vie sain, je crée une protection puissante pour conserver mon mode de vie sain.

Je hais férocement et amèrement tout ce qui nuit à mon mode de vie sain.
Je suis toujours prêt à vaincre toutes les influences néfastes
qui me poussent dans le gouffre de l'alcoolisme.
L'alcool est l'ennemi le plus dangereux et le plus traître qui détruit ma santé, paralyse ma volonté, m'enlève ma dignité humaine et fait de moi une créature que les autres méprisent.
Je sais au plus profond de moi que je reste une personne et que je jouis de ma volonté tant qu'aucune goutte d'alcool ne pénètre dans mon corps.
Je ne boirai donc pas la moindre goutte d'alcool, et aucun buveur
ne réussira à me détourner de mon mode de vie sobre.
Je sais au plus profond de moi qu'une personne animée par l'idée de la guérison est plus forte que tous les éléments naturels, que les forces adverses. Qu'une personne qui défie les influences adverses garde son mode de vie sain.

Je me souhaite une vie saine, jeune et énergique maintenant,
dans 10 ans, dans 30 ans, dans 50 ans.
Je m'engage à constamment alimenter ma volonté de lutter pour un mode de vie sain pour qu'ainsi je me sente toujours plus fort dans mon mode de vie sobre.
Je deviens plus puissant que toutes les forces adverses qui tentent de détruire
mon engagement à un mode de vie sobre.
Mon engagement à un mode de vie sobre se renforce constamment, et aucune influence nocive ne peut détruire cet engagement au mode de vie sobre.

Je sens que je suis en meilleure santé et plus fort, et tout mon être est rempli de joie de vivre.
J'ai de nombreuses années de jeune vie heureuse devant moi et tout mon être est rempli de la triomphante vigueur de la jeunesse.
Une flamme de joie inextinguible brille dans mes yeux, la joie ensoleillée
de la vie brille dans mes yeux.
Tout mon corps exsude une puissante énergie ; tous mes organes internes fonctionnent énergiquement et joyeusement, tous mes organes internes fonctionnent avec grand panache.
Ma démarche est alerte, vive et joyeuse, je marche comme si j'étais un oiseau en plein vol, j'ai pleinement conscience de mon élan vigoureux.
Devant l'adversité, je protège en tout temps mon bien-être, mon humeur joyeuse et optimiste.
Chaque jour, je deviens plus joyeux, plus joyeux-optimiste.

Mon visage affiche toujours un sourire joyeux, le printemps s'épanouit constamment en moi, et une éclatante joie de vivre emplit mon âme et mon corps.
Une flamme joyeuse inextinguible illumine toujours mes yeux.
Une volonté de fer invincible brille dans mes yeux.

Je suis une personne audacieuse et sûre d'elle, j'ose tout faire, je peux tout faire et je n'ai peur de rien.
Je suis capable de mener une vie saine et sobre, à l'opposé de toutes les forces adverses.
Je sens que je suis infiniment plus fort que toutes les influences nocives. Toute ma vie est remplie de la joie de mes triomphes constants sur tous les obstacles.
Chaque jour, je deviens plus joyeux et plus optimiste.

LECTURES COMPLÉMENTAIRES

Appleton, Katy. *Yoga in Practice : A complete system to tone the body, bring emotional balance and promote good health*, Macmillan.

Brennan, Barbara Ann. *Guérir par la lumière,* Sand & Tchou.

Brennan, Barbara Ann. *Le pouvoir bénéfique des mains*, Sand & Tchou.

Breslin, Dawn. *Zest for Life*, Hay House.

Choquette, Sonia. *Balancing Your Chakras : How to balance your seven energy centres for health and wellbeing,* Piatkus Books.

Cousens, Gabriel. *La nutrition spirituelle*, Soleil Productions.

Hendel, Barbara , et Ferreira, Peter . *Water and Salt : The essence of life – The healing power of nature,* Natural Resources Inc.

Judith, Anodea . *Wheels of Life : A user's guide to the chakra system*, Llewellyn.

Mercier, Patricia. *Chakras : Balance your energy flow for health and harmony,* Godsfield Press.

Merivale, Philippa. *Colour Power,* Vega Books. (www.color4power.com)

Myss, Caroline. *Anatomie de l'esprit,* Éditions Ariane.

S. Khalsa, Karta Purkh. *Body Balance : Vitalize your health with pH power,* Twin Streams Health.

En plus des ressources énumérées ci-dessus, de nombreux guérisseurs et naturopathes russes ont écrit des livres qui ne sont pas connus en Occident. Tout au long de mon livre, je me suis efforcée de vous présenter leurs techniques et leur sagesse. Si vous connaissez le russe, vous pouvez aussi chercher les ouvrages de N. Semyonova, A. Balaz, Y. Ivanov, G. Malahov, S. Jacovlev, V. Lobodin, S. Rozov, P. Uspenskiy. S. B. Nikitin, A. Levshinov (www.levshinov.ru).

INDEX

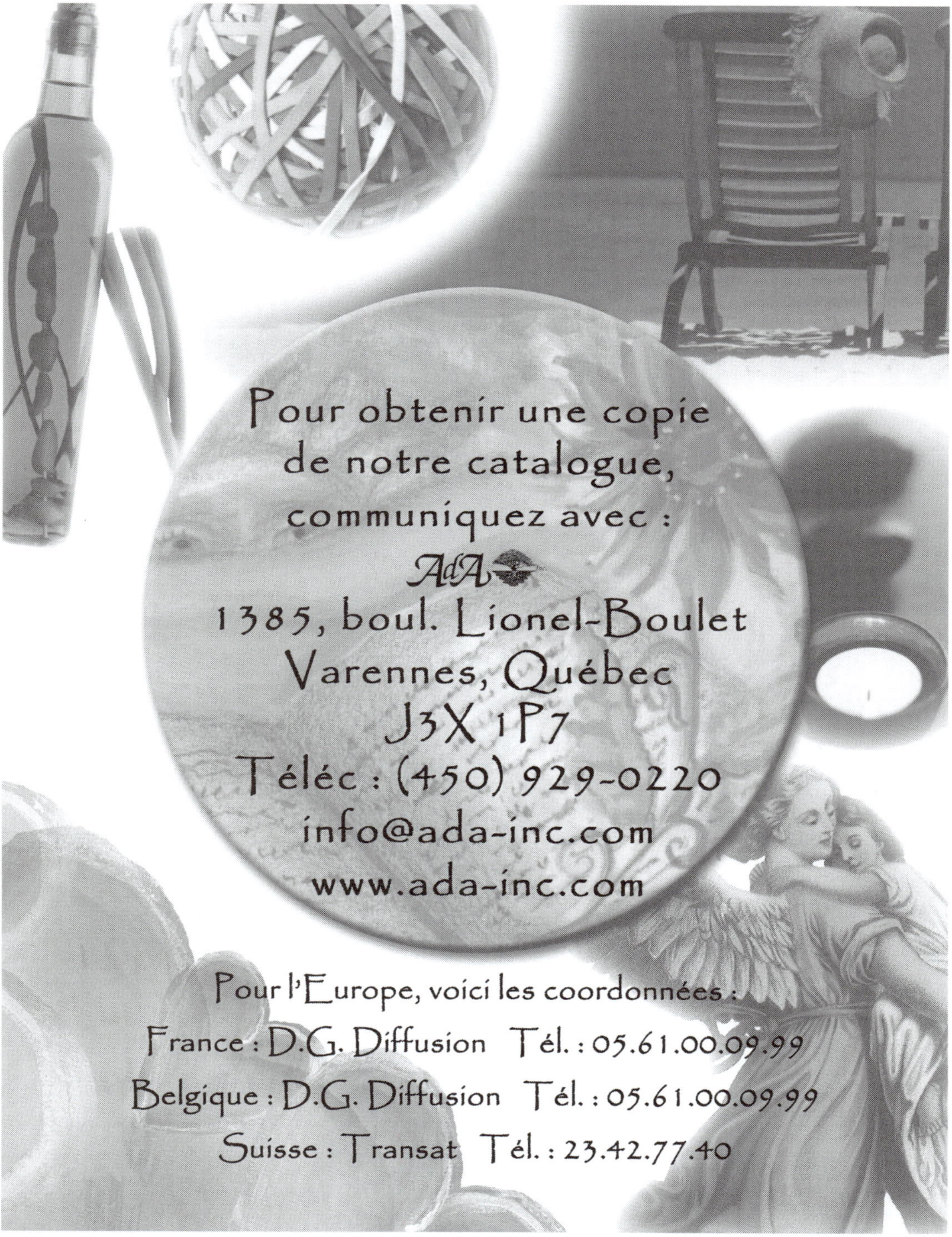

www.ada-inc.com